音乐思维与中医临床

范圣华　王云涛　谌海燕／著

人民卫生出版社
·北京·

图书在版编目（CIP）数据

意象思维与中医临床 / 范圣华，王云涛，谌海燕著
. — 北京：人民卫生出版社，2022.5（2024.10重印）
ISBN 978-7-117-33039-8

Ⅰ.①意… Ⅱ.①范… ②王… ③谌… Ⅲ.①中医临床 Ⅳ.①R24

中国版本图书馆 CIP 数据核字（2022）第 061461 号

| 人卫智网 | www.ipmph.com | 医学教育、学术、考试、健康，购书智慧智能综合服务平台 |
| 人卫官网 | www.pmph.com | 人卫官方资讯发布平台 |

意象思维与中医临床
Yixiang Siwei yu Zhongyi Linchuang

著　　者：范圣华　王云涛　谌海燕
出版发行：人民卫生出版社（中继线 010-59780011）
地　　址：北京市朝阳区潘家园南里 19 号
邮　　编：100021
E - mail：pmph @ pmph.com
购书热线：010-59787592　010-59787584　010-65264830
印　　刷：中煤（北京）印务有限公司
经　　销：新华书店
开　　本：710×1000　1/16　印张：20
字　　数：288 千字
版　　次：2022 年 5 月第 1 版
印　　次：2024 年 10 月第 2 次印刷
标准书号：ISBN 978-7-117-33039-8
定　　价：66.00 元

打击盗版举报电话：010-59787491　E-mail：WQ @ pmph.com
质量问题联系电话：010-59787234　E-mail：zhiliang @ pmph.com
数字融合服务电话：4001118166　　E-mail：zengzhi @ pmph.com

内容提要

　　本书共 7 章，分别为概述、医理篇、治法篇、方剂篇、中药篇、四季篇、医家篇。

　　概述是对中医意象思维做简要阐述，使读者对其有初步的认识。之后从形、气、神的角度介绍意象思维及其类型，以认识和了解天地万物、人体与疾病的关系。

　　医理篇、治法篇、方剂篇、中药篇、四季篇五部分，从临床实际病例出发，运用中医意象思维，将常见病症如鼻炎、感冒、咳嗽、牙痛、花粉症、失眠、便秘、痔疮便血、更年期综合征、小儿秋季腹泻、口疮、遗尿等，乃至弱精症、多形性日光疹、三叉神经痛等顽固性病症分门别类，以形象的联系，一一解说和剖析，使读者迅速了解病症，并体会用意象思维诊治疾病的过程。每一章节均配有临床验案，可使读者更加直观地体会"知常达变"的诊治思路和意象思维在临床应用的技巧。每一章节末的按语，为该章节进行总结。

　　医家篇选取了部分古今医家（如滑伯仁、周慎斋、喻嘉言、朱丹溪、范文甫、赵绍琴等）的典型临床验案，均为运用意象思维的临床医案，其思路之巧妙，临床疗效之高超，读来令人耳目一新，拍案叫绝。

　　本书内容丰富、翔实，密切结合临床实际，是学习和运用中医意象思维诊治疾病，提高临床疗效很有价值的参考书。同时，本书通俗易懂，趣味性强，实用性强，理法方药兼备，具有重要的临床意义及较高的学术价值。本书适合中医院校学生、年轻中医师、基层中医师、自学中医者以及广大中医爱好者参考使用。

陈序

中医药是中华民族广大劳动群众通过几千年的社会实践积累、创造和延续，并具有中华文明与民众智慧结晶的独特医学。随着历史变迁和社会进步以及中医门类（学科）分化与教学体系的逐步完善，形成了目前的"中医药学"学科整体概念。参照全国科学技术名词审定委员会审定的名词术语解释，中医学应是以中医药理论与实践经验为主体，研究人体生命活动中健康与疾病之间的转化规律，以及在健康保健、疾病预防、诊疗决策、康复过程中的综合医学体系。长期以来，在解释中医学思维模式的描述上有很多词语，如"象形医学""黑箱医学""形象医学""宏观医学"，等等。其实，这些术语是现代医家们有别于西医的"微观医学"而言。中医学的精神实质是对人体健康模式的认知和对疾病发生与进展规律以及诊疗过程的诠释。因此，中医临床"意象思维"模式的提出和应用无疑是中医药学领域整体思维模式的进步。具有中国传统文化的"意象思维"模式，包括符号意象思维、玄想意象思维与审美意象思维三种方式。中医临床的"意象思维"模式最大的特点是遵守"道法自然"规则，集宇宙万物之形象，并赋予极强的灵感性，通过对人体生理、病理过程中的表象观察，分析内在实质，进而提出疾病诊疗相关的应对决策。可以认为，与当今融合互联网、云计算技术，以分析电子健康档案、收集患者电子病历数据，整合所有医疗信息为一体的现代医疗相比，"意象思维"模式更具有"智慧医学"特征。

我仔细拜读了《意象思维与中医临床》一书，并细品文稿中各章节内容，无不为之感慨。3位80后医生，对中医与中医临床思维模式有如此之高的见解，必将成为中医未来发展的希望。我由衷地为本书写序，并推荐给广大读者，其一是基于我对这本书中临床思维模式的赞赏和认可；其二，寄希望广大青年读者在熟读和理解本书内容基础上，勇于创新，用现代微观数字化医学技术探索中医宏观模拟现象，以全新的视角探索中医药领域很多尚不知晓的科学问题，让实有"国之精粹，民康之本"的中医药学更好地为人民健康服务。

北京中医药大学东直门医院　陈信义

2021 年 1 月

王序

祖国医学在数千年发展中，为中华民族的健康作出了卓越贡献。迨至于今，更是繁荣发展，走向世界，展现出了其旺盛的生命力。中医有很多思维方式，如整体思维、辨证思维、意象思维等。其中，意象思维模式的提出则关联着中医底层的思维方法和对生命的领悟。领悟，更多的是善于观察和体验生活。

我仔细拜读了《意象思维与中医临床》这本书，其对意象思维模式的应用已涵盖到中医的诸多方面，从人体结构到脏腑经络，从天人合一到辨证论治，从理法到方药，等等，都有意象思维的具体使用。本书从天人相应、取象比类、理事圆融等不同层次和角度，记录了意象思维在临床运用的验案。本书将甚深医道以譬喻之法演绎出来，其观点之新颖，构思之巧妙，让人禁不住拍案叫绝。在这里有严谨的医学知识，也有通俗易懂的生活常识，还有细致入微的思考。正所谓磅礴会通明圣意，敷畅玄言妙无穷；巧决病家坎坷事，彰显圣贤智慧心。

古语云："不为良相，便为良医。"能踏踏实实做中医，着实难得。平实巧妙的临床故事，简单通俗的语言，一个个接地气的方法方药，出奇制胜的疗效，构成了本书特点。不忘初心，方得始终。我由衷祝愿三位年轻医生能荷担岐黄家业，延续岐黄慧命，在通往中医殿堂的道路上，为往圣继绝学，传岐黄之妙术，以济嬴获安，福泽病家。

为励后学，以飨读者，乐为之序。

中国中医科学院　王宏才

2021 年 2 月

李序

与范圣华先生相识，至今已经十年有余，那时候我们刚刚筹建当归中医学堂，至今我依然记得我们第一次见面的场景以及交谈的内容。范老师也是最早受邀在学堂授课的老师，是当归中医学堂年轻的"元老"了。他给我留下了深刻的印象，带着一股子"土"气，甚至很少大声说话，总是默默无闻，勤于研读和临证，有一次我们去中央电视台参加一个节目录制，间歇时间他竟然躲在一个角落里读书。这些年，他积累了大量的经验，在教学和临床上深受学员和患者好评。他笔耕不辍，把自己学习中医、实践中医的体会心得，不断地创作和记录。

我从事中医文化教育工作也十年了，我们的学员大多都是中医文化和养生爱好者，也有一些同学想要从事中医相关行业。我们在课堂上，希望同学不仅学习一些中医知识和技法，更加希望同学能够建立举一反三的中医思维。这种中医思维的核心到底是什么？意象思维应该是最关键的要点。这种思维也是最难转换的，就像手机操作系统的不同，我们过去的学习，往往强化了推导和分析，更擅长从下而上的归纳，忽略了自上而下的思维建立，从而得到一种对事物学习的"俯瞰"的感觉，建立"观"和"象"的思维能力，就如医圣张仲景《伤寒论》序言里说的"观其脉证"，因此这种能力我觉得是学好传统中医的必要条件。在学习中医和传统文化时，这种"观"和"象"的思维能力非常重要，从某种意义上说，这是一种艺术和哲学思维能力。尤其城市化以后，我们和"天真自然"很难亲近，建立这种天人相应的意象思维变得更难了。所以这本书对我们的中医学习者，建立中医思维有非常大的参考价值。

本书作者从医理、治法、中药、方剂、季节以及经典名家医案，全方面多层次阐述了意象思维方法论，更重要的是，书中分享了作者大量真实有效的医案，对于我们理解复杂抽象问题提供了生动鲜活的场景。此外，本书的第二作者王云涛先生，也是当归中医学堂备受欢迎的老师，他也是一位深谙传统中医文化的医师，并且一直练习中国传统功法，对于静坐、站桩和修身有非常深厚的心得，这种内证和体悟，对我们"知行合一"地参悟中医的意象思维有很大帮助。

　　疫情一年多，很多人可能还在沮丧、悲观、徘徊和彷徨间，他们的新作《意象思维与中医临床》就要出版了。这种精神气质令我赞叹，故不揣浅陋，假余勇而为之序，遂有此赘言！

当归中医学堂　李永明
2021 年 8 月

前言

　　天人相应是中医的核心。人与天地相参，与日月相应也。南怀瑾先生曾说："《黄帝内经》真正的宗旨、要点多散见于各篇的内涵中，或一二句，或多句，其中更重要的，即在《举痛论》中所说的三要义：'黄帝问曰：余闻善言天者，必有验于人；善言古者，必有合于今；善言人者，必有厌于己。如此，则道不惑而要数极，所谓明也。'"

　　记得以前学中医时，一谈到中医的整体观念、天人相应、意象思维等，大家都说好。该如何将天人相应和整体观念用于临床呢？我发出了中医之问。得到的回答往往是谈天地，说自然，讲人如何在天地间生活云云，基本都停留在理论上。然而一谈到临床实际应用，却又语焉不详或略而不谈，缺少天人相应的实际应用，余深以为憾。于是开始了亲身去体悟中医的历程。

　　记得初学中医时，老家的一位邻居患有多年的头疼，风一吹就疼。我那时并没有多少中医理论功底和临床经验，仅根据风之象（风一吹就疼），采用疏风解表、通络止痛治法，针刺太阳、风池、风府、风门、头维以及手上的合谷等穴。扎了几针后，邻居当时就说不疼了，头痛从那以后也再没复发。

　　有一次，村里人吵架，一人气厥。村民知道我学中医，让我去瞧瞧。我也是头一回遭遇急症。当时看到患者躺在地上，两手紧握，四肢抽搐，牙关紧闭，一时也有些惊慌，不知如何下手治疗。随后定了定神，分析患者是因为生气导致的气厥，就治肝气，便从疏肝理气入手。先针刺太冲穴，针本该刺入一寸半，当时只扎到一寸的时候，患者的腿就不抖了。再针刺内关、日月、膻中、期门、人中、合谷、足三里等穴，针刺完成的同时，患者紧闭的牙关就松开了，眼睛睁开了，两手也松开了。又过了半个小时，患者神志恢复清醒，能开口说话了。

《素问·五运行大论》曰："天地阴阳者，不以数推，以象之谓也。"上天垂象，启示后人，古人诚不欺我。这两个病例之所以获得显效，都是因为根据病因之象。于是我在以后行医的日子，始终坚持用意象思维去治病。

夫中医者，圣人之道也。如何上体天心，下达医道？当从经典入手，从常见病入手。于是我从最常见的感冒、发热、咳嗽等疾病入手，以《黄帝内经》《伤寒论》《温病条辨》为核心，结合临床，"有者求之，无者求之"。一切法得成于忍，读书亦复如是。我在反复研读时发现，《黄帝内经》《伤寒论》《温病条辨》是与天人相应结合非常紧密的书。我就不断观察这些疾病和天气、季节变化之间的关系。无论伤寒，还是温病，乃至内、外、妇、儿诸疾，皆与气温、季节变化有关。

曾治春季过敏性结膜炎者，症见眼睛发痒、流泪、怕光、鼻子痒等。我观察到初春季节天气寒冷，但逐渐变暖，于是悟到自然中的六气也是如此，春季的风邪多风寒之中夹杂风温之邪。故对其治疗，当温散风邪与疏散风热之法并用。予以荆芥穗、紫苏叶、羌活、防风、金银花、连翘、桑叶、薄荷、大青叶、芦根、白茅根、蒲公英、炒栀子、淡豆豉、玄参、生甘草、大枣治之。一周痊愈。

曾治一患者夏天手脚严重脱皮。考虑到夏季天气炎热，土地干旱之后容易干裂起皮，患者每到夏季手脚脱皮严重，不就与之相似吗？于是推测患者病机为燥热阴亏。土地干旱需要浇水，手脚脱皮也要补充水分。用生脉饮口服液治疗。连用一周以后，手脚脱皮就痊愈了。

曾遇到疱疹性咽峡炎。乍然面对此病，略有茫然，因教科书鲜有记载。那么该如何治疗呢？万变不离其宗。略定心神，考虑到：本病多在夏季湿热之时发生，为暑湿热重，再加上时行疫毒，内蕴肺脾所致。故采用清利肺脾湿热，解毒除湿之法治疗。药用桑叶、滑石、黄芩、连翘、白豆蔻（后下）、茯苓、玄参、射干、厚朴、炒杏仁、桔梗、竹叶、甘草、梨、生姜，疗效卓著。后以之治疱疹性咽峡炎，大多一剂药即可退高热，二三剂药几乎痊愈。

曾治一荨麻疹 20 余日不退者。该患者荨麻疹腹部起成片丘疹，发于晚间七八点。省察到经典："以一日分为四时，朝则为春，日中为夏，日入为秋，夜半为冬。"（《灵枢·顺气一日分为四时》）那么，这里的七八点钟即太阳刚落山之后，为"日入为秋"，对应秋季。以白虎汤加味肃降其气，荨麻疹当日即消。

如是以天人相应之法治疗多种疾病，如失眠、弱精症、五更泻、胸闷、咳嗽、牙痛、鼻炎、子宫脱垂、湿疹、三叉神经痛等，治愈者不知凡几。

"法不孤起，仗境方生；道不虚行，遇缘即应。"我辈岐黄之徒，当存不灭之志，燃心中火，以继往圣绝学为务，不坠先贤之名。中医之大兴，须赖诸贤传承，续其绝学。如此则灯灯相照，中医之焰愈加炽盛。然此至精至微之道，实难遽得究竟。

夫显扬岐黄，非术无以广其用；阐微洞幽，非象莫能知其理。中医需要用中医的思维诊治疾病。意象思维是中医的核心，是中医认识疾病，了解疾病，诊断疾病，治疗疾病，乃至预防疾病的根本。故如何将意象思维用于临床实际显得尤为重要。

国医大师裘沛然说："我最爱读的还是历代的医案、医话，因为这一类书多是前人的临床记述，最有裨于实际应用。"诚如斯言，本书就是讲述意象思维在临床的实际应用。从天地自然，生活日常，待人处事之间，切身体会到如何用意象思维诊治疾病。

中医源远流长，博大精深，理深趣奥。医者穷极一生，难窥究竟，本书亦管中窥豹，时见一斑。恳请同道以及各位读者多多指教并提出宝贵意见。值此付梓之际，期冀与诸同道携手前进，共话岐黄。

著者

2022 年 3 月

目录

第三章　治法篇

第四章　方剂篇

第五章　中药篇

第六章　四季篇

第七章 医家篇

第一章

概述

大象无形
以象知理

象思维是指人们用直观、形象、感性的图像、符号、声音、气味等类比，认知世界，探索宇宙统一规律的一种思维方式。象思维的概念最早由哲学家王树人于 20 世纪 80 年代提出。

纵观中国文化的产生、发展过程，可以认为象思维模式造就了中国文化。从河图、洛书到先后天八卦；从文字的创造到《易经》的产生，几乎都是象思维应用的体现。《易·系辞》："天垂象，见吉凶，圣人象之。""象"不是事物的本质，但是"象"是事物本质的显现。我们通过"取象"，把事物"比类"，这就是《易经》的"物以类聚"。取象的思维方式是中国文化的根本思维方式。

中医学是中国文化的一部分，自然而然地大量使用了象思维这种思维方式。邢玉瑞教授认为象思维是客观之象与心中之象的转化与互动过程，是将获取的客观信息转化为"意象"而产生的关联性思维。因此，象思维又被称作意象思维。

中医对于"象"的运用，是与《易经》一脉相承的，代表了中华文化最核心的思维模式。

在意象思维下形成的中医学，具有几千年的历史。中医学的理论形成以《黄帝内经》为标志，中药的系统整理汇集见于《神农本草经》《本草纲目》等书籍，辨证论治的形成标志为《伤寒杂病论》的问世，针灸学的重要著作为《针灸大成》，以上著作都大量使用了意象思维。

例如《素问·五运行大论》："天地阴阳者，不以数推，以象之谓也。"《素问·阴阳应象大论》："天有四时五行，以生长收藏，以生寒暑燥湿风。人有五脏化五气，以生喜怒悲忧恐。"这些都是意象思维的应用。

形、气、神三层次

中医学是形气神合一的医学。形即形体，气即无形可见、不断运动的物质，神即精神、意志等。形与气可相互转化，即"气聚而有形，气散而无形"。形气神三者之间关系密切，不可分离，共同构成了完整的人体。故意象思维也分形、气、神三个层次。

一、形

"气聚而有形，气散而无形。"故形可以看作是物质层面，是相对具体的，有形体可见的。在形的层面，人体是与天地万物之间存在着相互对应的关系。

《素问·邪客》："地有高山，人有肩膝；地有深谷，人有腋腘；地有十二经水，人有十二经脉。"这是用意象思维描述人体部位与地理的相应关系。

植物能入药者，有花、枝、叶、茎、皮、根等部位。植物的不同部位入药，所起到的作用也不尽相同。张志聪在《侣山堂类辩·药性形明论》中有"皮以治皮，节以治骨，核以治丸，松节、杉节及草根之多坚节者，皆能治骨病，荔核、橘核之类治睾丸之疾，子能明目，蔓藤者治经脉，血肉者治血肉，各从其类……本乎上者亲上，本乎下者亲下；在外之枝干，在根者治本，在枝者行于四肢。此物性之自然也"的精彩论述。

中药茯神，又称茯神木，是"抱木心而生，以此别于茯苓"（《本草经疏》），故茯神可治疗心的病症。《药品化义》云："茯神，其体沉重，重可去怯，其性温补，补可去弱。戴人曰，心本热，虚则寒。如心气虚怯，神不守舍，惊悸怔忡，魂魄恍惚，劳怯健忘，俱宜温养心神，非此不能也。"心主神明，所以临床上多以茯神调治心的病症，如神志不安、失眠等。

二、气

天地之气与人之气相通，可用"象"去描述和比类。《素问·阴阳应象大论》曰："南方生热，热生火，火生苦，苦生心，心生血，血生脾，心主舌。其在天为热，在地为火，在体为脉，在脏为心，在色为赤，在音为徵，在声为笑，在变动为忧，在窍为舌，在味为苦，在志为喜。"

古人云："仰则观象于天，俯则观法于地，观鸟兽之文与地之宜。"自然界有春夏秋冬四时变化，人有生长壮老已的过程，药有寒热温凉的四性之别。如李时珍曰："菊春生夏茂，秋花冬实，备受四气，饱经露霜，叶枯不落，花槁不零，味兼甘苦，性禀平和。昔人谓其能除风热，益肝补阴，盖不知其得金水之精英尤多，能益金水二脏也。补水所以制火，益金所以平木；木平则风息，火降则热除。用治诸风头目，其旨深微。黄者入金水阴分，白者入金水阳分，红者行妇人血分，皆可入药。神而明之，存乎其人。"

张志聪在《侣山堂类辩·药性形明论》亦云："夏枯之草，夏收之术，半夏之生，稊麦之成，皆得火土之气，而能化土；秋英之菊，秋鸣之蝉，感金气而能制风；凌冬不凋者，得寒水之气，而能清热；先春而发者，秉甲木之性，而能生升。此感天地四时之气，而各有制化也。"

中药把各种水也作为入药的材料。例如，"百沸水"是沸腾以后的水，因其气势为"火散"之象，故有发表散寒的功效。"半沸水"为没有煮开的水，因火气不胜水气，故阳气郁在水中，可以伤人阳气，导致腹胀。"阴阳水"为沸水与凉水等量混合后立即饮用，因为沸水为阳气盛，凉水为阴气盛，阴阳混合，则可交通阴阳，对人体有调节阴阳的作用。另外，泉水、长流水、无根水、露水等都可以入药，主要取其气。

如露水味甘，性凉，具有润燥、涤暑、除烦的功效。王孟英《随息居饮食谱》云："稻头上露，养胃生津；菖蒲上露，清心明目；韭菜上露，凉血止噎；荷叶上露，清暑怡神；菊花上露，养血息风。"

三、神

用神即是用意。用神取象是意象思维更高层次的灵活运用。《素问·八正神明论》曰："请言神，神乎神，耳不闻，目明，心开而志先，慧然独悟。"所谓运用之妙，存乎一心。如提壶揭盖、逆流挽舟等治法，将自然界中看似不同，却又有深层的关联事物或现象运用到治疗疾病中。

如叶天士以梧桐叶治难产，其理在于：叶氏感当天恰值秋分之日，寒暑燥湿交替季节，梧桐叶纷纷落下，人与自然互为相应，梧桐叶得秋气肃降之先，同气相求，故世间之物遇梧桐叶，亦得秋季肃降之气而脱落，故用之治疗难产，取得神效。

岳美中老先生有一个方子叫单味茯苓饮，专门治疗水邪上泛颠顶，脱发、掉发。因为头发就像田地里的庄稼，若是水太多，庄稼的根就会烂掉。此时通过挖沟渠，将田里的水湿排出去，则庄稼长得旺盛。同理，对水邪上泛颠顶导致的脱发、掉发，用茯苓渗湿，导水下行，水湿去则头发长。

又如笔者治疗血证常用蚕沙、醋五灵脂。一孕妇贫血，血红蛋白偏低，以蚕沙为主治疗一周，血红蛋白就升至正常水平。为什么在补血、生血的时候用蚕沙呢？《道德经》曰："人法地，地法天，天法道，道法自然。"道法自然，道就在天地间。我们可以看看水蒸气变成水滴，这个从无形变成有形的过程。补气生血也是从无形之气转化为有形之血的过程，与水蒸气变成水滴的过程类似。那么，可以从中得到启示。

为何水蒸气会变成水滴？除了降温和增大气压之外，还要有尘埃。无形的水蒸气附着于尘埃上，然后越聚越多，一点点增大，变成水滴。五灵脂、蚕沙等浊味的药就好比是尘埃。黄芪、人参补无形之气，但是需要让这个无形之气附着于蚕沙、五灵脂等药物上，然后方可以迅速生血。故以蚕沙为主治疗血红蛋白偏低的病症，血红蛋白能迅速升至正常水平。

四、形气神相互依托

形态、体位的变化会影响气、神。比如睡觉时一会儿侧身，一会儿仰卧，不断变换体位，直到找到一个舒服的姿势后，很快就会睡着。这是体位变化对人体气机运行及精神、神志的影响。

南怀瑾先生亦言：人的睡眠是从脚部足大趾开始，一节一节向上，直至心、头部，然后睡眠。人睡眠的时候总是脚部先安静下来。清醒过来也是这样，也是从脚部开始，一节一节，慢慢醒过来。人清醒时总是脚部先动。事实确实如此：腿脚摆放的姿势、位置对睡眠有很大影响。失眠患者最常见的表现就是辗转反侧，腿脚不稳，脚部无处安放。

不宁腿综合征临床表现：夜间睡眠时，双下肢出现极度的不适感，迫使患者不停地移动下肢或下地行走，导致患者严重的睡眠障碍。该病虽然对生命没有危害，但严重影响患者的生活质量。

为什么不宁腿综合征难以入睡呢？虽说睡眠与心神有关，但更与气机运行有关。睡眠时气机运行的关键是从脚部开始。《素问·厥论》曰："阳气起于足五指之表，阴脉者集于足下而聚于足心。"腿脚乱动，自然影响睡眠，直至时机合适腿脚放至合适的地方，腿脚不动了，那么睡眠也就开始了。

20年前，笔者初学中医时，曾有段时间多梦、睡眠欠佳。当时刚学针灸，针刺足部隐白、大敦、太冲、太溪，及印堂、太阳、百会、神门、三阴交等穴位，疗效甚佳。因隐白、大敦穴位较为疼痛，但疗效较好，故印象深刻，迄今已逾二十年，仍记忆犹新。

虽然当时并不理解隐白、大敦等穴位的重要性，但是在以后的中医临床中，十分重视脚部保健和脚部穴位的应用，尤其是与心神有关的病症，如失眠、多梦、烦躁等。例如热水泡脚可以使人放松，促进睡眠。针刺大敦穴和隐白穴，可以镇静安神，促进睡眠。脚部的照海和申脉分别是阴跷脉和阳跷脉的起始穴，而阴跷脉和阳跷脉司睡眠。涌泉、太溪、太冲、三阴交等穴位也是治疗失眠的有效穴位。

如法练习五禽戏、八段锦、易筋经，可以使身体气机通畅，精神振奋。

再如人打呵欠、伸懒腰，是疲乏困倦、阳气不足了。打呵欠时口鼻张开，进入大量新鲜空气，是想让身体吸纳清气。伸懒腰，手向上举是人体阳气顺着腰背督脉往上升发，头脑清气上升，浊气下降，以此缓解疲劳。

经脉气血的运行与体位也有一定关系，取穴要在一定的体位下进行。体位正，经脉气血运行顺畅，取穴治疗效果也会好。这种取穴法在五输穴上表现得特别明显。例如《灵枢·本输》中说："曲泽，肘内廉下陷者之中也，屈而得之……曲泉，辅骨之下，大筋之上也，屈膝而得之……阴之陵泉，辅骨之下，陷者之中也，伸而得之……阴谷，辅骨之后，大筋之下，小筋之上也，按之应手，屈膝而得之……委中，腘中央，为合，委而取之……阳之陵泉在膝外陷者中也，为合，伸而得之……冲阳，足跗上五寸陷者中也，为原，摇足而得之……天井，在肘外大骨之上陷者中也，为合，屈肘乃得之……"

神以形体为依托，为形体之主宰，而气可以滋养神。如明·高濂《延年却病笺》指出："人之所生，神依于形，形依于气……人能养气以保神，气清则神爽；运体以却病，体活则病离。"《淮南子》也指出："形神气志，各居其宜，以随天地之所为。夫形者，生之舍也；气者，生之充也；神者，生之制也。一失位则三者伤矣。"

意象思维应用类型

我们可以认为，无处不"象"，无物不"象"。人们感受外界信息的渠道为：眼睛、耳朵、鼻子、舌头、皮肤、意识等，感受的分别为图像、声音、气味、味道、压力、温度、信息等，而图像、声音、气味等均以"象"的方式显现。"意象思维"正是客观之象与心中之象转化与互动的过程。

一、外形

中医认为气聚成形，形散成气。最常见的"以形治形"的实例为：鸡内金健胃消食、松节治疗关节病、土豆可以散结消肿，等等。

鸡内金是杀鸡，取出鸡肫后剥下的内壁，干燥后入药。其实为鸡胃的内膜，因为呈金黄色，故称为"鸡内金"。我们常常可以看到，鸡啄食沙石、铁钉，囫囵吞枣似地吞下去。鸡的胃可消化坚硬的石子，可见其消化力量强大。故鸡内金常用于帮助胃部消化食物，也有治疗全身结石的作用。曾治疗一位尿路结石患者，小腹疼痛难忍，两腿酸胀，难以走路。然后予以针刺三阴交、阴陵泉、太溪、丰隆、足三里、太冲等穴位后，疼痛立刻止住。然后内服中药，鸡内金、海金沙、金钱草、陈皮、厚朴、茯苓、川木通、萆薢、竹叶、滑石、黄芪、甘草、当归、泽泻等，清热利湿、利尿排石。服药数日后，尿路结石排出，病症痊愈。

松节为油松等松树枝干的结节，因为与人体关节外形相似，故治疗风寒湿痹，历节风痛等关节疾病。陶弘景谓本品"主脚弱"。李时珍阐发其义曰："松节，松之骨也，质坚气劲，久亦不朽，故筋骨间……诸病宜之。"

土豆，形如结节，可散结消肿。《中华本草》记载了马铃薯这味中药。马铃薯，味甘性平，具有和胃健中的功效，主治胃痛、痈肿、湿疹、烫伤，外用可解毒消肿。曾治疗一位 35 岁的女性患者，臀部有硬结。患者诉 3 个月前曾接受试管婴儿助孕治疗，（促排卵期间）臀部肌内注射促排卵药物多次。近期感觉臀部疼痛，自行触摸时发现有五六个硬结。于当地医院就诊，诊断为筋膜炎。处以扶他林等外用药物治疗，疗效欠佳，臀部硬结依然存在。我建议用生土豆片外敷患处，即用一个厚 3mm、直径 5cm 的土豆片贴到结节上，外用透气敷料固定，每 4 小时更换一次，每日 3 次。患者如法治疗，3 日后结节明显缩小，疼痛消失。

二、性质

药物的性质包括质地轻重、润燥、刚柔、滑涩等不同特点，与药物功效有密切的关系。例如滑是指药材具有润滑、爽滑、黏滑等特征，具有利窍、通窍的功效，治疗涩滞不通的疾病。例如对小便淋沥涩痛，可以用滑石。

涩能收敛。炉甘石为矿物方解石族矿，含碳酸锌，体轻，易碎，味微涩。炉甘石研磨成粉末后可以"干燥"皮肤渗出的液体，故而可以作为收湿止痒敛疮的外用药。

燥胜湿。马勃为干燥的粉末，故用马勃粉末外敷，可以治疗浸淫疮，尤其是渗出液体较多的浸淫疮（湿疹）。笔者曾治疗一患者脚背部浸淫疮，用补中益气汤、甘露消毒丹、二妙丸（三妙丸、四妙丸）、消风散等方药，并配合中药外洗法治疗，无效。脚背湿疮流水较多，湿疹范围逐步扩大，甚至病症加重。后从一书中看到马勃粉外敷可以治疗浸淫疮。遂嘱咐患者中药外洗后用马勃粉末外敷。连续数日，湿疮不再渗出液体，湿疮处慢慢结痂，得以控制。

朱砂色赤，质地沉重，可镇心安神，用于心神不安、失眠等病症。

苏叶，质地轻薄，用于疏散在表的风寒。

三、意象

"医者意也"，初见于《后汉书·郭玉传》。记载如下：郭玉，汉和帝时为太医丞，多有效应。而医疗贵人，时或不愈。帝乃令贵人羸服变处，一针即瘥。召玉诘问其状。对曰："医之为言意也。腠理至微，随气用巧，针石之间，毫芒即乖。神存于心手之际，可得解而不可得言也。"

中医疗法有"从阴引阳法""壮水之主以制阳光法""提壶揭盖法"等。这些疗法都是以日常生活的自然现象来描述临床治病的方法，属于意象思维的灵活运用。

《伤寒论》中有大青龙汤、小青龙汤、白虎汤、真武汤，即取其作用之意命名也。如白虎汤取白虎肃降之意，以治疗高热不退。

皮类的药可以治疗皮肤疾病。如蝉蜕是蝉蜕去的壳，以皮治皮，可以用蝉蜕治疗皮肤瘙痒、湿疹、荨麻疹等疾病。《麻科活人全书》曰："治疗水湿外溢，皮肤水肿，小便不利，可大腹皮、茯苓皮等同用，如五皮饮。"临床常用冬瓜皮、茯苓皮、大腹皮、桑白皮、生姜皮等治疗皮肤水肿。

又如浮萍常常用于治疗皮肤湿疹。因为浮萍生长在水面，能抵抗水湿，而具有利水的功效。浮萍在水面，对应人体的皮肤表面，故浮萍可以利皮肤表面的水湿。此外，浮萍的根很长，深入到水里面，吸收水分到表面。相应的，浮萍可以将身体内部的水湿输送到体表，通过发汗排出体外。因此，浮萍是治疗湿疹的要药。

四、势

何为势？转圆石于千仞之上，势也。意即一块石头放在平地上，无人会在意它，因为感受不到威胁。但若是把它拿到千仞之上，随时会从空中落向地面，此时人人都会感到害怕，唯恐击中自己，这就是"势"。再如从远处观察山脉整体，可以看到山脉的位置高低，整体走势等状况。

中医也有这种上下、内外的"气势"。如《素问·六微旨大论》曰："升已而降，降者为天，降已而升，升者为地。天气下降，气流于地，地气上升，气腾于天，故高下相应，升降相因而变作矣。"也就是说人体气机"升降出入，无器不有。"证是人体气机在升降出入过程中气血运行的状态。气机在升降出入过程中就产生了"势"。故从整体上观察，就掌握了势，掌握了阴阳，气血虚实，气机流动的状况，掌握了证，掌握了治疗疾病的关键。

如用杏仁、紫菀、枳壳、苏梗等宣降肺气而通便，就是利用了势。《慎柔五书》介绍："虚损大便燥者，用杏仁、枳壳、苏梗，能去宿屎。"能润肠通便的药物有很多，如火麻仁、郁李仁、当归、桃仁、巴戟天、黑芝麻、肉苁蓉等，为何单单用杏仁、枳壳、苏梗？其重要的原因是利用了肺位置最高的势。肺为华盖，在五脏中位置最高，大肠位置在下，故选择位置最高的肺，掌握了制高点，就掌握了治疗便秘的势，不仅是因为杏仁能润肠通便。如此治疗便秘就容易多了。杏仁能开上焦肺气，且有润肠的作用，苏梗能畅通中焦气机，枳壳能使胃肠之气畅通下行，三药合用可使上中下三焦气机畅通，故"能去宿屎"。

红景天是一味藏药，生长于地势最高的青藏高原。相应的，红景天对应人体位置较高的心、肺、头脑，故红景天具有良好的益气活血、通脉平喘之功。如常用红景天 10～15g，配银杏叶 40～50g，红参 6～15g，治疗心气血不足所致心慌、健忘、多梦、胸痹心痛、头晕、眼花等病症。

人体各个部位的高点具有升提气血、降浊气、泄热的作用。百会为一身之高点，肩井为肩之高点，至阳为背腰部之高点，冲阳为足之高点，素髎（鼻尖）为面之高点，耳尖为耳之高点，本神为神之高点。

百会在人体最高的位置，有升阳气、降浊气的作用。艾灸百会能升阳气，治疗胃下垂、子宫下垂、泄泻等疾病，就是利用百会位置最高的势。针刺或拍打百会还可以降浊气，治疗便秘、痔疮等疾病。如一位 62 岁的女性患者，患有便秘，她便秘的主要原因是胃肠蠕动缓慢。我建议她每日用手指敲打头顶的百会，每次 10～100 次。产生便意后即可停止。该患者使用手指叩百会的方法后，反馈说效果很好。每次叩百会十几下，就会出现排气现象，继续叩击百会，则出现便意。

素髎位于鼻尖，鼻尖是面部的高点。《灵枢·五色》称之为面王，即面部之王。记得小时候，每到冬天在屋内生炉子取暖时，都要有一个烟囱。烟囱的作用就是将炉子燃烧时产生的污浊热空气以及灰尘随着烟囱向上升，在烟囱的顶部离开，同时将户外的新鲜空气吸进来，加强通风和换气。那么在鼻尖放血，就犹如打开烟囱的排风口，可以使面部的湿热浊气迅速祛除，并使清气上升。故用鼻尖放血治疗面部酒渣鼻、鼻炎、痤疮等，疗效甚佳。

在人体位置较低的穴位具有补益元气、敛降阳气、祛除湿热等作用。涌泉为一身之低点，神阙为腹部的低点，隐白为脾经的最低点穴位。

涌泉位置最低，有利水渗湿、升清气的作用。《针灸聚英·肘后歌》："顶心头痛眼不开，涌泉一针定安泰；伤寒痞气结胸中，两目昏黄汗不通，涌泉妙穴三分许，速使周身汗自通。"这里用涌泉治疗顶心头痛，两目昏黄，即是利用了涌泉的势，位置最低的势。这就如同给注满水的水桶放水，从桶的底部钻一个洞，水势最低，那么放水速度是最快的。因为涌泉位置最低，最易引火下行、利水渗湿、通窍醒神。

又如隐白、解溪位置在下，善于清利脾胃湿热。一位患者，因贪凉饮冷导致连续腹泻 3 天，大便无臭味，舌苔白，舌质略红，脉弦滑。在隐白、解溪放血。连续治疗 3 日，腹泻止住了，同时多年的阴囊湿热也治好了。

五、颜色

《黄帝内经》认为人体五脏对应五色：肝心脾肺肾，对应青赤黄白黑。

色青入肝，常见的桑叶、小麦之苗等都入肝经。桑叶甘苦性寒，归肺、肝经，具有疏散风热、清肺润燥、清肝明目功效，擅长治疗感冒发热、咳嗽哮喘、目赤昏花等疾病。如用桑叶 60g、生麻黄 5g，治疗球结膜下出血，疗效很好。《备急千金要方·伤寒发黄》最早记载麦苗绞汁治疗黄疸："治黄胆方：取生小麦苗，捣绞取汁。饮六七合，昼夜三四饮，三四日便愈。无小麦，麦亦得用之。"张锡纯《医学衷中参西录》盛赞麦苗有治疗黄疸之功："凡遇黄疸症，必加生麦芽数钱于药中，亦奏效颇著。然药铺中麦芽皆干者，若能得鲜麦芽，且长至寸余用之，当更佳。或当有麦苗时，于服药之外，以麦苗煎汤当茶饮之亦可。"因"麦苗之性，能疏通肝胆，兼能清肝胆之热"。陈藏器《本草拾遗》亦谓麦苗"主酒疸目黄"，并可"消酒食暴热"。

色赤入心，龙眼肉、红栀子入心。朱砂色红，可镇心安神。丹参养心血，治疗心血不足之证，笔者常以丹参配伍桂枝、炙甘草、黄芪、太子参、红景天、银杏叶、当归、酸枣仁、茯苓等药物。栀子色赤，但泡水后却色黄。色赤入血分，色黄走气分。可见栀子既入气分，也入血分，为气血同治之药。其入血分之功，民间常用之。如肌肉、关节扭伤，取栀子适量，研末，以食醋调成糊状，外敷于扭伤局部，加用塑料薄膜覆盖，绷带包扎，干后即换。大多数患者敷药后 1 小时即可见效，3～4 天即可明显好转或痊愈。

色黄入脾，故炒黄的炒白术、炒薏仁、炒山药等均入脾。炒麦芽、炒山楂、炒神曲等可健胃消食。

色白入肺，故白色的山药、百合、桑白皮、沙参等入肺。《医学衷中参西录》认为"山药色白入肺，味甘归脾，液浓益肾，能滋润血脉，固摄气化，宁嗽定喘，强志育神，性平可以常服久服。"张锡纯治"一妇人产后十余日，大喘大汗，身热劳嗽，医者用黄芪、熟地、白芍等药，汗出愈多。后愚诊视，脉甚虚弱，数至七至，审证论脉，似在不治。俾其急用生山药六两，煮汁徐徐饮之，饮完添水重煮，一昼夜所饮之水皆取于山药中，翌日又换山药六两，仍如此煮饮之，三日后诸病皆愈"。又如清宫秘方玉容散，方选白牵牛、白蔹、白细辛、白及、白莲心、白茯苓、白芷、白术、白僵蚕、白附子、白扁豆、白丁香、珍珠等，取其色白可入肺，且肺主皮毛，故常用来美白养颜。

色黑入肾，故黑豆、玄参都入肾。我常以黑豆一两，配生黄芪、青风藤等治疗腰椎间盘突出症。《傅青主女科》之清肝止淋汤，以黑豆清利肾中水湿。日本医家摄扬下津曰："黑豆解肾经毒，制相火也；赤小豆解心经毒，制君火也；绿豆解阳明经毒，制胃火也……易简而便，理胃开食，治于童稚，其为神巧矣乎。"

六、气味

腥味入肺，鱼腥草可用于治疗肺病；鸡屎藤，气味犹如鸡粪，可治疗胃肠食积类疾病；苦味入心，故黄连清心火。

《素问·金匮真言论》："东方青色，入通于肝，开窍于目，藏精于肝，其病发惊骇，其味酸。"山萸肉味酸，入肝、肾经，补益肝肾、收涩固脱。凡是肝肾阴亏、精气不藏、滑脱之证即可用之。重用山萸肉60~150g，可以治疗大汗、严重失眠等。治疗多汗可以重用山萸肉，配伍桂枝、甘草、龙骨、牡蛎、麦冬、五味子、黄芪、山楂等。重用山萸肉亦可用于治疗严重性失眠。曾治疗一患者，男，61岁，失眠3个多月。舌红苔白厚，两脉沉滑、左寸脉浮滑。诊为肝肾亏虚、心火旺盛证，重用山萸肉60g治疗。具体方药如下：山萸肉60g、荆芥6g、防风6g、赤芍9g、蝉蜕9g、远志6g、菖蒲6g、生黄芪15g、生白术12g、丹皮12g、柴胡6g、枳壳10g、竹茹20g、茯苓9g、甘草9g、生龙骨（先煎）30g、黑顺片（先煎）5g。服用当日即睡眠如常。一周后复诊，睡眠恢复正常。患者自述："睡眠正常，但是不能喝茶，一喝茶就晚上失眠。"

《素问·金匮真言论》："中央黄色，入通于脾，开窍于口，藏精于脾……其臭香。"绿茶清香，芳香即可升清气、入脾胃，使人精神振奋，醒脾和胃。如蒲辅周曾治疗一位高年久病患者，热病之后生疮，长期服药，热象稍减，但烦躁失眠，不思饮食，夜寐不安，大便七日不行。进而呕吐，吃饭吐饭，喝水吐水，服药吐药。病家认为，已无生望，找蒲氏一决。蒲氏详问病情，病者表示不思饮食，只想喝茶，蒲氏即取龙井茶2钱，嘱回家煮饮之。茶刚煮好，患者闻见茶香即索饮，缓缓喝了几口未吐，心中顿觉舒畅，放了两个屁，并解燥屎两枚，当晚即能入睡，清晨即知饥索食。病家问：还用什么药？蒲氏说：久病年高，服药太多，胃气大损，今胃气初苏，切不可再投药石，嘱用稀粥"少少与之"，调养一个月，竟获痊愈。

咸味入肾。咸味在五行中属于水，在五脏中对应于肾。正如《素问·阴阳应象大论》曰："北方生寒，寒生水，水生咸，咸生肾……在味为咸。"故口中咸味者，或是嗜食咸，多为肾虚。偏于肾阴虚者多手心热，腰膝酸软，可以用六味地黄丸。偏于肾阳虚者多有手足冷，怕冷等，可以用金匮肾气丸。曾遇到一位口中咸味数年老者，嘱其服用六味地黄丸，尚未一月，口中咸味消失。甚为效验。

七、声音

蝉日鸣夜静，热鸣凉静，故蝉蜕可治疗小儿夜啼、夜眠不安。

古代战场上擂鼓以鼓舞士兵气势，激发士兵肝气，用于冲锋。收兵时用"鸣金"的方法，作用于"肺金"，收敛肃降士气。行军时，有"行军曲"，具有明显的节奏感，可激发士兵行走时的力量和速度，且能减轻疲劳。

如今更有音乐疗法，即是根据阴阳五行理论和五音相应，用角、徵、宫、商、羽五种不同音调的音乐来治疗疾病。

八、天象和时间

中医是时空相统一的。阴阳五行，既可以代表空间，也可以代表时间。天象是自然现象的泛称，如日月、水火、天地、男女等。自然现象的存在常与时间有紧密联系。时间有时辰、日、月、年、二十四节气等规律。

疾病与四季、昼夜规律相关。如《灵枢·顺气一日分四时》："夫百病者，多以旦慧、昼安、夕加、夜甚，何也？岐伯曰：四时之气使然。黄帝曰：愿闻四时之气。岐伯曰：春生、夏长、秋收、冬藏，是气之常也，人亦应之。以一日分为四时，朝则为春，日中为夏，日入为秋，夜半为冬。朝则人气始生，病气衰，故旦慧；日中人气长，长则胜邪，故安；夕则人气始衰，邪气始生，故加；夜半人气入脏，邪气独居于身，故甚也。黄帝曰：其时有反者何也？岐伯曰：是不应四时之气，脏独主其病者，是必以脏气之所不胜时者甚，以其所胜时者起也。"

故调理身体，离不开的是顺应昼夜、四季气机的变化。俗语"冬吃萝卜夏吃姜"，即是夏天吃生姜以增长人体阳气，冬天吃萝卜以顺应气机肃降和收藏。李时珍在《本草纲目》中提出："春月宜加辛温之药，薄荷、荆芥之类，以顺春升之气；夏月宜加辛热之药，香薷、生姜之类，以顺夏浮之气；长夏宜加甘苦辛温之药，人参、白术、苍术、黄檗之类，以顺化成之气；秋月宜加酸温之药，芍药、乌梅之类，以顺秋降之气；冬月宜加苦寒之药，黄芩、知母之类，以顺冬沉之气，所谓顺时气而养天和也。"

大自然有春夏秋冬，万物有生长收藏。春夏为阳，主生长，秋冬为阴，司闭藏。阴静阳动，无动则无以静，无静亦无以动，动中有静，静中有动。四物汤是补血的首方，配合非常巧妙，亦与之相应。四物汤中，川芎为春，当归为夏，二者主动；白芍属秋，熟地系冬，二者主静。动静配合，所养之血，是有生机的活血。

月亮的圆缺也是重要的规律。如《素问·八正神明论》："天寒日阴，则人血凝泣而卫气沉。月始生，则血气始精，卫气始行；月廓满，则血气实，肌肉坚；月廓空，则肌肉减，经络虚，卫气去，形独居。是以因天时而调血气也。是以天寒无刺，天温无疑。月生无泻，月满无补，月廓空无治，是谓得时而调之。因天之序，盛虚之时，移光定位，正立而待之。故曰月生而泻，是谓脏虚；月满而补，血气扬溢，络有留血，命曰重实；月廓空而治，是谓乱经。"

"月生无泻，月满无补。"与之相应的，当妇人月经来时，不宜用补益法，当用逍遥丸、少腹逐瘀汤等以顺应其气血下降之势；月经去后，不宜用泻实法，当用四物汤、八珍汤、乌鸡白凤丸等，以助其生长、升发之性。

生活中的中医意象

一花一世界，一叶一如来。一粒沙，一片叶，蕴含着整个宇宙的信息。诚如一首诗曰："半亩方塘一鉴开，天光云影共徘徊。问渠那得清如许？为有源头活水来。"观察自然，领悟天地，体察生活，都能给我们治疗疾病带来启发。

从天气变化可以看出疾病的治疗法则。一个夏季的上午，看诊一位食欲不振的患者。患者舌红，苔黄厚腻略干，面部皮肤像是要渗出水滴，犹如放在水里浸泡过的萝卜。仔细询问，患者说最近吃西瓜特别多。我一下就明白了：食欲不振的原因是水湿困脾。因北京近几日阴雨较多，天气变冷，不需要吃那么多西瓜。而患者仍然吃很多西瓜，如此则水湿过多，停留脾胃，水湿困脾，导致食欲不振。治当温化水湿，予以一加减正气散加减治疗。然后又对他说："不能再吃西瓜了。连水也要少喝。若是实在口渴，可以喝茉莉茶水。禁食油腻、肉食、鱼虾、海鲜，以免生湿。出去散散步，晒晒太阳，出出汗。"如此治疗，很快痊愈。

从人体的行为可以看出治疗疾病的道理。想把拳打出去，我们要先把拳头往回收一收，才能打得更有力，更远。想要跳得更高，先向下蹲一蹲。想要跳得远，先要向后退一退，等等。这是中医用欲升先降、欲降先升、欲散先收、欲收先散、欲补先泻、欲泻先补、欲凉先温、欲温先凉等理论治疗疾病的道理。

比如镇肝熄风汤用龙骨、牡蛎、代赭石镇肝息风的同时，用生麦芽、茵陈辅助升提肝气，条达肝气。济川煎中用当归、牛膝、肉苁蓉温润通下的同时，配合升麻升清气。桂枝汤用桂枝、生姜辛温散寒的同时，用白芍养阴和营。半夏泻心汤用干姜、半夏辛开气机的同时，用黄芩、黄连苦降肺胃之气。银翘散用银花、连翘、薄荷、牛蒡子等清热的同时，用荆芥穗以辛温散热。乌梅丸中用附子、桂枝、细辛、干姜、花椒温补阳气的同时，配伍苦寒泄热的黄柏、黄连。六味地黄丸中以山药、山萸肉、熟地黄补益肝脾肾三脏，同时配伍茯苓、泽泻、丹皮以清泄浊气。九仙散以人参、五味子、罂粟壳等收敛肺气治久咳虚咳的同时，配伍款冬花、桑白皮泻肺、利气平喘。人参败毒散以羌活、独活、柴胡、薄荷、生姜、川芎等驱散邪气的同时，以人参补益正气。如此例子，不胜枚举。

生活方式对治疗疾病有重要影响。曾治疗一位整日精神不振、疲惫乏力的男患者。该患者43岁，舌红苔白厚，两脉沉弱，证属阳气不足。予以仙鹤草60g、炙淫羊藿30g、仙茅9g、醋五味子10g、大枣（擘开）3枚、酒黄芩15g、生甘草15g、生山萸肉60g。本方在用仙鹤草、淫羊藿、仙茅温补阳气的同时，为何还用五味子？用的就是五味子的收敛作用，使阳气不致耗散太过。正如我们每天工作，既要挣钱，又要花钱。仙鹤草、淫羊藿、仙茅温补阳气就好比是挣钱。挣来钱了，就要用，让我们的身体好起来。但不能把钱花光了，变成月光族，总得留一点，以备不时之需。五味子就是起到了这个作用，收敛阳气，不至于让阳气刚刚补上来就又用光了，再次出现身体气血亏虚的情况。

从植物的生长环境和特性可以看出植物的药性。人参是大补之药，这与人参的生存能力强是分不开的。尤其是野山参，不怕冻，不怕野兽的践踏，零下40℃在土中也冻不死；不怕旱，几个月不下雨也干不死。人参的芦头，由一个个芦碗组成，每个芦碗上都有后备的芽苞。第一个芦碗如果遭到意外损伤，其后备芽苞便可继续生长，成为新的芦碗。如果后备的芦碗也受到伤害甚至断掉，人参也不会死，几年之后，又会长出新芽苞，继续生长。就算是从"肩膀"这个地方断掉，人参也不会死，它可以再长出新芽苞。如果更坏，人参的主根也烂掉了，那也不要紧，剩余的根须仍然可以生长，几十年或者上百年后，就变成了主根。从中可以看出，人参为何会大补元气，关键原因在于其生命力顽强、旺盛；也可以看出为何用参芦催吐，关键原因是参芦的向上生长和升发之气很旺盛。

　　曾遇到一位女患者，右脚大趾甲沟炎1个月了。该如何治疗？有一次我去倒厨房垃圾时无意中看到垃圾桶底部有些快干的冬瓜皮，突然意识到了甲沟炎的发病机制。冬瓜皮刚削掉时，新鲜的冬瓜皮是平整滋润的。随着时间的流逝，冬瓜皮里的水分丧失，冬瓜皮就向内弯曲甚至卷曲。卷曲的干冬瓜皮与甲沟炎外形基本一致。为什么患者右脚大趾甲两侧弯曲压迫甚至扎进肉里呢？这是因为足大趾有肝足厥阴之脉循行，且肝藏血，肝主筋，爪为筋之余。患者熬夜、久视伤血，导致肝血亏虚，就类似于冬瓜皮的水分丧失，所以右脚大趾甲开始干燥，导致足趾甲出现向冬瓜皮一样的卷曲。看到卷曲的干冬瓜皮和足趾甲很相像，故推测该患者的甲沟炎为肝血亏虚，导致趾甲卷曲，予以内服四物汤合四逆散疏肝养血，外用如意金黄散外敷。1周后甲沟炎疼痛消失，右脚大趾甲松软了一些，不再向两侧肉里扎，疗效甚佳。

　　看花生叶在白天叶片张开，吸收阳光，到夜晚两叶片合拢。故据此象，知花生叶具有调和阴阳的作用，可治阴阳不和之失眠多梦。从交通堵塞，可以看出调理气机的重要性。如此种种，不胜枚举。正所谓"青青翠竹，皆是法身；郁郁黄花，无非般若。"从这个角度上说，中医之道即是天地、自然与生活之道。

　　综上所述，意象思维是中医区别于现代医学的独特思维方式，可以说意象思维贯穿整个中医学。无论是中医学认识世界的世界观、方法论，中医基础理论中的气血、阴阳、五行学说，还是人体藏象学说、经络学说、气血津液学说等，乃至中医对疾病的辨证、治则、治法、遣方用药等，都离不开意象思维的指导。

第二章

医理篇

法于阴阳
和于术数

阴阳与夜咳

夜咳是临床常见病症。据笔者观察，夜咳常见的原因之一为肺燥阴亏。某年七八月份，一位好友的母亲自南方来北京后，咳嗽十分严重，尤其是夜里咳嗽严重，伴有白沫痰。我在临床每遇到咳泡沫痰（细小的白色泡沫痰），便以养阴润肺、润燥止咳法治疗，多获佳效。此病例也是如此，应以五汁饮（梨汁、荸荠汁、鲜苇根汁、麦冬汁、藕汁）治疗。因患者不方便前来就诊，且患者家中并没有荸荠汁、鲜苇根汁、麦冬汁，于是让患者在家中将梨、甘蔗、橙子打成汁，然后内服，以养阴化痰、润燥止咳。连用数日后，患者的咳嗽基本痊愈。

为何肺燥阴亏会出现夜间咳嗽呢？若从阴阳的角度分析，其道理也简单。

一天当中，人体阴阳气血随着昼夜节律而变化。日间阳气由身体内部向身体外部运动，即阳出于阴；夜间阳气由身体外部向身体内部运动，即阳入于阴。这是阳气正常的出入过程。

健康人阴阳本来是平衡的：阴平阳秘，精神乃治。肺脏也是如此，要保持阴阳平衡。若阴阳失衡，则百病生焉。肺燥阴亏的人，在白天因肺中燥热之气出于表，到达身体外面，肺脏内部能保持相对的平衡，则无咳嗽；但在晚间，人体阳气入于里，则肺中阳气相对亢盛，出现阴阳失衡，阳热有余，肺脏燥热。热性炎上，则肺气不能肃降，肺气上逆，出现夜间咳嗽。

对一些夜咳患者，尤其是凌晨一两点钟或两三点钟咳嗽者，笔者常予清肺热、养肺阴，再参以辨证治疗，收效甚佳，治愈者不知凡几。常用药方有桑杏汤、五汁饮、麦门冬汤等，常用药物有夏枯草、桑叶、连翘、菊花、浙贝母、梨、豆豉、炒栀子、荆芥、苏梗、麦冬、芦根、厚朴、杏仁等。脾胃弱者加党参、茯苓、白术等；有积滞者加焦三仙；鼻塞流涕者加辛夷（包煎）、苍耳子、通草。曾以此法治疗夜咳1周的患者，应手而愈。具体治疗过程如下。

遇一家长："范大夫，我家孩子咳嗽大约有1周了，刚开始晚上偶尔咳嗽，白天基本不咳。我就看《小儿小病小妙招》，然后给他贴了脐贴，晚上不咳了，但改成晚上刚睡着和早上刚起来咳嗽了，且服用小柴胡颗粒无效。现在白天以及晚上都咳嗽厉害。前天好像还有点感冒，总之是感冒、咳嗽、鼻子痒。"我回答说，此为阴亏燥咳。

处方：桑叶6g、炒杏仁（后下）3g、浙贝母9g、南沙参6g、炒栀子9g、淡豆豉6g、连翘6g、芦根6g、辛夷（包煎）6g、荆芥6g、前胡6g、生甘草5g、制厚朴6g、梨（切成小块）1个。服药次日，咳嗽好转过半。几剂药后，咳嗽痊愈。

又治疗一夜咳2日的患儿，男，3岁，2015年11月28日就诊。诉咳嗽2日，加重1日。症见咳嗽频繁，有痰声，夜间严重。略有鼻涕，面色发红，口唇干燥脱屑，肛门发红，大便通畅，小便可，舌红、苔薄黄腻。患儿咳嗽连声，夜间较重，且考虑到在北方冬季，暖气大开，室内温暖，燥热难当，故人亦应之，燥热内生，湿气弥散于外，故诊断为肺燥阴亏，略有痰湿。需要清热养阴，化痰祛湿。予以桑杏汤方加味，疗效显著。

处方：桑叶5g、炒杏仁（后下）5g、浙贝母5g、南沙参5g、炒栀子6g、淡豆豉5g、陈皮5g、炒白芍6g、炒山楂10g、麸炒枳壳5g、桔梗5g、郁金5g、炙麻黄3g、梨（切成小块）半个。3剂，水煎服，每日1剂。

3日后复诊，咳嗽基本缓解，略有痰。

【按语】

据笔者观察，夜间咳嗽常有三种类型：肺燥阴亏、湿热内蕴、外寒里热。其中尤以秋季或北方室内暖气大开，温燥盛者，肺燥阴亏多见。夜咳之属于湿热内蕴者，常有咳声音浊（不清亮），舌苔滑腻，两脉濡弱或滑，常以杏仁汤为主治疗。夜间咳嗽之属于外寒里热者，多有突受风寒之病史，进而夜咳不已。外寒里热咳嗽者，多咳声沉闷，并有鼻塞、流涕、喷嚏、胸闷、烦躁等外寒里热的表现，常以柴胡桂枝汤加干姜、五味子、厚朴、杏仁、竹叶等治疗。临床当详辨病证，而后论治。

阴阳与失眠

传统中医称失眠为"不寐""不得眠""目不瞑"等。《黄帝内经》对失眠的机制已有很准确的描述。《灵枢·邪客》:"今厥气客于五脏六腑,则卫气独卫其外,行于阳,不得入于阴。行于阳则阳气盛,阳气盛则阳跷满,不得入于阴,阴虚,故目不瞑。"《灵枢·大惑》:"卫气不得入于阴,常留于阳。留于阳则阳气满,阳气满则阳跷盛,不得入于阴则阴气虚,故目不瞑矣。"又载:"夫卫气者,昼日常行于阳,夜行于阴,故阳气尽则卧,阴气尽则寤……卫气之留于阳也久,故少瞑焉。"《黄帝内经》从卫气日夜循行的角度解释了失眠的机制。卫气日行于阳,为阳;夜行于阴,为阴。阳不入阴,则不寐、失眠。

临床上可以见到各种类型的失眠,例如心火亢盛、胆热扰心、心肾不交、胃气不降等证型。但是,无论其病因、病机千变万化,导致失眠的直接机制是这些因素引起了人体"阳不入阴"。因此在治疗失眠时,解除阻碍卫气由阳入阴的病因,恢复卫气的正常循行即可。例如,治疗心火亢盛导致的失眠,清心火,则失眠可愈;治疗胆热扰心导致的失眠,清解心胆之热,则失眠可除;治疗心肾不交、胃气不降的失眠,可交通心肾、和胃降气,以恢复正常睡眠。

2020年6月13日,一位患者,男,74岁,由亲属陪同就诊。患者诉失眠10年,夜间10点钟卧床后,直到凌晨2点多仍不能入睡,曾服用多种安神药物,乏效。饮食、二便正常,还患有老年前列腺增生症。查:舌尖鲜红,舌苔薄白,舌下络脉正常,双脉虚数,右尺脉涩。诊为失眠,心火亢盛证。

这一顽疾该如何治疗?《张志远临证七十年精华录》载有一首"安神汤"。该方是张志远老中医从清代马元仪、张千里的临床经验中总结而来的。该方共有七味药:黄连15g、白芍15g、夜交藤30g、莲子心15g、百合30g、合欢皮30g、生牡蛎(先煎)60g。该方清心火,引阳入阴,正合患者病机,遂处以原方5剂。患者服用5剂后睡眠转佳。又服 5 剂，十年的失眠几乎痊愈。2 个月后随访，失眠无复发。

安神汤之所以能治愈患者顽固失眠，是因为该方具有清心火、引阳入阴的功效。方中黄连、莲子心清心火，配以白芍养阴血，收敛阳气。但是，见效迅速的最主要原因是该方用了大量的引阳入阴的中药：合欢皮、夜交藤、生牡蛎、百合等。

合欢皮： 能调和阴阳，引阳入阴。记得老家附近有几颗合欢树，幼时还经常爬到树上玩耍。每当太阳落山时，合欢树的树叶就像合掌一样合上。次日日出后，树叶又会展开。我至今记忆犹新。合欢树的叶片日间张开，入夜则合的现象被称为"植物睡眠现象"。现在想来，这正是合欢树夜间阳入于阴的表现。故据此象，可知合欢皮具有调和阴阳，引阳入阴的作用。本方中合欢皮正是引心阳入肾阴，起到了促进睡眠的良好作用。《神农本草经》谓合欢皮："主安五脏，和心志，令人欢乐无忧。"故合欢皮治阴阳不和之失眠、多梦，疗效甚佳。

夜交藤： 能使阴阳相交，治疗失眠。虽然合欢皮能促进阴阳相合，但是仍需要配伍夜交藤，以促进阴阳相互交融，并稳定住睡眠中阴阳相交的状态。《本草纲目》曰："有雌雄，雄者苗色黄白，雌者黄赤。根远不过三尺，夜则苗蔓相交，或隐化不见。"夜交藤就是首乌藤。首乌藤是否夜间雌雄相交，笔者尚不能确定。但是首乌藤的缠绕特性确实非常强。首乌藤不像其他缠绕植物那样，只是把自己的藤蔓盘旋向上而去，而是如铁丝一样一圈一圈地密集缠绕，甚至把被缠绕的植物勒死。其缠绕特性犹如稳定住阴阳相交的状态。因此，夜交藤与合欢皮相须为用，促进阴阳相交，治疗失眠。临床用之，确实如此。

生牡蛎： 能涵阳育阴，促进阴阳相融。牡蛎是对月光敏感的动物。研究发现当月亮越来越饱满时，牡蛎会逐渐关小它们的壳，但是不会完全闭上。当月亮慢慢退回到新月阶段时，贝壳会渐渐开大。牡蛎的这种变化可能依赖它们身体内部的月球时钟。可见，牡蛎与月亮（太阴）相关，可增强人体阴气，夜间涵藏阳气，达到稳定阴阳相合，相互交融的状态，促进睡眠。

百合： 具有收藏聚敛的功效，可收敛浮越之气。百合其形如球，具有包藏之象；其色白入肺，可滋养肺阴，敛降心火，安神定魂。《随息居饮食谱》载："百合甘平，润肺补胃，清心定魄息惊，泽肤通乳。祛风涤热，化湿散痛。治急黄，止虚嗽，杀蛊毒，疗悲哀。辟诸邪，利二便，下平脚气，上理咽喉。"百合滋养肺阴，加强肺的"肃降"功能，促进心火下行交通肾脏，达到治疗失眠的功效。

莲子心：能交通心肾、清营泄热、泻火宁神。莲子心在莲子的中心位置，能以心入心。正如吴鞠通在《温病条辨》中讲到清宫汤方时所说："此咸寒甘苦法，清膻中之方也。谓之清宫者，以膻中为心之宫城也。俱用心者，凡心有生生不已之意，心能入心，即以清秽浊之品，便补心中生生不已之生气，救性命于微芒也。火能令人昏，水能令人清，神昏谵语，水不足而火有余，又有秽浊也……莲心甘苦咸，倒生根，由心走肾，能使心火下通于肾，又回环上升，能使肾水上潮于心，故以为使。"莲子心一药就具有交通心肾的功能。

另外，黄连可除心脏多余之火；白芍养肝血、敛肝气。

以上七味药同用，心火去则神安，肝血得补则涵阳育阴、心肾相交、阳入于阴、阴阳交融，从而达到治疗失眠的效果。

【按语】

古人仰观天文，俯察地理，中晓人事，揽观杂学，远取诸物，近取诸身，将大自然的气候、物候、植物日夜变化特点等与人体阴阳变化联系起来。《重庆堂随笔》："格物之学，最为医家要务。凡物性之相制、相使、相宜、相忌，与其力量之刚柔长短，皆宜随时体验，然后用之无误。"植物睡眠与人类睡眠，均有入夜"阳入阴"的特点。因此，中医利用"植物睡眠"的特点，取其夜则阳入阴之象，达到促进人体睡眠的功效。治疗失眠的其他疗法，如交通心肾、清热化痰、养心安神等，也都是通过解除妨碍"阳入阴"的病因，而恢复人体夜间阳入阴则寐的正常生理状态。

阳气与鼻塞

一位 7 岁小男孩，平素鼻塞严重，夜间加重，自觉有鼻涕却又擤不出，鼻音重，睡眠时打鼾，舌红苔薄白。《灵枢·口问》曰："阳气和利，满于心，出于鼻。"阳气虚则不能温煦肺卫，不能外达鼻窍，故鼻塞。遂辨证为阳虚有寒。治以温补阳气，散寒通鼻窍。予以桂枝附子汤加味。

处方：桂枝 6g、黑附片（先煎）3g、党参 9g、茯苓 9g、炒白术 9g、辛夷（包煎）6g、淡竹叶 6g、炙甘草 6g、黄芩 9g、赤芍 9g、升麻 9g、柴胡 6g、干姜 5g、连翘 9g、生薏苡仁 15g、大枣（擘开）1 个。3 剂，水煎服，每日 1 剂，分两次服用。

患者服药 3 日后，诉鼻塞明显好转，鼻息通畅，睡觉呼吸声重减轻很多，能擤出鼻涕，晨起轻微咳嗽有痰。遂续服上方 1 周。3 个月后随诊，呼吸如常。

肺开窍于鼻，故鼻息通畅与否，直接与肺气足与不足有关。《诸病源候论》："肺主气，其经手太阴之脉也。其气通于鼻。若肺脏调和，则鼻气通利，而知香臭。若冷风伤于脏腑，而邪气乘于太阴之经，其气蕴积于鼻者，则津液壅塞，鼻气不宣调，故不知香臭，而为齆也。"

为何予以温补阳气之法而获得良效呢？因鼻塞与阳气有关。尤其是这种慢性的、长期的鼻塞。笔者自己对阳虚与鼻塞的关系深有体会。一日下午，我进了诊室，当时未感到寒冷就将羽绒服脱下。然而过了不久，就鼻息不畅，进而鼻塞不通，出现张口呼吸。时间一长，就感觉相当难受。没有办法，我只好将羽绒服穿上。随后不到 10 分钟，呼吸就通畅起来了。《素问·生气通天论》曰："阳者，卫外而为固也。"故人体阳气足，鼻腔通畅，阳气亏，鼻塞不通。

若更深入一点，则鼻塞与肾中阳气有关。《素问·阴阳应象大论》曰："阳气出上窍。"《素问·脉要精微论》亦曰："故中恶风者，阳气受也。"肾中阳气犹如火炉下面的火，鼻孔犹如热水壶上端开的小孔。

当肾中阳气充足，才能温煦鼻孔。正如火炉下的火旺，水壶上面才会热起来，壶中蒸汽能喷出。

因此，这位患者鼻塞的根源是肾阳虚。故用干姜、黑附片温补中下焦的阳气，桂枝、辛夷温通上焦肺气，参以连翘、黄芩、赤芍、升麻清解上焦卫气、营血分郁结的热邪，竹叶导热邪从小便而走，大枣、四君子汤健脾益气，生薏苡仁化湿，迅速取得良好的效果。

《慎斋遗书》曰："凡人生病处，皆为阴为火，总因阳气不到，阳气所到之处，断无生病之理。"只要出现鼻塞、鼻息不畅、流涕、喷嚏、鼻痒、揉鼻子等问题，根源就是肾中阳气火力不足，难以温煦上面的鼻窍，引起鼻塞不通等一系列症状。

大家可以自己检查一下，是否阳气不足。两侧鼻孔，只要出现鼻息不畅等问题，那么可能就有阳气不足，且鼻息不畅时间越久，阳气虚就越严重。一般来说，左侧轻，右侧重，两侧都鼻息不畅最为严重。

故鼻塞者，一定要注意保护阳气，一定要注意多穿衣服，多盖被子。我平时对鼻炎患者再三强调："宁可热着出汗，绝不冻着着凉。"因为身体一旦受寒，阳气不足，就极容易出现鼻塞，体质下降，甚至感冒发热，乃至流感等情况。需要注意，身体出汗是以微微有汗为宜，不可大汗。大汗反而伤身体阳气，不可取也。

有关鼻塞的病症，如打鼾、慢性鼻炎等，以温补阳气为主进行治疗，大多可获得良好效果。有一位29岁的男性患者，终日鼻塞10余年，久治乏效。双脉浮紧，舌淡苔白。诊断为寒气束表。外用鹅不食草、甜瓜蒂粉末纳鼻孔，取嚏后，排出大量清稀鼻涕。之后用小青龙汤内服，调理半月而愈。嘱其避免寒凉饮食并注意保暖，以防复发。

曾治疗一位10岁男孩，慢性鼻炎多年，平时鼻塞严重，鼻涕量极多，甚至一天用一大包卫生纸。予以温补阳气之法治疗。处方：桂枝9g、炒白芍12g、黑附片（先煎）6g、炙甘草9g、辛夷（包煎）9g、炒白术15g、党参15g、麦冬15g、陈皮15g、茯苓15g、玄参12g、黄芩12g、柴胡12g、桑叶12g、生姜5片、大枣（擘开）2个。患者服用数日后，慢性鼻炎明显好转。患者自述："喝完两服药，鼻涕明显减少了，以前一天用一包纸，现在一周用一包，脸色也红润了。"嘱其防寒保暖、锻炼身体、多晒太阳等，以保护阳气。

【按语】

鼻塞一症，极为复杂。外感六淫，风、寒、暑、湿、燥、火，皆可令人鼻塞。内伤痰湿、郁热、阴亏血热、肺脾不足、肾气亏损等亦可以导致鼻塞。故临证需详加审查，慎勿误也。

阳亢与甲亢

一位患者平素容易急躁、易怒、心悸。经检查，医生诊断为甲状腺功能亢进症（简称甲亢）。由于口服西药治疗甲亢疗效不理想，所以就想了解中医药是如何治疗甲亢的。

甲亢是由于甲状腺合成释放过多的甲状腺激素，造成机体代谢亢进和交感神经兴奋，引起心悸、出汗、进食和便次增多、体重减少的病症。临床上以高代谢综合征、甲状腺肿大、突眼症、神经及心血管系统功能紊乱为特征。

中医古籍虽无甲亢之名，但据其表现，可将之归于惊悸、怔忡、瘿气、瘿病、狂躁、汗证等疾病范畴。《神农本草经》记述："海藻苦寒，主瘿瘤气，颈下核。"《诸病源候论》曰："瘿者，由忧恚气结而生。亦由饮沙水，搏颈而成之。诸山水黑土中出泉流者，不可久居，常食令人作瘿病。"

《素问·宝命全形论》："人生有形，不离阴阳。"《素问·阴阳应象大论》："阴阳者，天地之道也，万物之纲纪，变化之父母，生杀之本始，神明之府也。""察色按脉，先别阴阳。"阴阳为天地自然的规律，调理疾病亦可从阴阳入手，甲亢也不例外。

甲亢早期患者多表现为急躁易怒、心跳加快，全身燥热多汗。患者会觉得心慌气短、心律不齐、失眠、注意力下降等，此为肝郁化火，上焦阳热偏亢之象。正如《素问·至真要大论》所说："诸逆冲上，皆属于火。诸胀腹大，皆属于热。诸躁狂越，皆属于火。"《临证指南医案》亦云："躁急善怒，气火结瘿。"亦有不少患者表现为腰膝酸软，腰酸腰痛，月经不调，经量减少，经色鲜红，白带发黄等，一派肝肾阴亏，虚热内生之象。甲亢病久，常有乏力、易饥、多食、消瘦等脾胃不足的表现。

综合而言，本病早期因情志失调，肝气郁结，进而肝郁化火，阳热偏亢，下焦亏虚而成。张景岳在《类经附翼·医易义》中说："动极者镇之以静，阴亢者胜之以阳。"故对其治疗，多从疏肝解郁，清热泻火，补肝肾阴，行气活血，化痰散结入手。常用方剂有丹栀逍遥散、知柏地黄丸、二至丸等，加减治疗，行气解郁，清上补下，多有佳效。

曾治疗一甲亢患者，数月即愈。患者，女，28 岁。初诊，2019 年12 月 7 日。平素容易急躁、着急、熬夜、心悸，眼睛外突较为明显，腰酸腰痛，月经曾三月未至。FT_3 15.65pmol/L，FT_4 5.4pmol/L，STSH 0.01μIU/ml。舌红、苔白厚腻，两脉细滑。西医诊断：甲亢、月经紊乱。中医诊断：瘿气、月经不调。予以丹栀逍遥散加味治疗。

处方：当归 12g、生白芍 15g、柴胡 10g、茯苓 12g、炒白术 15g、生甘草 10g、薄荷（后下）10g、丹皮 12g、炒栀子 12g、连翘 12g、夏枯草 12g、熟地黄 15g、盐杜仲 15g、桑寄生 15g、川芎 12g、陈皮 12g、生姜 2 片、大枣（擘开）2 枚。14 剂，水煎服，每日 1 剂，早晚分两次服用。患者表现为心肝火旺、肝肾阴亏，故以丹栀逍遥散疏肝解郁、清泻肝火、养血健脾，酌加夏枯草、连翘加强清心火的作用，并用杜仲、熟地、桑寄生补益肝肾、强壮腰膝，川芎活血行气，陈皮行气理气。

二诊，2019 年 12 月 21 日。症状好转。FT_3 降为 9.90pmol/L，FT_4 为 5.4pmol/L，STSH 为 0。仍容易急躁、着急，心悸、腰酸腰痛减轻，月经仍未至。舌脉同前。于首诊方加炙山萸肉 15g，以增强补肝肾阴力度。续服 14 剂。

三诊，2020 年 1 月 4 日。FT_3 降为 7.34pmol/L，FT_4 降为 2.51pmol/L，STSH 为 0，仍略急躁、着急。近期无熬夜，无腰酸腰痛，舌红、苔白厚腻，两脉细滑。故于首诊方去连翘，加炙山萸肉 15g、黄柏 9g。续服

14剂。

四诊，2020年1月16日。复查FT_3为7.34pmol/L，FT_4为2.51pmol/L，STSH为0，略微急躁、着急，无熬夜。舌脉同前。三诊方用药不变，续服15剂。

五诊，2020年3月26日。复查FT_3、FT_4均降到正常。症状消失，眼睛外突不明显，咽喉略有不适，情绪略有不畅，已行经，月经量少，基本恢复正常。三诊方用药不变，续服7剂。

2020年4月10日，患者复查，各项化验指标均正常，症状消失，甲亢痊愈。3个月后随访，无异常。

【按语】

甲亢临床症状较多，很多患者伴有甲状腺肿大，此时可以诊断为瘿气。但也有部分甲亢患者并无颈部肿大，此时不宜诊为瘿气，故甲亢不等同于瘿气或瘿病。甲亢的临床证型亦有多种类型，如肝气郁滞、气阴两亏、痰气郁结等，亦须详加审查，辨病辨证治疗。

阳虚与五更泻

笔者幼时生活在农村，每到夏季气温炎热的夜晚，就会去平房屋顶上乘凉。铺上凉席，睡在房顶过夜。几乎每天凌晨4点多都会被冻醒，出现腹痛、腹泻。当时年幼无知，一味贪求凉快，第二天仍然会在房顶睡。长此以往，患上了慢性腹泻，持续了将近10年，以至于高考前身体虚弱。正因为腹泻，高考后才立志学医的。

上北京中医药大学的前两年依然腹泻。每当喝常温水或者吃水果后，就会腹部剧痛，需要立即排便。当排出果冻样粪便后，腹痛消失。学习中医专业课后，才知凌晨4点钟腹痛、腹泻为五更泻。服用一段时间附子理中丸及数剂四逆汤，温补脾肾阳气后，大便逐渐成形，就很少发生腹泻了。

一、什么是五更泻

五更泻是中医的专有术语。"五更"表示一天的某个特定时间。中国古代用"更点制"对夜间时长进行等分，每夜被分为五个时段，按时间顺序分别为一更、二更、三更、四更、五更。由于一年中每夜时长不同，所以五更时长也不同。一般来说，五更是黎明前的最后一个时间段。因此，五更泻也被称作"鸡鸣泻"或"黎明泻"。"五更泻"即是特指人每到五更左右开始腹泻。

二、五更泻的发病机制

先有辨病后辨证，整体观念更在前。人为什么在五更左右会出现腹痛和腹泻呢？这种病与天人相应有关，需要从整体观念出发，分析病情。《灵枢·顺气一日分四时》曰："夫百病者，多以旦慧、昼安、夕加、夜甚，何也……以一日分为四时，朝则为春，日中为夏，日入为秋，夜半为冬。朝则人气始生，病气衰，故旦慧；日中人气长，长则胜邪，故安；夕则人气始衰，邪气始生，故加；夜半人气入脏，邪气独居于身，故甚也。"

从昼夜气温节律来看，人的体温变化规律与外界气温变化规律大致是重合的，两者在五更时都到达了最低点。某地的气温在一昼夜之内是变化的，最高气温大概在午后1点到3点，最低气温大概在黎明前。五更是夜间与日间黎明的更替之际，属于一昼夜内最冷的时间点。人体的体温在黎明前也是最低的。平素脾肾阳虚的患者，在体温最低的时间，遇上了一日内最低的气温，外部寒邪作用到体内阳气虚的脾肾。内阳虚与外实寒相加，导致胃肠寒邪更重。寒性收引，致使胃肠痉挛，出现腹痛及腹泻。

历代医家认为该病为脾肾阳虚、寒湿内积所致，故又称其为肾泻。如《寿世保元》："脾胃虚弱，清晨五更作泻，或全不思饮食，或食而不化，大便不实，此肾泻也。"张景岳则认为该病内因命门火衰，不能温煦脾胃，外因阴寒独盛所致。如《景岳全书》："子丑五更之后，当阳气未复，阴气盛极之时，即令人洞泻不止。""肾阳亏虚，命门火衰，阳气难以升发，阳气欲至不能至，则阳难破阴，阴气极盛，脾胃运化腐熟水谷，赖肾阳温煦，阴气极盛，则脾胃失温煦，下行随气以泻。"

由此可知，五更泻的内因是肾阳虚、命门火衰，不能温煦脾胃，脾胃阳虚，不能腐熟水谷，外因是五更时分为一日内气温最低的时候，是外寒最重的时间点。内有阳虚，外有阴寒，阳不胜阴，导致"阴气极盛，脾胃失温煦，下行随气以泻。"

三、五更泻的治疗

五更泻的病机为肾阳虚不能温煦脾胃，脾胃温煦无力，寒湿内积。故患者在一昼夜内阴寒最盛的时间段发病。因此，对五更泻需要用温补脾肾阳气，散寒除湿之法治疗。常用方剂有四神丸、附子理中丸、四逆汤等。

2020年5月，一位9岁女孩因五更泻求诊。其母代述病情：患儿每天凌晨4:30左右开始腹痛。因腹痛醒来后即去卫生间排出稀溏的粪便。病症已持续两周，对睡眠影响很大。诊查：舌淡胖，苔白，双脉沉紧。腹诊：腹部皮肤温度较低。诊断为五更泻，脾肾阳虚证。予以四君子汤加藿香（后下）、木香、肉豆蔻（后下）、肉桂（后下）等温脾肾阳气、散寒湿邪治疗。患者服药5天后，由母亲陪同复诊。患儿母亲诉服药后凌晨4:30腹痛消失，亦无腹泻。查：舌淡红，苔薄白，双脉缓。腹部皮肤温度仍然略低，于是原方去肉桂、肉豆蔻，继续服用5日，并嘱夜间睡眠时，要把肚脐盖好，避免腹部受寒。之后随访，病症无复发。

【按语】

《素问·宝命全形论》："夫人生于地，悬命于天；天地合气，命之曰人。"人生活在天地之间，自身气血阴阳的节律变化与天地同步。可见人的"生气通天"，阴阳相通。故《素问·举痛论》曰："闻善言天者，必有验于人。"于临床观察，确实如此。

治风与耳鸣

鸣，会意字，本义是鸟鸣叫，后引申指一般的鸣响。《增修互注礼部韵略》曰："凡出声皆曰鸣。"《礼记·学记》："叩之以小者则小鸣，叩之以大者则大鸣。"

从自然现象来看，鸣，即出现声响，与物体或物质的震动及空气传播有关，如蝉鸣、风声、雨声等。耳朵听到的声音也与气流运动或震动有关。

在人体内，气的运动即为风。如《临证指南医案》曰："内风，乃身中阳气之变动。"人体脏腑之气运动不同，从而产生了各种不同的声音，并分别对应五脏。例如《素问·阴阳应象大论》："东方生风，风生木……在音为角，在声为呼；南方生热，热生火……在音为徵，在声为笑；中央生湿，湿生土……在音为宫，在声为歌，在变动为哕；西方生燥，燥生金……在音为商，在声为哭，在变动为咳；北方生寒，寒生水……在音为羽，在声为呻，在变动为栗。"

吹笛子发出响声，首先是有气流，其次是气流通过笛子的空隙比较窄。耳鸣产生的机制与之类似，首先与风气有关，其次风气运动经过的"空隙"比较窄，风气流动得比较急。如《素问·脉解》："所谓耳鸣者，阳气万物盛上而跃，故耳鸣也。"《素问·五常政大论》亦云："厥阴司天，风气下临，脾气上从，而土且隆，黄起水乃眚，土用革，体重肌肉萎，食减口爽，风行太虚，云物摇动，目转耳鸣。"

中医学在数千年的发展过程中，对耳鸣的病因病机有很深的认识。中医认为，耳鸣有虚有实。耳鸣声大为实证，而声音低微多为虚证；按之鸣声加重者为实，按之减退或停止者为虚；新病多为实证，久病多虚证。如《灵枢·口问》曰："耳者，宗脉之所聚也，故胃中空则宗脉虚，虚则下，溜脉有所竭者，故耳鸣……凡此十二邪者，皆奇邪之走空窍者也。故邪之所在，皆为不足。故上气不足，脑为之不满，耳为之苦鸣。"

故耳鸣的治疗，首先以治风为要。新病实证者，当以疏风为要，或疏风散寒，或疏风清热，并参以通络、开窍之品，可获得较好的效果。疏散风寒多用疏风开窍之品，如防风、羌活、荆芥、独活、白芷、苏叶等，尤其是防风、羌活、苏叶等，可以酌情加大剂量（10～30g）。疏散风热可以用蝉蜕、金银花、连翘等。

其次，要通气理气，常用通气散（香附、柴胡、川芎）。通气散是《医林改错》治疗耳鸣耳聋的方子。通气意味着将细小狭窄的孔窍疏通，使气流通畅。如此则不易耳鸣、耳聋。

最后，要随证治之。通窍通络可以用石菖蒲、威灵仙。对病久虚证者，当补益肝肾、养血息风，如用熟地、山萸肉、磁石等。

笔者曾以疏风散寒、清热通窍法治疗急性突发性耳鸣，获得良好效果。

临床验案 1：右耳突发性耳鸣

患者王某，女，44 岁。初诊，2020 年 4 月 30 日。右耳突发性耳鸣，自述如阵阵冒水泡声音，持续十几秒钟，耳镜检查发现：右侧鼓膜内陷，略有积液。耳鸣前曾患感冒，偶有心悸。既往有慢性胃炎史，口酸，喜温热水，易饿，反酸，烧心。大便黏，周期性失眠，凌晨 3～5 点钟易醒，多梦，略痛经，月经量多，白带多，经前腰酸软，经前头痛。舌红、苔白厚腻，两脉弦滑。诊断：耳鸣、中耳炎。证型为风寒湿袭、郁而化热。予以自拟方。

处方：荆芥 9g、紫苏叶 9g、白芷 9g、生石膏（打碎）30g、苍术 9g、炒栀子 12g、升麻 12g、蔓荆子 12g、玄参 15g、生地黄 15g、连翘 10g、川芎 10g、黄芩 10g、陈皮 12g、茯苓 12g、焦山楂 20g。7 剂，水煎服，每日 1 剂。用法：大火烧开锅后换用小火煎煮 30 分钟即可，饭后 1 小时服，忌生冷、辛辣、油腻、难消化食物，感冒发热时停服。本方以荆芥、苏叶、白芷疏风散寒，蔓荆子、连翘疏风清热，生石膏、黄芩、栀子、升麻清解阳明热毒，陈皮、茯苓、苍术行气化湿，生地、玄参清热凉血，川芎活血行气，焦山楂和胃消食。诸药合奏散寒清热、通窍的作用，以达治疗耳鸣、中耳炎的目的。

复诊，2020年5月7日，较前好转，但右耳仍阵发性耳鸣，持续十几秒钟，有时耳痒，舌红苔厚，两脉弦滑。因仍有部分中耳炎，故配合服用抗生素治疗，中药加强祛风除湿，通耳窍，治耳鸣的力度。

处方：防风20g、羌活10g、荆芥9g、白芷9g、生石膏（打碎）30g、苍术9g、炒栀子12g、升麻12g、玄参15g、连翘10g、川芎10g、黄芩10g、陈皮12g、细辛3g、威灵仙10g、石菖蒲10g。7剂，水煎服，每日1剂。初诊时虽予以疏风清热治疗，但疏风力度仍然不够，故复诊时加强疏风散寒通窍力度，增加防风、羌活、细辛，其中防风为祛风之要药。《本草纲目》认为防风："三十六般风，去上焦风邪，头目滞气，经络留湿，一身骨节痛。除风去湿仙药。"《药类法象》曰防风"治风通用。泻肺实，散头目中滞气，除上焦邪"。威灵仙增加通络作用，石菖蒲加强通窍作用。

三诊，2020年5月14日，耳鸣几乎消失，偶尔发生耳痒，水泡声耳鸣。易喷嚏、流清涕、咽喉痛，大便不成形，一天一次，仍有周期性失眠，夜醒发生于凌晨3～5点。舌苔厚黄，两脉弦滑。因患者咽喉痛，减少辛温药的力度，增加清热利咽力度。

处方：白芷9g、炒栀子15g、升麻12g、玄参15g、连翘15g、川芎10g、黄芩15g、陈皮12g、防风10g、羌活10g、威灵仙10g、石菖蒲10g、射干15g、芦根15g、生甘草9g、生黄芪18g、大枣（擘开）2个。7剂，水煎服，每日1剂。

3个月后随访，未见复发。

临床验案2：右侧耳鸣10日

患者，女，53岁，耳鸣10日。10日前无明显原因出现右耳有节奏性的耳鸣，如蝉鸣。声音略嘶哑，无呕吐、无腹泻、无发热，舌红苔薄黄，脉浮数。予以疏风清热、清泻肝胆法治疗。

处方：苏叶（后下）10g、荆芥穗10g、蝉蜕10g、桑叶10g、菊花10g、夏枯草15g、柴胡10g、黄芩15g、川芎10g、白芍12g、生地黄15g、玄参15g、郁李仁15g、石菖蒲10g、威灵仙10g、甘草10g。7剂，水煎服，每日1剂。

本方以苏叶、荆芥穗疏散风寒；蝉蜕、桑叶、菊花、夏枯草疏风清热；柴胡、黄芩和解少阳，清泻肝胆经郁热；以生地、玄参凉血清热；川芎、白芍养血活血；郁李仁能降阳明之气，与柴胡一升一降，使气机周流循环起来；石菖蒲开窍；威灵仙通经络；甘草调和诸药，补中气。诸药合奏疏风清热、清泻肝胆、通络开窍的功效，以达治疗耳鸣的目的。

患者 1 周后复诊，耳鸣明显好转。随后以本方为主，略作加减，连续治疗 1 个月，病症痊愈。2 个月后随访，一切良好。

【按语】

耳鸣一症，总以治风为要。治疗耳鸣，一般需要配伍防风、荆芥、羌活、苏叶、独活等疏风散寒药，即使是风热之证、肝胆火旺之证，乃至虚证等，亦需在辨证治疗的同时酌量配伍使用。察病症虚实，虚者补之，实者泻之。有者求之，无者求之。

露水与鼻鼽

鼽，是中医对某种鼻部疾病的命名，指以反复发作的阵发性鼻内痒、喷嚏、鼻塞、流清涕为特征的疾病。《释名·释疾病》："鼽从久，涕久不通，遂至窒塞。"现代中医把该病称为"鼻鼽"。因鼻鼽症状与现代医学的"过敏性鼻炎"症状类似，因此多把鼻鼽与过敏性鼻炎归为同一种疾病。

笔者曾接诊一位患者任某，男，32 岁，患鼻鼽 10 余年。自诉每日晨起及傍晚时分，即出现喷嚏、鼻塞、流大量清水样涕，于每年秋季最为严重，并伴有鼻酸、鼻内麻、唇干、牙龈肿痛、大便略稀、耳中堵塞感。遇风、遇冷加重，夜间鼻塞加重，但无喷嚏，无清涕流出（因平卧的原因）。每于中午或者运动后鼻部不适好转或消失。舌质淡红，苔薄白，双脉紧。

根据该患者症状，中医诊断为"鼻鼽"，风寒证兼胃热。处以小青龙加石膏汤。

处方：生麻黄 3g、细辛 3g、桂枝 3g、干姜 3g、醋五味子 3g、生白芍 3g、姜半夏 3g、炙甘草 3g、生石膏（打碎）12g。5 剂，水煎服，每日 1 剂，早晚分两次服用。

患者 5 日后复诊，诉治疗无效，且出现口舌生疮，非常疼痛。笔者以往用小青龙汤加减治疗很多这种鼻炎，疗效突出。然而这次治疗竟然无效，且增加了口舌溃疡，我感到不解。

于是我反复思考该患者鼻鼽发作的典型特点：①发病时间：以晨起、黄昏为主，且秋季最严重；②发病症状：以喷嚏、鼻塞、清水样鼻涕为主，中午时鼻部不适症状消失；③缓解与加重因素：受风寒后症状加重，运动及中午时症状减轻。

我想起幼时晨起随母亲去农田干活，总会被草叶的露水弄湿布鞋。每到上午十点多钟时，草叶上的露水就消失了。直到太阳西沉，天渐渐变黑时，露水再现，又将鞋子打湿，至今记忆犹新。露水一般在入暮时开始出现，直至次日上午十点多钟时消失。

该患者病症的发作时间特点与自然界露水的出现时间非常相似。露水的形成与空气湿度、气温变化有直接关系。太阳西下，温度下降时，空气中的水蒸气便会凝结成露水出现在草木叶上，并保持一个晚上，到黎明最冷时露水量达到最大。当太阳升起后，气温慢慢上升，露水会慢慢蒸发成水蒸气，散布到空气中。每年的四个季节都会出现露水，但是以秋季最多。清涕是一种水饮，与露水同为水性，二者相似。把露水的特点与患者症状逐一类比：

1. 露水可出现在一年四季的晨夕，但是以秋季最多；患者每天晨夕鼻流清涕，以秋季最多。

2. 露水出现于黄昏、夜间、清晨，中午消失；患者鼻部清涕于黄昏增多，夜间鼻塞加重（鼻黏膜水肿），晨起清水鼻涕增多。

3. 湿度大且气温较低时会出现露水；患者受寒后鼻部症状加重，清涕增多。

经过以上思考，结合患者症状表现，以及《灵枢·经脉》："胃足阳明之脉，起于鼻……"我认为患者鼻鼽的病因在于胃寒湿，所以在日夜阴阳转换时的晨起、黄昏，出现喷嚏、清鼻涕。而且，患者服用小青龙加石膏汤后出现了口舌溃疡，这是因为患者还有脾湿热，干姜等辛温之药加重了脾中热导致的。

于是参考《裴永清医案医话》记载的慢鼻一号方（藿香、薄荷、山豆根各 6g，生石膏、鱼腥草各 30g，生栀子、防风、蝉蜕、炒蔓荆子、炒苍耳子、辛夷花各 9g）。

处方：广藿香（后下）9g、生栀子 9g、生石膏（打碎）18g、陈皮6g、防风 12g、蝉蜕 9g、薄荷（后下）6g、鱼腥草 30g、炒蔓荆子 9g、炒苍耳子 6g、辛夷（包煎）9g。3 剂，水煎服，每日 1 剂，早晚分两次服用。

本方以辛夷、苍耳子通鼻窍，防风、藿香祛胃的寒湿，生石膏、生栀子、蝉蜕、薄荷、鱼腥草清脾湿热。患者服药 3 日后，疗效显著。自诉鼻部不适症状全部消失，只是在空调冷风直吹时，鼻部略有不适。

【按语】

鼻鼽亦需考虑从脾胃论治，因鼻部从脏腑功能上与脾有紧密的联系。如《素问·经脉别论》云："饮入于胃，游溢精气，上输于脾，脾气散精，上归于肺，通调水道……"故鼻部清涕、鼻塞、鼻黏膜水肿，为水湿阻滞胃经经脉，导致鼻黏膜水肿。

鼻部与胃的经脉有紧密的联系，如《灵枢·经脉》曰："胃足阳明之脉，起于鼻……"患者在胃经主时 7~9 点钟出现喷嚏多、清涕多，故判断患者鼻鼽的病因是胃寒湿。结合患者其他症状及服用小青龙加石膏汤后的不适表现，判断患者病症是脾湿热与胃寒湿并存导致的。

风胜湿与手汗症

一、手汗症与湿邪

手汗症是指患者手掌心自主性出汗增多的病症，又称为掌跖多汗。现代医学认为该病具体发病机制尚不明确，多数学者认为该病属交感神经功能亢进引起的外分泌腺异常。目前西医临床上多采取切断上胸段交感神经链中节间束纤维的手术治疗为主，但术后往往会出现代偿性多汗。

手汗症患者手心总是湿漉漉的，这是中医所谓"湿邪"过盛的表现。《素问·太阴阳明论》："四肢皆禀气于胃，而不得至经，必因于脾，乃得禀也。"中医认为手汗症的脏腑辨证定位为脾胃。然而，手汗症患者湿邪多不独见，往往夹杂寒邪或热邪。如《赤水玄珠·手足汗》："手足汗乃脾胃湿热内郁所致。"认为手汗症为脾胃湿热证。而《张氏医通·手足汗》："脾胃湿蒸，傍达于四肢，则手足多汗。""冷者，理中汤加乌梅。"说明手汗症尚有脾胃寒湿的证型。笔者在临床见到手心热汗如蒸者，也见到过手心冰冷、汗出如水、澄澈清冷者。总之，手汗症病位为脾胃，致病邪气以湿邪为主，兼加寒、热之邪。

二、风胜湿

风胜湿是一种自然现象。在自然界中，潮湿之处多无风，有风之处多无湿（江河湖海边除外），风可散湿，风可化湿，风能胜湿。譬如人们洗衣服后，挂到室外，若是通风良好，风可以加速水分的蒸发，衣服很快就干了。如果无风，那么衣服干得很慢。洗手后，用干手机吹干手，也是同样的道理。

中医早就认识到风胜湿的现象，并将之用于治疗湿邪。如《素问·阴阳应象大论》："风胜湿。"李东垣《兰室秘藏》曰："圣人立治之法，既湿气大胜，以所胜治之，助甲木上升是也，故经云：风胜湿。"李东垣《脾胃论》云:"湿寒之胜,当助风以平之。"医界所用羌活胜湿汤、麻杏苡甘汤、藿香正气散、杏苏散等均体现了风胜湿的道理。

三、风药胜湿邪

手汗症的主要病邪为湿邪。"风胜湿",故若要去除湿邪,就需要用"风药"。那么什么是"风药"呢?风药就是能发挥疏散风邪、走窜开泄,或辛香发散,或宣畅气机,或升阳疏通等作用的中药。

风药是李东垣继承了张元素的《医学启源·药类法象》并发展而提出来的。张元素结合《黄帝内经》中关于气味厚薄的理论,运用"取象比类"的方法创立了"药类法象",其中就有风药之说。《药类法象》中列举了一些风药,例如"防风、羌活、升麻、柴胡、葛根、细辛、白芷、牛蒡子、藁本、蔓荆子、麻黄、荆芥、薄荷、威灵仙、独活、秦艽"等二十余种。

以上风药都可以疏风散邪,鼓动人体气血,产生类似于"风"流动作用,达到"风胜湿"的功效,故皆可治疗体内湿邪为患的疾病。到了金元时期,李东垣善于使用"风药"治疗脾胃病,达到升阳、胜湿、散火、疏肝等作用。如《脾胃论·脾胃胜衰论》:"诸风药皆是风能胜湿也。"

四、风胜湿治疗手汗症

2013年一位患者因为手部多汗来就诊。患者男性,35岁,每日手心汗多,汗液或冷或热,四季皆是如此。无法与人握手,影响正常社交。查舌脉未见异常。本想以内服药物治疗,但是患者拒绝口服药物,于是以中药熏洗的外治法治疗。《傅青主医学全书》载有治疗手汗症外洗方:"黄芪一两,干葛一两,荆芥三钱,防风三钱。水煎一盆,热熏而温洗三次,即无汗。"

处方:葛根30g、荆芥10g、防风10g、生黄芪30g。5剂,水煎,用药液热熏手心,并趁着药液温热时洗双手30分钟。每日1剂,早晚

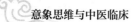

各用一次。

5日后患者复诊，说手汗消失，手心恢复正常。

此手汗外洗方中荆芥、防风、葛根为风药，具有"风胜湿"功效。加入生黄芪，则可以补气固表止汗。总览全方，以荆芥、防风、葛根三药胜湿邪，以生黄芪补正气、固表止汗，可以达到标本兼治的效果。

【按语】

本外洗方对精神紧张后手部出汗增多无效。例如平时手部正常出汗，每逢考试、面试等紧张时手心出汗增多。这类患者每当紧张时，汗腺功能失调，出汗增多。其疾病脏腑定位在于肝，病机为肝疏泄过度，而非湿邪为患，故当另选他法治疗。

黄芪的功用具有一定的双向性，如既可发汗，又可止汗。气虚外感，汗源匮乏，用黄芪桂枝五物汤发汗；气虚自汗，又可以用黄芪固表止汗。

土性重浊与打鼾

《史记·扁鹊仓公列传》曰："人之所病，病疾多。"我们在临床会遇到各种各样的病症。"世有愚者，读方三年，便谓天下无病可治；及治病三年，乃知天下无方可用。"此为孙思邈先生告诫后人之语，但也说明病症的多样性和复杂性。这些病症看似简单，但却对身体造成重大影响，且教科书上难以找到专门的论述，真正治疗起来很不容易。

打鼾，俗称打呼噜，是指睡眠中因上呼吸道狭窄使悬雍垂（腭垂）发生振动而发出的声音。打鼾可导致白天嗜睡、乏力、头痛、注意力不集中、工作能力下降，是高血压的独立危险因素，严重的打鼾常伴有睡眠呼吸暂停，形成低氧血症，造成大脑严重缺氧，从而诱发高血压、心脑血管疾病、心律失常、心肌梗死、心绞痛等，故须尽早治疗。

打鼾如何治疗？笔者从其声音之象入手。

声音也对应五行和脏腑。例如《灵枢·邪客》曰："天有五音，人有五脏；天有六律，人有六腑。"《灵枢·经别》亦云："余闻人之合于天道也，内有五脏，以应五音、五色、五时、五味、五位也；外有六腑，以应六律。六律建阴阳诸经，而合之十二月、十二辰、十二节、十二经水、十二时、十二经脉者。此五脏六腑之所以应天道也。"

打鼾的声音多重浊。在五行中，土性重浊，故鼾为土音。其对应脏腑为脾，对应病邪为痰湿。如《诸病源候论》曰："其有肥人眠作声者，但肥人气血沉厚，迫隘喉间，涩而不利亦作声。"《温病条辨》曰："既咳且嗽，痰涎复多，咳声重浊，重浊者土音也，其兼足太阴湿土可知。不甚渴，渴不多饮，则其中之有水可知，此暑温而兼水饮者也。故以小半夏加茯苓汤，蠲饮和中；再加厚朴、杏仁，利肺泻湿，预夺其喘满之路。水用甘澜，取其走而不守也……脾窍在舌，湿邪阻窍，则舌蹇而语声迟重。"

故治疗打鼾当化痰除湿、健脾和胃。痰湿重者，常用苓桂术甘汤合二陈汤加芦根、黄芪、麦冬、赤芍等加减治疗。口渴加天花粉、葛根；便干加枳实、生大黄。亦有痰湿化热，蕴结肺脾，湿热阻窍，则舌蹇而语声迟重而现打鼾。此时治疗需化痰清热、养阴生津。方如苓桂术甘汤合二陈汤加芦根、生地、竹茹、黄连、滑石等。病久气血亏虚，可用六君子汤合六味地黄汤，阳虚有寒可用金匮肾气丸合理中汤加减。病久入络加红花，多有佳效。

曾治疗一位患儿，7岁，鼻塞不通，打鼾一月余。该患者鼻塞严重，伴有流清黄涕，晚上甚至不能平卧，张口呼吸，打鼾，鼾声较大，体型瘦弱，纳差。舌红苔白厚，两脉浮弦细滑，尺脉沉。因患者寒湿之象较为明显，予以苓桂术甘汤合桂枝附子汤加味治疗。处方：桂枝10g、茯苓6g、炒白术6g、炙甘草5g、辛夷（包煎）6g、黑附片（先煎）4g、桑叶5g、黄芩5g、干姜6g、麦冬6g、赤芍6g、柴胡5g、炙黄芪6g、生地9g、蒲公英9g、生姜4片、大枣（擘开）1个。7剂，水煎服，每日1剂。服药1周，基本上无鼻塞、流涕、喷嚏症状，续服2~3周，打鼾也消失。

又治一位腺样体手术切除后，仍旧打鼾的患者。患者，男，12岁，腺样体手术切除后打鼾仍然严重，盗汗、自汗，运动后加重，晨起清涕或干鼻涕，甚则干呕。处方：炙麻黄9g、桂枝9g、法半夏9g、茯苓15g、陈皮10g、白芍20g、山萸肉18g、山药18g、丹皮15g、熟地15g、黄芪15g、麦冬15g、红花12g、柴胡10g、桔梗10g、黄芩10g、生姜5片、大枣（擘开）3个。服药12剂后，打鼾几乎完全消失。儿童若有腺样体肥大、鼻炎、鼻窦炎等都会导致打鼾。腺样体肥大日久，占据鼻腔大部分，甚则鼻腔完全堵塞，无法用鼻孔呼吸，久而久之导致打鼾。扁桃体肥大、舌部过大、过度饮酒等也会引发打鼾。每以化痰浊法，如用半夏、茯苓、生姜等治疗，多获良效。

对于某些打鼾的儿童，因儿童不耐受药，故笔者用自拟泡脚方治疗，疗效甚佳。打鼾泡脚方组成：黑附片6g、干姜6g、黄芩10g、连翘10g、茯苓10g、淡竹叶10g、生地黄10g、夏枯草10g、石菖蒲10g。用法：水煎，外用，泡脚，每次10～15分钟，每天1～2次，3日1剂。功效：温阳散寒、内清郁热。主治：脾胃寒湿之打鼾、张口呼吸等。如曾治一3岁小儿，打鼾1年余，用本法连续治疗十几日后，打鼾即消失。该患者近1年来张口呼吸，打鼾，时好时坏。现症见张口呼吸，无鼻塞、无流涕、磨牙、常揉眼睛，无盗汗、纳可，舌红苔薄白，两指纹浅淡。诊断：小儿打鼾症。证型：阳虚寒湿。处方：黑附片6g、干姜6g、黄芩10g、连翘10g、茯苓10g、淡竹叶10g、生地黄10g、夏枯草10g。5剂，水煎，外用，泡脚，每次10～15分钟，每天1～2次。患者半个月后复诊，疗效不错，打鼾、张口呼吸等明显好转。

【按语】

从呼吸可以判断人是否健康。健康人呼吸顺畅，深长细匀。若是出现鼻塞不通，或一侧鼻孔不通，呼吸不畅，憋气、胸闷，甚至打鼾等情况，则表示气机不畅，身体也可能出现了问题。睡眠时打鼾亦复如是。正如《诸病源候论》曰："鼾眠者，眠里喉咽间有声也。人喉咙气上下也，气血若调，虽窹寐不妨宣畅；气有不和，则冲击喉咽而作声也。"打鼾者虽鼾声如雷，貌似睡得很香很好，但实际上睡眠质量较差。

打鼾一症也可见于多种疾病。伤寒之少阴病、风温等可以见打鼾。如《医宗金鉴》云："行阴嗜卧无表里，呼醒复睡不须惊，风温脉浮热汗出，多眠身重息鼾鸣。"喉痹也可以见打鼾。如《验方新编》曰："喉内之痰塞满，舌有痰护，此痰不出，齿作响如鼾，喉痹误服凉药有此症也。"其他如中暑、中风、咳嗽、哮喘、肺绝脱证等病症亦可以见到打鼾。故医者须审病求因，治病求本，方有准的，用药精准，方得良效。

燥胜湿与灰指甲

一、什么是"灰指甲"

"灰指甲"三字首见于 1960 年上海中医学院编的《中医外科学讲义》。灰指甲临床表现比较有特点，易辨认，且有一定传染性。该病的表现是，最初病甲远端或两侧出现黄白点状病变，随着病情发展，黄白点逐渐扩展至病甲以及全甲以内。进而甲板增厚、质脆、凹凸不平、出现色泽异常等，可现灰白、灰黄、棕褐、灰褐等色。久则病甲甲板变薄、鳞屑、边缘翘起、中央凸起、甲下变空，病甲边缘因蛀蚀而呈蜂巢样、空洞样改变。

该病在古代并不被称为"灰指甲"，而是被称为"鹅爪风""油灰甲"或"油炸甲"等。现代医学则称该病为"甲癣"。中医认为该病的形成是湿毒内蕴、湿邪生虫、虫淫病甲，久则正气虚损、血虚风燥、肌肤失养而成。现代医学则认为该病是由真菌感染引起的。

二、燥胜湿，芳香化湿

中医认为，燥能治湿。例如《素问·阴阳应象大论》曰："燥胜则干……湿盛则濡泻。"《证治汇补·湿症》言："湿而有热，苦寒之剂燥之""燥胜湿"。因此，中医有燥湿的治法，中药里也有一类燥湿药。例如白矾可解毒杀虫、燥湿止痒。《长沙药解》云："白矾……善收湿淫……酸涩燥裂，最收湿气而化痰腐。"传统中医在治湿病的过程中，发现芳香药也有除湿浊的功能。如《时病论》说："偏于湿者……湿秽……均宜芳香化浊法治之。"芳香化湿的典型用药就是藿香。《本草正义》载："藿香，芳香……能除阴霾湿邪。"

其实生活中也能遇到这种燥胜湿、芳香化湿的实例。例如，每当下雨时，门前路会潮湿，奶奶都会把干燥的灶炉灰撒到路上，让路变得干燥一些。这就是用了燥胜湿的原理。再如一位做咖啡烘焙的朋友，在地下室烘焙咖啡豆，过了几个月后发现原本潮湿、发霉的地下室变得很干燥，霉点、霉斑全部消失了。我去参观时发现地下室有很浓的咖啡香味，而且空气比较干燥，湿度很低。

三、中药外治灰指甲

一位灰指甲患者来门诊求诊。检查局部发现病甲有些增厚且坑坑洼洼、凹凸不平，甲色变黄。查：舌淡胖、苔白厚、脉濡。诊为灰指甲，湿毒蕴甲证。

处方：广藿香 150g、黄精 10g、生大黄 10g、白矾 15g、醋 800ml。1 剂。用法：前四药打粗粉，放入适合容积的玻璃容器内，加入醋 800ml 浸泡 10 天。把药醋滴到灰指甲内、外，后用橡皮指套套上并密封，保持 2~3 小时更换新药。每日总计 8 小时，连续用 1 个月。患者如法治疗，1 个月后可见健康指甲长了出来。

本外治方以藿香为君药芳香化湿，白矾为臣药以燥湿，大黄为佐药以促进局部微循环推陈致新，黄精为佐药，"正气存内，邪不可干"，故用黄精健脾补气，防止湿邪再次侵犯机体，同时黄精可以养阴，与湿邪"同气相求"，亦可作为使药以引藿香入湿邪巢穴，以香醋为溶剂，作用于患甲局部，清除湿邪之毒，恢复病甲局部正常生理功能，从而长出健康新甲。

【按语】

灰指甲的治疗需要较长时间，因此患者需要有信心和毅力，不可半途而废或者断续治疗。皮肤长时间接触醋后会出现一定的刺激性，导致疼痛，因此尽量避免药液接触皮肤。该药液滴到病甲后，因为药液的染色，病甲会变成棕黑色。但是随着健康甲长出，停用药液后，新甲可逐渐恢复正常。

河流淤积与高血压

从现代西医学的角度讲，血压的产生主要与两个要素有关：一是心脏的收缩将适量的血液泵入动脉系统内，它是血压的能量来源。二是周围血管（小动脉）的阻力。血液在血管内运行，血管对血液保持适当的阻力而产生压力。血压偏高，就是心脏的收缩力增强，或者血管内阻力增大所致。

实际上，中医中药亦可降血压。曾治疗一血压偏高三月余的女子。该女子 33 岁，因子宫内膜异位症使用某激素治疗，随后月经推迟 3 个月未行，伴有血压持续升高，高压在 140～150mmHg，低压在 100mmHg 左右，且伴腹痛，平素月经有血块，舌红苔薄黄，两脉细数滑。诊为心肝火旺、寒凝血瘀，治疗予清上温下、活血调经。用方以桂枝茯苓丸为主加味治疗。

处方：桂枝 12g、茯苓 25g、桃仁 20g、白芍 25g、丹皮 20g、柴胡 15g、当归 25g、熟地 20g、川芎 15g、益母草 30g、生黄芪 25g、川断 25g、桑寄生 25g、炙甘草 15g、川木通 6g、竹叶 12g。6 剂，水煎服，每日 1 剂。6 日后复诊，患者血压 130/80mmHg，恢复正常。

那么从中医角度来看，患者血压为什么高呢？

从自然现象来看，血流在血管内，犹如水流在河道。血压偏高，犹如河道内水压偏高。在保持水流量不变的情况下，导致水压偏高的常见原因即为河流淤积。而河流淤积，常见原因或因于寒，河水结冰，水流阻力增大；或由于水中泥沙沉淀，河床抬高，水道狭窄，等等。

该患者血压高与河流淤积情况类似。首先，下焦寒邪太重。寒邪重，使阻力增大，血流缓慢，血压增高。其次，该患者有瘀血。瘀血阻滞，阻力增大，血流运行缓慢，同时瘀血使血管狭窄，则容易出现血压偏高。最后，患者心肝火旺。心主血，心为血流的动力源泉，若是心火旺，心脏泵出血流的压力增大，也会使血压增加。三个方面合在一起，则造成血压偏高。

治疗高血压也需要针对这三点。故以桂枝茯苓丸为主，既活血化瘀，又散寒湿，是为主方。寒邪遇到温阳益气之桂枝、炙甘草、茯苓、黄芪，犹如冰遇到火一样自然融化。瘀血遇到活血化瘀、养血调经之桃仁、川芎、当归、熟地、白芍，犹如大浪淘沙，瘀血俱去。如此寒邪去，瘀血化，血脉畅通，从而血压得降。丹皮、竹叶等清心凉血，清热安神，使心火不致妄动，则血压源头动力减弱。益母草、川木通利尿降压。诸药合用，降低血压，而取效甚捷。

【按语】

高血压一症，极为复杂，每每因外感六淫，或内伤七情，或饮食不慎，或熬夜疲劳等加重。然若能明辨病证，临床亦有良效。

临床经常见到用大量益母草活血利水治水肿的报道。既然能利水活血，那么用于治疗高血压不就相当于西药的利尿药吗？现代医学治疗高血压经常用利尿药，以减少血容量来降压。参考西医医理，用益母草活血利水亦可以降压。且益母草之降压作用，已为现代药理实验所证实。朱良春老中医认为，益母草主要适用于肝阳偏亢之高血压症，指出："益母草有显著的清肝降逆作用，对产后高血压尤验，但用量必须增至60g，药效始宏。"朱老曾制益母降压汤，药用益母草60g、杜仲12g、桑寄生20g、甘草5g。头痛甚者加夏枯草、生白芍各12g，钩藤20g，生牡蛎30g；阴伤较重者加女贞子12g、川石斛、生地黄各15g。

临证使用益母草降血压，用量可以从30g开始，逐步增加至60～150g。若是下肢肿胀，必用益母草。

治外感如将与牙痛

《温病条辨·治病法论》曰："治外感如将（兵贵神速，机圆法活，去邪务尽，善后务细，盖早平一日，则人少受一日之害）；治内伤如相（坐镇从容，神机默运，无功可言，无德可见，而人登寿域）。治上焦如羽（非轻不举）；治中焦如衡（非平不安）；治下焦如权（非重不沉）。"

余每每读到"治外感如将"之言，便为之赞叹不已。"治外感如将"，是指治疗外感疾病，病邪盛，发病急，变化快，病症瞬息万变，故需要灵活应对，机圆法活，去邪务尽，善后务细，不可胶柱鼓瑟。犹如大将临阵用兵，战场瞬息万变，用兵也随之改变，兵贵神速，料敌先机，当机立断，各适所宜，击而破之，不使内犯。故有《用药如用兵论》曰："是故兵之设也以除暴，不得已而后兴；药之设也以攻疾，亦不得已而后用。其道同也……孙武子十三篇，治病之法尽之也。"

曾治疗一位上海患者的牙龈、咽喉、下颌淋巴结肿痛，对之体会犹深。

患者，女，40岁，2018年4月14日就诊。患者3天前的早上发现嘴唇和舌上溃疡，牙龈肿痛，咽喉疼痛，下颌淋巴结肿大，触痛。疼痛难以入眠，心情极为烦躁，饮食难下。月经半个月来了两次（上次是3月25日，这次是4月11日）。曾先后服用小柴胡、双黄连、知柏地黄丸，无效。察舌红苔白，辨证为风热蕴结。予以清胃散加减治疗。

处方：金银花、生地、玄参、蒲公英各30g，怀牛膝20g，夏枯草、黄芩、丹皮、茯苓、陈皮、焦山楂各15g，当归、黄连各9g，生甘草6g，生姜1片，大枣3个。

3日后复诊。本以为疗效会非常好，然而让我很失望，连续服用3日以后，一点儿疗效也没有。患者仍旧牙龈、咽喉、下颌淋巴结肿痛。然后我就反复想，若真是热证，用大剂量的清热解毒药，应该很有效才对。现在为什么没有效呢？

此时患者也回想起来了，在患病之前曾有点像感冒的样子，后背和胳膊酸痛。听患者说到这里，我突然间有些明悟。曾有感冒，就是有风邪外感了。最初后背痛和胳膊酸痛，这些都是太阳经的病症啊。我忽然想起来，前段时间突然间降温，随后出现很多风寒化热的病症。我以大青龙汤为主方，治疗这种风寒化热的病症，取效甚捷。后来随着春季天气的转暖，这种风寒化热的病症变少了，大青龙汤也就用得少了。故这位患者的牙龈肿痛、咽喉痛、下颌淋巴结肿痛病症，也没有想到用大青龙汤治疗。现今得知患者最初仍为感受风寒所致，故仍需用大青龙加减来治疗。于是再无怀疑，给她用了大青龙汤加味治疗。

处方：生石膏（打碎）45g、生麻黄15g、桂枝8g、黄芩15g、炙甘草6g、牛蒡子15g、连翘12g、玄参20g、生地20g、竹叶6g、党参10g、赤芍10g、生姜3片、大枣（擘开）5个。水煎服，每日1剂。早晚分两次服用。用法：大火烧开后换用小火煎煮30分钟即可。

服药后，疗效极为显著。第二天一早，患者就对我说："今天嘴巴利索很多了，现在能吃能喝，感觉大牙根部还有一点异样，那个疱没有完全消下去，但已经不影响生活了。"我自己也感觉到中药用对了，简直是效如桴鼓。昨天晚上服药，今天上午就已好转了大部分，仅剩下一点疼痛。

三诊：2018年4月19日。患者连续服用大青龙汤加减方2剂药，将大部分病症解除，仅剩下轻微的牙痛。这个轻微的牙疼却仍旧存在，没有下去的迹象。于是患者问："怎么才能把它再治下去，彻底好了？"

我想了想：大青龙中麻黄、桂枝能散风寒，那么连续服用2剂药后，风寒已去。现今疼痛已非风寒郁热，乃是风热郁结，故此时治疗当疏散风热、清热解毒，遂告诉患者说："我最初开的药方，您再吃上两天。"患者说："我还有之前剩下的一包药。"然后患者将那包清胃散服下，剩下的轻微牙痛也彻底治愈了。

最初，给患者用清胃散加味治疗，用了大剂量清热解毒药而不效。随后用大青龙汤加减治疗，疗效特别好。大青龙汤虽能解除大部分病症，却唯独留下一些轻微的牙龈肿痛，再难以立功。此时再用最初的清胃散来治疗，收效甚佳，将剩下的一点牙痛彻底治愈。真可谓一波三折，很是神奇，值得赞叹。诚如一首诗曰："手把青秧插满田，低头便见水中天。心地清净方为道，退步原来是向前。"

【按语】

"运用之妙，存乎一心。"夫治病与治国，虽事异而理同。正如徐大椿曰："病之为患也，小则耗精，大则伤命，隐然一敌国也。"故医者治病，如同将相治国，"必智以先之，勇以副之，仁以成之。"即医者疗疾，当慈悲为怀，具备将相智勇，于诸病证明察秋毫，决断用药，方能救人于水火，挽狂澜于既倒。

治内伤如相与胃炎

《温病条辨》曰："治内伤如相。"即治疗内伤病，如同宰相辅佐治理国家，持身勿轻，用意勿重，不用蛮力，四平八稳，明察秋毫，能及时处理和协调各方的关系，条分缕析，无过无不及，恰如其分。治内伤疾病当如是。

慢性胃炎常见上腹隐痛、食欲减退、餐后饱胀、反酸等；慢性萎缩性胃炎可有贫血、消瘦、舌炎、腹泻等，甚至伴有出血，如呕血、黑便等。若不能有效治疗，症状常反复发作。中药治疗慢性胃炎有佳效。对本病的治疗，需要把握疾病的发生与发展。

一、慢性胃炎的病理病机

1. **脾胃虚弱** "正气存内，邪不可干。""邪之所凑，其气必虚。"慢性胃炎患者，大多有幽门螺杆菌的感染。幽门螺杆菌侵袭胃部，必然脾胃之气亏虚。此外，脾主运化、胃主受纳。脾胃气血亏虚，运化功能不足，故慢性胃炎会影响食物的消化和吸收。更有素体气血亏虚者，脾胃之气多不足。很多慢性胃炎患者伴有气血亏虚的表现，例如乏力、纳差、面色黄暗、脉弱等。

2. 食积　脾胃虚弱，运化功能减退，则不能很好地运化饮食，容易导致食积。患者可表现为饮食不易消化，或稍微多吃一点则纳呆、腹胀，或疼痛加重等。

3. 气滞　脾主升清，胃主通降。脾以升为健，胃以降为顺。慢性胃炎患者脾胃气血虚弱，故脾胃升清降浊、调节气机升降功能减退。加上饮食有形之邪阻滞，则易形成气滞。常见表现如腹胀、胃胀等。

4. 痰湿　脾胃虚弱以及气滞，容易引起痰湿留滞。因"饮入于胃，游溢精气，上输于脾。脾气散精，上归于肺，通调水道，下输膀胱。水精四布，五经并行，合于四时五脏阴阳，揆度以为常也。"（《素问·经脉别论》）脾胃虚弱，运化功能减退；脾胃气滞，不能上下通降，则水饮停于中焦，形成痰湿或水饮。有些慢性胃炎患者表现为舌苔白厚腻，或胃部有痰饮状振水声，每于进食油腻厚味时加重。

5. 郁热　当脾胃气血亏虚导致积食、气滞、痰湿，进一步引起中焦气机郁滞，不能上下通降，久而久之，郁而化热。正所谓"郁结之处，必有伏阳。"叶天士亦云："湿也，热也，皆气也。气与邪搏则清浊交混，升降自阻。古称湿遏必热自生矣。"热邪或在气分，或在血分。在气分则清气分热，在血分则清血分热。患者常表现为胃热、胃酸，进食辛辣后加重。

6. 伤阴　郁热则伤脾胃阴气，而出现脾胃津伤。常常表现为口舌干燥、便干便秘等。

7. 瘀血　气滞后容易血流缓慢，形成血瘀。或营血分有热，血热灼伤经络，出现出血。出血即为瘀血，患者常表现为刺痛，舌下瘀络严重，脉涩，胃镜检查示有萎缩性胃炎等。慢性胃炎很多伴有胃溃疡、十二指肠溃疡，皆是有瘀血。

8. 肝气犯胃　仲景言："见肝之病，知肝传脾，当先实脾。"即当脾胃有病，肝气更易犯胃，可先疏肝。患者表现为生气、郁闷、急躁等情绪不畅时，胃病症状会加重。

9. **寒凝**　多与饮食寒凉，或汗后浴风，或未能保暖等有关。常见腹中冷痛，遇热缓解等症状。

10. **肾虚**　脾胃为后天之本，胃病日久，必使先天肾气亏损。"肾者，胃之关也。"肾虚者，胃病难愈。故久病肾虚者，需补益肾气。

11. **其他**　久病入络，营卫不和，虚劳，它病影响等。

二、慢性胃炎的治疗用药

对慢性胃炎的治疗，需要从整体的发生、发展过程考虑。

1. 脾胃虚弱者，需补胃健脾，用黄芪、白术、太子参、白扁豆、莲子、山药、芡实、薏苡仁等。

2. 食积者，可以用焦三仙、莱菔子、鸡内金、鸡屎藤、莪术、槟榔、二丑等。

3. 气滞者，可以用陈皮、青皮、厚朴、大腹皮、木香、枳壳、桔梗、香附、香橼等。

4. 痰湿者，可以用茯苓、藿香、佩兰、竹茹、半夏等化痰除湿。

5. 郁热者，可以辛开苦降，调节胃气升降，用黄连、黄芩、干姜、大黄、苦参等。郁热化火者，可以用蒲公英、白头翁、连翘、栀子等。血热者需要丹皮、赤芍、白茅根、生地、玄参等清热凉血。郁热而有胃酸者，制酸止痛用败酱草、海螵蛸、瓦楞子等。制酸莫忘败酱草。只要脾胃不是虚寒的，临床一般都可以用败酱草30g，屡用屡效。朱良春老中医十分推崇本品，认为败酱草有祛腐生新之功，化瘀复元之效，用败酱草、蒲公英、徐长卿、白及等清泄郁热，理气和胃，治疗胆汁反流性胃炎，多效。

6. 伤阴者，需养胃阴，用麦冬、沙参、玉竹、玄参、芦根、石斛等。

7. 瘀血者，需要川芎、莪术、三棱、当归、三七等养血、活血、化瘀。

8. 肝气犯胃者，需要柴胡、青皮、佛手、生麦芽、香橼、川楝子等行气疏肝。有肝火用栀子、夏枯草、白头翁、浙贝母等。

9. 便秘者，酌加生大黄、枳实、厚朴、火麻仁、郁李仁、杏仁、紫菀、鸡屎藤等。鸡屎藤既可以消食化积，又有良好的通便作用。

10. 寒凝者，宜加干姜、黑附片、小茴香、生艾叶、高良姜、伏龙肝等。

11. 气血亏虚者，宜加仙鹤草、太子参、党参、茯苓、白术、黄芪、西洋参、沙棘、当归、白芍等。仙鹤草一味药，临床上主要发挥两方面作用，一是强壮；二是止泻、止咳、止带。尤其是慢性胃炎兼有腹泻者，尤为适宜。

12. 肾虚者，宜补益肾气，如熟地黄、山萸肉、枸杞、淫羊藿、菟丝子、肉苁蓉、附子、肉桂、牛膝等。

13. 其他，如久病入络酌加通络药，如旋覆花、丝瓜络、红花等。

三、慢性胃炎的方药配伍

调理脾胃常用方剂有：半夏泻心汤、补中益气汤、左金丸、温胆汤、参苓白术散、香砂六君子汤、（附子）理中汤、黄土汤、升阳散火汤、二陈丸、逍遥散、失笑散、一加减正气散、连梅汤、沙参麦冬汤等。

补益脾胃常用药组：山药、芡实、薏苡仁。山药大补脾胃之气，芡实收涩，薏苡仁能健脾，化湿。三者合用，一补、一涩、一通，是为常用组合。

调理脾胃升降常用药组：木香、桔梗、枳壳。脾胃位居中焦，脾主升清，胃主降浊，故脾胃是气机上下升降的枢纽。凡是脾胃疾病，多影响到脾胃的升清降浊功能，故恢复升降功能尤为重要。桔梗能升脾胃之气，枳壳能降胃肠之气，木香可以行气醒脾，三者是恢复脾胃升降气机的重要组合。

常用行气消胀药组：青皮、陈皮、厚朴、大腹皮。陈皮重在行气理气，尤其是脾胃气滞者，尤为适宜。且陈皮性温和，腹胀重者，用量可以达30g以上，舌苔白厚者，陈皮用量须30~60g，如此方可迅速缓解腹胀，退去舌苔。与青皮相比，陈皮行气更为和缓，适于气机郁滞的痞证，此时配合腹诊，往往会有腹胀但没有形成结块。青皮能行气破气，适于有结块者。比如腹诊出现腹胀，有硬结或条索状物，此时宜用青皮，而非陈皮，因为青皮有破气作用。此时的结块，须用青皮来破开郁结之气。厚朴能下气、破气。大腹皮形状比较松软，可知本药对于腹部胀满、硬结、板结之证尤为适宜。

对肝郁气滞，常用疏肝理气药组：香附、柴胡、郁金。香附为气病之总司。身体凡是气病，都离不开香附。《串雅内外编》是一部以走方郎中治病用药为主的书。书中第一方是黄鹤丹，组成为香附、黄连。第二方是青囊丸，组成为香附、乌药。走方郎中飞霞子外治百病，男用黄鹤丹，女用青囊丸，此二方乃游方之祖方也。如此可见，香附理气之重要性，其主要针对的是气机郁滞，只要全身的气机出现了郁滞，都可以用香附理气行气。与香附相比，柴胡疏肝的作用主要是升肝气，对肝气不能升发、肝气郁结者，尤为适宜。郁金为"草之香"，郁中之金，能行气解郁、利胆退黄。郁证有六郁（气郁、血郁、痰郁、火郁、食郁、湿郁）之分，郁金皆可治之，尤其是善于治疗肝气不畅，情志抑郁之病，且郁金能入血分，还可以活血止痛、清心凉血。香附、柴胡、郁金，是疏肝解郁、行气理气很好的配伍。

补益肾气常用方：仙鹤草 60g、淫羊藿 30g、仙茅 9g、五味子 10g、大枣（擘开）3 个、知母 15g。曾治疗一位男性食欲不振的患者，大约 30 岁，每天只吃两顿饭。即使两顿饭，也吃不多，往往吃到一半，就没有食欲，停下来不吃了。总胆固醇、甘油三酯偏高。患者平素熬夜，时常在凌晨 0 点以后睡觉，身体瘦弱。舌红，舌苔白厚腻。两脉沉细弱。辨证为气血亏虚，精血亏损。予以补益脾肾治疗，方药为：炙淫羊藿 30g、仙茅 9g、知母 15g、醋五味子 10g、全当归 10g、炒白芍 10g、炒酸枣仁 10g、仙鹤草 60g、柴胡 6g、桔梗 6g、麸炒枳壳 6g、大枣（擘开）1 枚。服用 1 周，食欲大振，一天能吃三顿饭，精神振奋，自述头发油腻的感觉也减轻了。

四、慢性胃炎的临床治疗

慢性胃炎多为虚实夹杂。气血亏虚、气滞、肝气犯胃、瘀血、伤阴等多同时存在。故对其治疗，宜扶正祛邪，即以补益脾胃气血为本，祛除邪气为标。且要把握各个环节，协调各方面的关系，如此方可取效。

五、临床验案

例1：反酸1年余

患者，女，40岁，2017年1月18日初诊。反酸1年余。现症见反酸，纳可，耳鸣，左侧轻微头晕，经量少，偶尔牙酸疼。舌质红，舌苔白厚，两脉细弱濡。诊断：慢性胃炎。证型：脾胃痰湿、气血亏虚、肾虚。予以自拟方。

处方：生黄芪15g、生白术15g、黄芩12g、黄连6g、白芍12g、麦冬12g、法半夏9g、陈皮12g、当归12g、海螵蛸9g、桔梗9g、柴胡9g、丹皮9g、干姜12g、枳实9g、地榆10g。7剂，水煎服，每日1剂。早晚分两次服用。

复诊，2017年1月25日。患者病症好转，反酸大幅度减轻。纳可，耳鸣减轻很多。头晕、牙酸疼减轻，仍经量少，月经持续八九日，舌质红，有裂纹，舌苔白厚，两脉细弱濡。将上方略作加减：去桔梗、枳实，加益母草15g、熟地黄15g。7剂，水煎服，每日1剂。

三诊，2017年2月4日，病症持续好转，纳可，头痛、头晕、牙酸疼减轻。在第二次药方基础上，去掉丹皮、地榆，麦冬增加为18g，熟地黄改为生地黄15g，加通草6g、泽泻10g、大枣（擘开）2枚。15剂，水煎服，每日1剂。

服药治疗大约30多剂后诸症皆除。半年后随访，未再复发，平时无不适症状。

内伤之病，或由外感入里，或由七情所伤，或由饮食劳倦而成，然既已入里，则纠缠脏腑经络之间，虚实夹杂，顽邪胶结，恰如国内法久生弊，社会疲敝而正邪交错，虽欲严刑厉法，驱而逐之，则正邪俱伤，如欲教而化之，则奸佞之徒，趁势作乱，如不能默为运筹，急于一举而毕其役，良可难也！惟有良相处之，条分缕析，抽丝剥茧，缓消渐攻，兼以鼓舞正气，方可渐而有功，如孟浪为之，鲜不偾事。所以有此外感、内伤所宜良将、良相之别。

例 2：慢性胃炎数年

患者，女，41 岁，慢性胃炎数年余，平素容易胃痛，饮食不慎即出现或加重，纳差，纳呆（不消化），容易胃胀。舌红苔薄白，舌中央凹陷，两脉濡弱，此为脾胃虚弱，肝木乘脾。当健脾疏肝，方用半夏泻心汤加减。

处方：炙黄芪 15g、党参 12g、炒白术 12g、炙甘草 6g、黄芩 15g、黄连 6g、干姜 6g、白芍 12g、当归 10g、麦冬 12g、陈皮 12g、厚朴 10g、川芎 10g、柴胡 6g、蒲公英 20g、木香 10g、大枣（擘开）1 个。14 剂，水煎服，每日 1 剂。用法：大火烧开锅后换用小火煎煮 60 分钟。

患者连续服药 2 周后胃痛胃胀等消失，食欲良好。续服半月，症状基本消除。半年后随访，一切良好。

【按语】

慢性胃炎的形成与饮食、情绪、疲劳、休息不佳等具有密切联系。例如饮食过快、过凉、过热、过辣，饮酒、喝浓茶或饮食偏嗜等，都对慢性胃炎的恢复有重要影响。本病预防重于治疗，故治疗慢性胃炎的同时，患者在生活各个方面须密切配合，以期能收全功。

用温远温，用热远热

因时制宜是指根据季节气候的特点制订适宜的治疗方法。春温夏热，秋凉冬寒。四季气候的变化，对人体的生理功能、病理变化均产生相应的影响，故治疗用药应根据四季气候特点做相应的改变。

一般来说，春夏季节，气候由温渐热，阳气升发，人体腠理疏松开泄。如果此时外感风寒，不宜用过于辛温的药，以免开泄太过，耗伤气阴。而秋冬季节，气候由凉变寒，阴盛阳衰，人体腠理致密，阳气敛藏于内，此时若病非大热，就当慎用寒凉之品，以防苦寒伤阳。诚如《素问·六元正纪大论》言："用寒远寒，用凉远凉，用温远温，用热远热，食宜同法。有假者反常，反是者病，所谓时也。"

即便是相同的温度，春夏的 20℃ 和冬天的 20℃，在身体感受上也是不同的。2020 年 5 月 5 日，春季的最后一天，气温是 16℃，体感并不冷，甚至在室内稍微活动一下，运动量稍微大一点，就全身出汗，感到很热。反之在冬季，哪怕室内温度是 20℃，即便是穿着厚厚的衣服却感到很冷。这就是冬季与夏季的区别。用温远温，用热远热，即在春夏天气炎热之时，要少用或远离温热的药物。因为即使是风寒，侵袭身体，其势必不能深远，且易入里化热、伤津耗气。

曾治疗一外感风寒而导致高热不退的患者，用银翘散加味，三日而愈。患儿，男，6 岁，于 2020 年 5 月 3 日（注：5 月 5 日立夏）就诊。就诊时已高热半日，温度最高时可达 39～40℃。晨起怕冷，全身酸疼不适，欲呕吐，体温 37.7℃，继而升高至 39℃，无喷嚏、鼻塞、流涕。因怕冷盖被，稍过一会儿又自觉全身很热，欲揭衣被。纳少，饮水少，精神略差，眠可，无汗，手足温，二便可。舌质红，舌苔黄厚略腻，诊为发热。证型：寒郁化热。

处方：荆芥穗 6g、苏叶（后下）6g、防风 6g、金银花 9g、连翘 9g、葛根 30g、芦根 15g、牛蒡子 9g、淡豆豉 9g、薄荷（后下）9g、竹叶 9g、桑叶 9g、黄芩 6g、柴胡 6g、生姜 1 片、大枣（擘开）1 个。3 剂，水煎服，每日 1 剂。用法：大火烧开锅后换用小火煎煮 10 分钟后，放苏叶、薄荷，再煎煮 5 分钟即可。

该患者服药次日，早晨体温降到 37.5℃，中午时体温高达 40℃，且自觉热得厉害。遂让患者多喝中药 400ml（原来为 200ml）。因病情重故多喝一些。额外加了 2 粒连花清瘟胶囊。服药第三日，患儿发热仅持续了 2 小时，且最高温度为 38.3℃，旋即热退。第四日，体温正常，精神正常。

或有不解：病因是受寒，患者也出现了风寒为主的症状，虽舌质红，但应该以疏风散寒治疗为主，为什么却以疏散风热的银翘散为主治疗呢？

答曰：中医要注重因时制宜。也就是疾病的发生、发展与转归受多方面因素的影响，比如季节、气候、时令、环境等变化。同一个人，哪怕是有相同的病因、症状表现、证候，若是季节不同，也决定了用药的不同。春夏季节天气炎热之时与秋冬季节天气寒冷之时，同样是受寒，其治法、用药也不相同。

春夏季节受寒，因天气炎热，即使受寒，然寒邪侵袭人体必不能深入。且因受春夏阳气升发的影响，容易化热伤津。故治法以疏散风热为主，温散风寒为辅。用药宜用轻轻之散寒法，不能过于辛温，否则容易加重热邪。宜用辛温轻剂之苏叶、荆芥穗、生姜之类。不宜用辛温重剂，如麻黄、桂枝、附子等。秋冬季节天气寒冷，若受寒，则寒气必深而重，必须以温散风寒、温阳益气为主，清热为辅。可用麻黄、桂枝、羌活、防风之类，重则用附子等。

又以银翘散加味治疗一位春季感受风寒引起鼻塞、流清涕、咽喉炎的患者。患儿，男，6 岁，2017 年 4 月 22 初诊。因受寒鼻塞，流清涕 3 日，略咳嗽，咽喉疼痛，并见 2 个小疱疹，大便略干，舌质红，舌苔白厚，左脉弦细滑浮，右脉弱。诊为风寒湿邪，郁而化热。予以银翘散加味治疗。

处方：荆芥穗 5g、辛夷（包煎）5g、桑叶 5g、菊花 5g、金银花 5g、连翘 5g、薄荷（后下）5g、滑石 9g、芦根 6g、葛根 6g、玄参 5g、广藿香（后下）5g、姜厚朴 5g、炒山楂 6g、生黄芪 6g、炙甘草 6g、生姜 2 片、大枣（擘开）1 枚。4 剂。水煎服，每日 1 剂，早晚分两次服用。

4 日后复诊，无鼻塞流涕，略有咳嗽，咽喉略红且仍有疱疹，大便略干，舌质红，舌苔白厚，左脉弦细滑浮，右脉弱。此为风寒入里化热之象。故于上方去荆芥穗、滑石、葛根、生黄芪，加射干 6g、炒杏仁（后下）5g、淡豆豉 5g、黄芩 5g。以增强清热止咳及通便的力度。患者续服 4 日而愈。

该患者虽因受寒而出现喷嚏，流清鼻涕，咳嗽，怕冷等风寒感冒症状，但因病发于季春，天气炎热，当谨遵"用温远温，用热远热"之诚，处以银翘散，酌加两三味散寒通窍药，病症痊愈。

【按语】

人体自身气血阴阳发生的变化，与天地节律同步，时刻都受天地气候的影响。古代观测气候的变化，大的有年，小的有候。一年有四时八节，二十四节气，七十二候。五日为一候。候就是征兆，变化。外感疾病尤其要注意观察气候变化。比如某年3月份，天气变冷，且有小的降雨。雨水降落，则土地寒湿。同时观察到近期很多患者发热，多为寒湿，且有腹痛、腹泻、呕吐、腹胀等脾胃寒湿之象。二者联系紧密。临床以温化寒湿法治之，多有佳效。故在中医临床诊治疾病过程中，因时制宜不是一句空话，而是有实际应用价值的。方知古人看病，"仰观天文，俯察地理"，而知疾病之所生，所言非虚。

同气相求与胸闷气短

2020年1月26日，遇到一位特殊的患者，女，72岁。胸闷气短数年，加重3月余。患者自述近几年来一洗澡就容易胸闷，气短加重，近期数月一洗澡就上吐下泻，易早搏，曾用丹参滴丸等治疗，略有效果。平素眠可，纳可，小便略有气味儿，口干，舌红苔白厚腻，两尺关脉沉弱，寸脉浮濡滑。

我听后，对诱发和加重因素印象尤为深刻：一洗澡就胸闷、气短加重，甚至严重到上吐下泻。无论病症如何惊奇、意外，然百变不离其宗，总不出于阴阳五行。此时，我想起来同声相应、同气相求。

何谓同声相应，同气相求？早在《易经》就有记载，如："同声相应，同气相求。水流湿，火就燥……本乎天者亲上，本乎地者亲下，则各从其类也……二气感应以相与。"

同声相应是指同样的声音能产生共鸣；同气相求即同类的事物之间存在着相互感应、影响、作用等。故《吕氏春秋》进一步解释道："类固相召，气同则和，声比则应。鼓宫而宫动，鼓角而角动。平地注水，水流湿。均薪施火，火就燥。山云草莽，水云鱼鳞；旱云烟火，雨云水波。无不皆类其所生以示人。"

患者一洗澡就胸闷、气短加重，甚至严重到上吐下泻。那么洗澡与胸闷、气短、上吐下泻应属于"同类事物"，它们之间也当存在着相互感应、影响和作用。洗澡是用水洗，对应于水。洗澡后胸闷、气短加重，则知其内有水饮。且上吐下泻，亦与之相符，因无湿不成泻也。故推测胸闷、气短、吐泻的病因病机为外有水湿，内有痰饮。二者同气相求，内外相引，从而发病。于是诊为中焦痰饮，当用温化水饮法治之。遂予以苓桂术甘汤加味治疗。

处方：茯苓 20g、桂枝 15g、炒白术 15g、炙甘草 6g、赤芍 15g、黄芩 15g、陈皮 12g、法半夏 9g、竹叶 10g。7 剂。水煎服，每日 1 剂。

10 日后患者复诊，自述洗澡时胸闷、气短、吐泻等较前明显缓解。然停药几日后，又出现胸闷气短。因患者服药期间曾在京城某医院检查有慢性阻塞性肺疾病，故于上方加芦根 15g、燀桃仁 15g、炒苦杏仁（后下）6g、生薏苡仁 15g、红花 9g。用之健脾化湿、养阴生津、排脓。红花润肺络、活血行气。14 剂。水煎服，每日 1 剂。

三诊，2020 年 2 月 26 日。诸证明显好转，守复诊方治疗，续服 2 周。

四诊，2020 年 3 月 14 日。症状明显好转，连续多日多次洗澡，未再出现呕吐和腹泻。

迄今为止数月余，无异常。

【按语】

同气相求也是中医理论体系中的重要组成部分，是重要的思维方法。早在《黄帝内经》中就有相关论述。如《灵枢·病本》提到："有客气，有同气。"提出了同气这一词语。《素问·阴阳离合论》中说："天为阳，地为阴，日为阳，月为阴，大小月三百六十日成一岁，人亦应之。"即天地阴阳，甚至每年三百六十日，与人都可以相互对应。《素问·天元纪大论》指出："在天为气，在地成形，形气相感而化生万物矣。然天地者，万物之上下也；左右者，阴阳之道路也；水火者，阴阳之征兆也；金木者，生成之终始也。气有多少，形有盛衰，上下相召，而损益彰矣。"即天地之气，存在相互感应、上下相召的关系。张景岳甚至提出："盖阴阳之道，同气相求。"从而将同气相求思维上升到阴阳理论的哲学高度。

由此可知，万物的化生在于天地之气的运动。天地之气为同类事物相互感应、作用的根本。正如《素问·至真要大论》曰："本乎天者，天之气也，本乎地者，地之气也，天地合气，六节分，而万物化生矣。故曰：谨候气宜，无失病机。此之谓也。"

同气相求也是中医认识人体结构，生理功能，病因病机，诊察疾病的重要方法，为临床开辟了广阔的应用空间。如《素问·金匮真言论》："春气者病在头，夏气者病在脏，秋气者病在肩背，冬气者病在四肢。故春善病鼽衄，仲夏善病胸胁，长夏善病洞泄寒中，秋善病风疟，冬善病痹厥。"再如"风伤肝……暑伤心……湿伤脾……燥伤肺……寒伤肾。""阳邪从阳，必伤卫气。"每一位有识之士，皆宜善用本法，然亦须在临床验证，符合临床实际，切忌滥用，空谈玄理，以免流弊无穷。

寒性收引与气管狭窄

寒者，冷也。自然界中寒冷的特点就是收缩、凝结。比如膨胀的气体遇冷会收缩，体积缩小。水蒸气遇冷收缩、凝结成小的水滴等。故收引为寒之象。

相应的，在人体，凡是具有寒冷、凝结特性的致病外邪称之为寒邪。寒性收引也是寒邪致病的重要特点之一。寒邪侵犯人体，则表现为气机收敛，腠理闭塞，经络筋脉等收缩而挛急。比如人在寒冷天气时，穿衣服较少，就表现为缩头，蜷缩四肢。正如《素问·举痛论》曰："寒则气收。""寒气客于脉外则脉寒，脉寒则缩蜷，缩蜷则脉绌急，则外引小络，故卒然而痛，得灵则痛立止。"这里的缩蜷、绌急，即为人体筋脉、血脉等收引之意。医生如果能熟练应用寒性收引的特性，对提高临床疗效，具有重要的意义。

2017 年 12 月，曾诊治一位气管狭窄的小患者。患儿才 1 岁，反复咳嗽不愈 2 月余，其间于当地省市医院及北京某著名儿童医院求医，最后诊为气管狭窄。虽经多方治疗，却疗效欠佳。其父母忧心忡忡，寝食难安。经人介绍来诊。就诊时患儿仍咳嗽频频，且每于夜间及清晨加重，痰少，面色略发白，略鼻塞流涕，纳可，二便可，舌略红苔薄白，指纹紫红色。

如何看待患者的反复咳嗽不愈与气管狭窄呢？

百病始于寒也。尤其是肺部疾病，乃至气管或支气管狭窄，皆与寒有关。如《灵枢·百病始生》曰："夫百病之始生也，皆生于风雨寒暑，清湿喜怒……风雨则伤上……风雨袭虚，则病起于上。"当然寒邪有虚有实。实寒多由外感寒邪而得，虚寒则为阳气亏损，失于温煦而致。故外自皮毛肌肉，内至脏腑血脉，寒邪皆可为病。如《素问·八正神明论》曰："天寒日阴，则人血凝泣而卫气沉。"故但凡遇到收引者，皆可参考从寒论治。

那么此患者的气管狭窄，也必然与感受寒邪有关。因寒主收引，即当寒邪袭肺以后，肺脉络拘急，支气管挛缩收引，而成气管狭窄。进而引起喘息声声，咳嗽反复不愈。正如《素问·举痛论》曰："……寒气客则脉不通，脉不通则气因之，故喘动应手矣。"

故综合判断，辨证为寒邪外束、郁热内伏、痰湿不化、气血亏虚，于是予以温肺散寒、通络缓急、清热止咳、健脾化湿法治疗。

处方：炙麻黄 6g、辛夷（包煎）6g、荆芥穗 6g、桑叶 6g、黄芩 6g、连翘 6g、炒杏仁（后下）6g、茯苓 6g、陈皮 6g、白芍 9g、前胡 9g、麦冬 9g、法半夏 5g、党参 5g、炙甘草 5g、竹叶 5g、生姜 2 片、大枣（擘开）2 个。5 剂，3 日服用一剂药。水煎内服。用法：大火烧开锅后换用小火煎煮 15 分钟后放杏仁，再煎煮 5 分钟即可。煎煮出大约 300ml 药液，每次服用大约 20ml 药液，每日服用 3～4 次。

服药大约半个月以后，患儿咳嗽基本消失，呼吸正常。2个月后随访，一切安好。

【按语】

本方中用炙麻黄、辛夷、荆芥穗温肺散寒，寒气散则脉络得以舒缓，气管狭窄得以缓解。桑叶、连翘、黄芩以清透在里之郁热。杏仁、前胡，宣降肺气，止咳平喘。茯苓、陈皮、半夏健脾行气化湿。麦冬养肺阴。竹叶使上焦郁热从小便而走。党参、甘草、生姜、大枣温脾胃散寒，以调气血生化之源。诸药合奏宣肺散寒、缓解痉挛、止咳平喘、健脾益气之功，使病症得以迅速解除。

寒性凝滞与月经后期

一、寒邪可致月经后期

一位 20 岁的女患者因月经后期来就诊。患者诉月经周期 45～60 天已有 1 年。患者自高一开始，如果考试日期与经期重合，则于月经前一天会用冰水泡脚。每当用冰水泡脚后，月经就会推迟，以避开考试日期。这样考试就不会受到月经期不适的影响，成绩会好一些。患者高中3 年间多次使用这种方法，导致月经周期逐渐延长，并伴有行经腹痛、黑色血块较多等症状。查：舌淡胖，齿痕明显，舌苔白，舌下络脉粗而色青，双脉紧，右尺脉涩。诊断为月经后期，寒凝血瘀证。

为什么患者用冰水泡脚，会使月经推迟呢？人的左右足心各有一穴，名为涌泉。该穴是肾足少阴之脉的井穴。患者用冰水泡足，寒邪可自涌泉穴侵入足少阴肾经，导致足少阴肾经凝滞，进而寒邪循经入脏，而出现肾脏寒。《傅青主女科》："后期而来少，血寒而不足；后期而来多，血寒而有余。夫经本于肾，而其流五脏六腑之血皆归之。"可见，月经本于肾。患者用冷水泡足，寒邪循经伤肾。寒凝经脉，则导致血行不畅，形成瘀血。

二、内外同治祛寒瘀

该患者的诊断是月经后期，寒凝血瘀证。故处以《金匮要略》温经汤去阿胶，加桃仁、红花，并结合中药泡足外治法。泡脚方：艾叶15g、干姜10g、花椒10g、当归10g、生姜5片。将以上药物煮水，倒入泡足桶中，调整药液温度为双足能耐受的水温，趁热泡脚。水面需要到足三里穴的高度。每次泡20分钟以上，达到额头、后背有汗出的效果。经过治疗，患者月经周期逐渐缩短到30日一行，痛经亦缓解。

患者的病症因寒所致，故"寒者热之"，用温热的方法祛寒，如同用热水融化被冰封住的水管。艾叶、干姜、生姜、花椒、当归等药一起用，可温经散寒、活血化瘀。药气及药液的热能从患者涌泉穴循足少阴经脉而上，将足少阴肾经、肾脏中寒邪驱散，温通经脉，从而恢复正常的月经生理。

三、女性需要注意足部保暖

女性在经期足部受寒导致月经异常的情况非常多。《灵枢·水胀》："寒气客于子门，子门闭塞，气不得通，恶血当泻不泻。"例如，有一位东北女性患者在初春行经期间光脚蹚河而过，到了河对岸，月经突然停止。从此之后，一直闭经多年。再如，一位女性农民患者，行经期间赤脚在田地里浇地。冰冷的井水浸泡双足时间过久，导致月经中断。自此月经不能规律来潮。因此，女性在经期，足部要特别注意避寒保暖。

【按语】

与女性月经相关的经脉、脏腑有很多，例如胞脉、冲脉、任脉、督脉、肝经、脾经、肾经、肝脏、肾脏、脾脏等。本案患者是寒邪伤肾经、肾脏所致。因此诊为寒凝血瘀证。但是临床还可见到其他类型的月经后期，例如多囊卵巢综合征会出现月经后期，其病因并不一定是寒邪。寒邪导致月经后期只是临床较常见的一种类型，诊断时需要辨病因、辨病性，具体问题具体分析，才能百无一失。

寒性收引与小儿抽动症

小儿抽动症，又称抽动秽语综合征，是一种儿童时期起病，常伴有运动行为异常的慢性神经、精神障碍性疾病。临床常以头、颈、面部、四肢等部位的多种运动和咽喉不自主的发声为主要特征。

中医过去虽无小儿抽动症之名，但据其表现可以归于"痉病""慢惊风""瘛疭""肝风""脏躁""躁动""健忘"等疾病范畴。对其治疗，多从风、痰、火论治，相应脏腑为肝、脾、心。如《素问·阴阳应象大论》曰："风胜则动，热胜则肿。"如《素问·至真要大论》曰："诸风掉眩，皆属于肝……诸暴强直，皆属于风。"《小儿药证直诀》亦云："凡病或新或旧，皆引肝风。风动则上于头目，目属肝，风入于目，上下左右如风吹，不轻不重，儿不能任，故目连劄也。"

然而小儿抽动症亦有因风寒所致者。因于寒而导致痉病者亦有论述。如吴鞠通曰："少读方中行先生《痉书》，一生治病，留心痉证，觉六气皆能致痉。"《温病条辨》认为有九种原因可以导致痉病，即寒痉、风温痉、温热痉、暑痉、湿痉、燥痉、内伤饮食痉、客忤痉、本脏自病痉。寒邪就是导致痉病（抽动）的九大原因之一。

笔者曾治一例小儿抽动症患儿，即辨证为风寒侵袭。第一次见面时，观察到患儿有很明显很严重的耸肩、挤眼睛动作，身体瘦弱，且穿衣很少。当我用手诊脉之时，触手一片冰凉，同时整个肩膀、后背、手臂等皮肤温度很低，而且面色淡黄发白，眼睛缺少光泽，舌淡苔薄白，两脉弱。我又仔细询问病因。家长回答道，2个月前曾外出，穿衣较少，吹风受寒。故综合来看，属于风寒侵袭、气血亏虚之象。

既然该患者为寒湿侵袭、气血亏虚，自然要散寒解肌、缓解痉挛、补益气血。遂予葛根汤合四君子汤加味。

处方：葛根18g、生麻黄5g、荆芥穗5g、桂枝5g、白芍6g、炙甘草5g、生龙骨（先煎）20g、生牡蛎（先煎）20g、炒山楂15g、五味子5g、炒杏仁（后下）5g、蝉蜕5g、钩藤（后下）6g、党参6g、炒白术

6g、茯苓 6g、生姜 5 片、大枣（擘开）5 个。7 剂，水煎服，每日 1 剂。

1 周后患者复诊，疗效卓著，各种症状大幅好转。继续以之为主方略加调整。2 个月后复诊，症状已基本消除，疾病痊愈。

或问：本例小儿抽动症，以风寒辨证，用葛根汤加味散寒解肌，缓解痉挛法治疗，何以得良效也？

答曰：人与天地相参，故以天地之理析之。自然界中风的形成与空气冷暖程度有关。热空气轻清上升，冷空气重浊下降。这样冷暖空气上下的流动，便形成了风。即寒热产生温差→气压→空气流动→风。人亦应之。患儿受寒（温差）→皮肤温度不同，肌肉舒适度不一样（气压）→抽动（流动）→耸肩挤眼（风）。故患者在受风寒后可以出现耸肩、挤眼睛等抽动症的表现。

【按语】

《伤寒杂病论》亦有刚痉和柔痉。有汗为柔痉，为风多寒少，用桂枝汤加味法；无汗为刚痉，为寒痉，而用葛根汤。《伤寒论》第 31 条曰："太阳病，项背强几几，无汗恶风者，葛根汤主之。"这里的葛根汤证正为风寒侵袭膀胱经，导致颈、肩部强硬不舒适。故用葛根汤散寒解肌，缓解痉挛，以四君子补益气血，是为正解。自然可以葛根汤为主治疗抽动症。

同病异治与痔疮便血

痔疮又称痔病、痔核、痔疾，是直肠末端黏膜下和肛管皮肤下静脉丛发生扩张和屈曲所形成的柔软静脉团块。痔疮任何年龄都可发病，且随着年龄增长，发病率逐渐增高。很多痔疮患者都会出现便血的情况，反复多次的出血，容易使体内丢失大量的铁，引起缺铁性贫血，因此痔疮便血要及时治疗。

中医治疗痔疮便血具有良好的效果。《灵枢·脉度》："五脏不和则七窍不通，六腑不和则留为痈。"痔疮总为气机郁滞、湿热蕴结、气血不调所致。故痔疮一般从调节气机升降、清热化湿、养血止血等方面来治疗。①行气理气，调节胃肠气机升降：行气理气常用木香、厚朴、陈皮等，调节胃肠气机升降常用桔梗、枳壳、葛根、枳实、荷梗、大豆黄卷等。②清热化湿：清热常用槐花、黄芩、黄连、生大黄、蒲公英、白头翁，燥湿化湿常用薏苡仁、茯苓、苍术、藿香、佩兰等。③养血止血：养血活血常用黄芪、当归、赤芍，便血加炮姜、荆芥炭、侧柏炭、槐花炭等。④其他：小便黄赤加淡竹叶、车前子，气血亏虚加仙鹤草、党参，阳虚加伏龙肝、干姜、附子。

2017 年 7 月，遇到一位痔疮出血 1 个多月的患者，男，37 岁。我乍一见患者面色苍白，形体肥胖，走路无力，甚至在凳子上都坐不直。心里暗想，患者身体怎么这么虚弱。听患者叙述后才知道：这是 1 个月以来出血太多导致的。现症见：晨起排便后出血，量约 10ml，颜色鲜红，无疼痛，大便较为正常，小便黄，舌质红，舌苔白厚腻。两脉虚弱略滑。于是诊为气血亏虚、肠胃湿热、血热阴亏。当补气健脾、清热凉血、养阴生津、调气和血。

处方：生黄芪 15g、当归 12g、木香 12g、黄连 6g、麸炒枳壳 12g、赤芍 15g、侧柏炭 12g、炒槐花 12g、荆芥穗炭 10g、麦冬 15g、芦根 15g、桔梗 9g、白头翁 15g、淡竹叶 6g、炒山楂 12g、生薏苡仁 20g、生姜 5 片。6 剂，每日 1 剂，早晚分两次服用。

因患者出血日久，必然气血亏虚，故以生黄芪、当归益气、养血、补血。方中桔梗可以开提肺气和排脓，仲景以桔梗甘草汤治疗肺痈，足见其开提作用。现以之治疗痔疮便血，是此药活用之法。枳壳能降胃肠之气，使药力直达病所。木香能醒脾行气。桔梗、枳壳、木香配伍可以恢复胃肠之气的通降作用，治疗胃肠疾病，如结肠炎、痔疮等病症尤为适宜。因痔疮为湿热之邪，且热入气分、营血分，故以黄连、芦根、白头翁、赤芍清气分、营血分湿热之邪。以槐花、侧柏炭、荆芥穗炭入血分止血。山楂和胃消食。生薏苡仁健脾排脓。淡竹叶导热邪从小便而走。生姜可以温肠胃，防止药物过凉。诸药合奏补气健脾、清热凉血、养阴生津、调气和血的作用，从而达到治疗痔疮和便血的目的。本方亦是笔者治疗痔疮便血的常用方剂。

3 天后，患者给我发微信："我吃了两天药已经不出血了，第一天出血少了一半，昨天和今天都没有出血，困扰我一个多月的痔疮出血控制住了，太感谢您了。"疗效很是显著，吃药两三天，出血就止住了。再一周，病症痊愈。

2018 年 6 月底，又遇到该患者。一进诊室，患者就说："范大夫，又找您来了。我每年都要犯一次痔疮出血，连续三四年了都是这样。我从其他药店、医院拿的药，治疗痔疮便血无效。去年您给开的药方我也吃了，还是不管用。所以我还是来找您给看看。这次痔疮发作前，是吃了一顿辣椒，从那以后就痔疮发作，伴有便血了。"刻诊：痔疮发作，红肿疼痛，出血数日。晨起排便后出血，量约 10ml，颜色鲜红，大便偏干，小便黄，舌质红，舌苔白厚腻。两脉浮滑。我说："这次痔疮发作和前一次不一样了。这一次，火热比较严重，需要加强清热去火的力度。"因患者吃辣椒，且痔疮疼痛较重，诊断其火热较重，故于上次药方去当归，加蒲公英 15g，生姜减为 2 片。7 剂，水煎服，每日 1 剂。患者服用 1 周后，病症痊愈。

2019 年 4 月下旬，该患者痔疮便血又发作了。患者说："范大夫，这次痔疮便血 20 多天了。我把之前您给开的两次的药方都吃了，结果还是不管用，只好再来找您给看看。"听他说完，我问："这次生病是怎么回事儿？"答曰："痔疮之前，家里搞装修，就我一个人，忙来忙去，特别累。然后痔疮就发作了。"刻诊：痔疮发作 20 余日，红肿疼痛，出血数日。出血颜色鲜红，无疼痛，腹部触诊皮肤发凉，大便较为正常，小便黄，舌质红，舌苔白厚腻。两脉沉滑。四诊合参可以知道，本次痔疮为脾胃虚寒、大肠湿热。然后就对患者说："你每次生病都不一样。这次生病和去年相比，有些不同。之前是胃肠有湿热，而这次是因为脾胃有寒，有痰湿，加上劳累所致。需要加上炮姜等温阳止血的药，如此方有良效。吃了前面的药方不管用，主要原因就是脾胃虚寒。"故于首诊方去当归、黄连、麦冬、淡竹叶、生薏苡仁以去其寒凉，加炮姜 6g、陈皮 10g、姜厚朴 10g、麸炒苍术 10g，以温阳健脾、行气化湿。服用 1 周，患者痔疮便血痊愈。

2019 年 6 月初，该患者痔疮便血再次发作，仔细一问，知道患者本次复发是因为天气变热，吃的食物有些变质导致的，伴有轻微腹泻，肛门灼热症状。这次患者没有用以前的药方，就直接来看诊了。刻诊：痔疮发作 6 日，肛门灼热感，红肿疼痛，出血数日。轻微腹泻，大便偏稀，小便黄，舌红，苔白厚腻。两脉数滑。诊断为脾胃有热，大肠湿热。当清利湿热，消肿止痛。故于首诊方去炒槐花、麦冬、芦根、桔梗、薏苡仁、淡竹叶，加葛根 15g、炙甘草 6g、黄芩 10g、黄柏 10g、陈皮 10g、茯苓 12g、生姜 1 片、大枣（擘开）1 个。本方以葛根黄芩黄连汤清热燥湿、生津止泻，以治疗肠胃湿热泄泻。黄柏苦寒燥湿；陈皮、茯苓、生姜、大枣行气化湿、养胃护胃。患者服药 10 剂，病症痊愈。

2021 年 3 月底，患者因外出，穿衣服较少，导致腹部受寒，痔疮再次发作，伴有大便出血 20 余日。出血颜色鲜红，无疼痛，腹部触诊皮肤发凉，大便可，小便清，舌质略红，舌苔白厚腻。两脉沉滑。诊断为脾胃寒湿、大肠湿热。当温阳健脾、化湿清热、凉血止血。于是以 2019 年 6 月就诊处方为底方，去黄柏、葛根以去其寒凉；加桔梗 9g、炮姜 6g、伏龙肝（包煎、先煎）60g、仙鹤草 30g，以增强温阳健脾，止血作用。仙鹤草味苦、涩、性平，入肺脾肝经，具有止血、止痢、强壮、消肿、解毒作用。在本方中可以强壮、止血、消肿，一药而三用。仙鹤草用量宜大，一般在 30～150g。需要注意的是，仙鹤草在用量 100g 以上时，吃第一剂药时往往会心跳加快，随后两日可慢慢恢复正常。对心跳加快的症状也可通过服药时间和运动健身来帮助调整。服药时间可以选择在白天、晨起或者下午四五点钟。白天身体活动较多，可以将体内阳热之气通过活动和运动自然散发出去。散发出去后，自无心跳过快之患。患者连续服用 10 日，病症痊愈。

通过以上治疗可以发现，即使是同一个人，同一种疾病，发病的原因、症状表现等都不尽相同。患者在第二次看诊时，将首诊时药方服下，毫无效果。同样在第三次看诊时，患者甚至将前两次药方都吃过了，但同样毫无效果。这就是中医同病异治的道理。

相同的疾病，若病因、病症、证型都不相同，其治疗也不相同。虽然药方相差不大，但是效果却不一样。正如《素问·五常政大论》曰："西北之气，散而寒之，东南之气，收而温之，所谓同病异治也。"

临床中，同病异治非常常见，再举一例。十几年前夏秋之际，有个学生的母亲因为过于劳累导致腰椎间盘突出症发作，久治不愈，请我为其诊治。我根据"劳则气耗，久劳伤肾"，当补肝肾、壮腰脊、通经络、止疼痛，以独活寄生汤为主方治疗。治疗服药大约2周后，疼痛停止。续服药2周，基本痊愈。独活寄生汤治腰痛的关键：重用独活3两，其余药物为2两。天津名老中医王士福在《治痹之秘在于重剂》一文中谈到："如疼痛较重，舌苔白厚而滑者，加独活一味。此药不但有疏风散湿之功，若用至60g，既有镇痛之神效，又无不良反应。"临证用独活，可先从小量15g开始。若是不效，用量可逐渐增加。注意：腰部疼痛严重的需要加生麻黄15g。生麻黄宣散膀胱经寒湿，止痛的效果好，可以用15～30g。

约半年后，学生对我说，"老师，我妈的腰椎间盘突出症又犯了，服用您之前开的那个药方半个月了，怎么不管用呢？"然后我问："这次腰痛是怎么引起的？"回答说："农村里农忙，正赶上浇地，妈妈在地里看东西，睡在凉地上，然后就腰痛了。"我看了看时间，大约是三月份，正是农忙浇地的时候。这不是寒湿证吗？天气尚冷，夜卧野外，寒湿伤肾。湿性重浊，寒为阴邪，凝滞而主痛，故发生腰痛。正如《素问·六元正纪大论》曰："感于寒，则病人关节禁固，腰脽痛，寒湿推于气交而为疾也。"我心中释然，前面的药方主要功效是补肝肾、壮腰脊、通络止痛，不是温阳散寒止痛，怎么可能会很有效呢？当然也会有一定效果，并非全无疗效，因为其中部分药是补肝肾、通经络、止疼痛的药物。现在需要予以温阳散寒、化湿止痛。《医学入门》曰："久外卑湿，雨露浸淫，为湿所着，腰重如石，冷如水，喜热物熨。不渴便利，饮食如故，肾着汤加附子。"故予以肾着汤加味治疗（干姜、茯苓、甘草、白术、附子、肉桂、仙灵脾等），大约 2 周后疼痛缓解。

又过了几个月，学生第三次请我为其母诊治疾病。学生说：老师，我母亲的腰椎间盘突出症又犯了，吃了你上两个药方都不管用，怎么回事？我又问了问这次腰痛是怎么引起来的？回答说：妈妈坐在他弟弟的三轮车后面，开车太快，不小心从车上摔下来了，腰痛又犯了。我顿时无语。此为跌扑闪挫，瘀血腰痛，而此前两方与此相关性不大，如何能有效呢？然后予以身痛逐瘀汤为主加减治疗，2 周而愈。由此可知，病同而治异。

【按语】

痔疮是临床常见病症，治疗方法也很多。例如外痔急性期，红肿疼痛严重，可以用生大黄 100g，研成粉末，每次取 5g 左右药粉，用醋调，晚上睡觉时贴敷在患处，外用纱布包扎一下。连续用数日，急性病症即可消除，见效很快。笔者曾经以之治愈多例。其他如针刺二白、龈交、会阴、长强、天枢、百会、合谷、曲池、三阴交等，多有良好效果。但亦应注意辨病、辨证治疗，方可屡用达效。

壮水之主治失眠

一、心火亢盛致失眠

一位 18 岁的男性患者因失眠 2 周来求诊。患者诉放暑假回家居住后出现失眠：入睡困难，每晚零点以后才能勉强入睡。查：舌尖鲜红，舌苔黄略厚腻，双脉滑数，左寸脉滑大。诊为失眠，痰热扰心证。处以黄连温胆汤 5 剂。患者 1 周后复诊，诉服药后仍然难以入睡。据以往经验，这种诊断明确的痰热扰心所致失眠症，用黄连温胆汤疗效甚佳。然而此次毫无寸效，确实令人费解。

再次追问病史后，得知患者在学校时睡眠正常，暑假回家后即出现失眠。我告知患者病因应该在患者的家中。此时患者问我，是否与他的卧室有关。他在卧室里会感觉不太舒服。于是问患者卧室温度、窗户朝向、室内颜色、噪音大小等是否有问题。患者回答他卧室的窗户在西侧，午后太阳比较烈，所以下午都会拉起窗帘遮挡阳光。窗帘是鲜艳的红色，因此，午后卧室里显得非常红。暑期室外热，家里有空调，所以他一般下午会在卧室学习或者娱乐。

我突然捕捉到病因所在了：是心火太旺，肾水不足的问题。又查舌脉：舌尖略红，双脉仍滑数，基本同前。中医认为心属火，藏神，肾属水，藏精。心火下行，能制肾水泛滥而助真阳；肾水上行，又能制心火，使心火不致过亢而益心阴。心肾二脏这种相互作用的关系，称为心肾相交，或水火相济。若是心肾之间任何一方的阴阳失调，均会导致心肾不交或水火不济，例如心火旺盛，不能下行，亢盛于上，或是肾水亏虚，不能上济于心，等等，均可导致失眠、心悸、怔忡、心烦、多梦等病症。

为何心火如此亢盛？第一，患者发病时间为夏季，天气炎热，暑热较重。第二，中午阳气隆盛，容易助长阳热。故《素问·生气通天论》云："阳气者，一日而主外，平旦人气生，日中而阳气隆。"第三，一天中 11:00 至 15:00 为手少阴心经及手太阳小肠经主时的时段，此时段心经及小肠经经脉气血较为旺盛。第四，五色对应五脏，其中窗帘的红色对应心脏，属于火。患者放假在家，很少外出，居家时间较长。每日午后强烈的太阳光从西侧照到卧室，并持续数小时，如此导致患者心火旺盛而上炎。心火不降，不能下交肾水，水火不能相济，从而出现夜间失眠。

二、壮水之主制心火

于是仍然为患者处以黄连温胆汤（加大黄连剂量，以增强去心火作用），并嘱其将红色窗帘换成黑色遮光窗帘。1 周后患者复诊，诉睡眠明显好转，可于零点前入睡。黑窗帘遮光性好，且不会导致卧室在下午出现明亮的暖色。

视觉是人获取外界信息的主要渠道，相较于其他感觉器官重要很多。五色对人的影响非常大，中医认为，五色可对应相应的脏腑。青、赤、黄、白、黑分别对应肝、心、脾、肺、肾。该患者午后室内色红而热，是心火之象。暑期本就炎热，心火容易偏旺，加上每日被红色刺激，导致心火更旺。火曰炎上，心火旺则不能下交肾水，导致心肾不交，而引起失眠。单纯使用中药汤剂清心火，化痰热，可有一定效果，但是这种效果会被每日的红色刺激所抵消，所以初诊后无效。嘱患者将红色窗帘换成黑色窗帘后，午后卧室不再有鲜红色的心火之象，而变成黑色的肾水之象。"水曰润下"，患者在黑色的环境里，可收到"壮水之主，以制阳光"的功效。水可克火，消除多余心火，引心火下行交肾水，恢复人体睡眠时心肾相交的正常状态。在这个前提下，继续使用黄连温胆汤，则可以达到清心火，化痰浊，安神助眠的功效。

三、鲜亮色属阳可提神，阴暗色属阴可安神

现代研究发现光线的明暗对人睡眠的影响很大，明亮的颜色降低睡眠的质量，阻止人进入深睡眠；较暗的光线则有助于人的睡眠。一般情况下，教室里的光线要明亮一些，以帮助学生提神，防止困倦；卧室的光线要暗一些，避免夜间强光刺激而导致失眠。

笔者于 2020 年刚入夏季时出现早醒。每日早晨 4:30 左右会被明亮的窗户"亮"醒，不得不找一件衣服盖到眼睛上才能再次入睡。爱人发现这个情况后，购买了遮光窗帘。换上这款遮光窗帘以后，每晨可睡到6:30，且睡眠质量明显提高。所以，对于失眠、早醒的患者，应该注意卧室的光线、窗帘等问题。

【按语】

中医是象医学。象之所在，可在五音，可在五味，可在五色，可在五方，等等。中医也是生活中的医学。"春有百花秋有月，夏有凉风冬有雪。"从日常生活中取象，运用象思维分析、判断，可将患者的病因病机挖掘出来，进而采取相应的治法。若不解除红窗帘的刺激，只是换方用药，失眠恐将不能快速被治愈。

从种庄稼看牙齿的生长

儿童换牙是指乳牙脱落，恒牙长出的过程。在正常情况下，每个乳牙牙根的下方，都有一个对应的恒牙胚。随着孩子生长发育，恒牙胚逐渐发育并陆续萌出。恒牙在萌生过程中，直接压迫乳牙根，使乳牙根渐渐吸收，变得越来越短，直至完全消失。于是乳牙便开始脱落，恒牙逐渐长出。

通常情况下，6~7岁时下颌的乳牙中切牙（中门牙）开始摇动、脱落，不久在此处长出恒中切牙。同时在第二乳磨牙的后方长出第一磨牙。此后，其他牙也陆续替换。恒牙的单尖牙和双尖牙，也是在同一位置的乳牙脱落后，才能长出来。直到12~13岁，乳牙全部脱落，恒牙替换完毕。再以后，单出恒牙：12~14岁在第一磨牙后面长第二磨牙，18岁以后长第三磨牙。

儿童更换乳牙，长出新牙来，快的需要十几天，慢一点的需要二十多天甚至1个月，有的甚至需要3个月以上。临床上有儿童超过6个月，甚至1年以上，仍旧没有长出恒牙来。此时就需要干预了。

曾遇到一位7岁儿童，乳牙前门牙掉了，1年都过去了，仍没有长出恒牙。去牙科就诊，无太好办法。家长甚是着急。然后询问治疗方法。

该如何给患者治疗，恢复健康呢？我想到在农村老家种庄稼。先将颗粒饱满的种子种到土地里，然后封好土，浇好水，施好肥，待阳光充足，风和日丽，不久种子就会发芽，长出地面。若没有长出来，多是与种子不好，或是土壤干燥，阳光不足等有关系。

那么牙齿萌出不也与种子发芽相应吗？《素问·上古天真论》："女子七岁，肾气盛，齿更发长……丈夫八岁，肾气实，发长齿更。"叶天士《温热论》曰："齿为肾之余，龈为胃之络。"《小儿药证直诀》载："骨之余气自脑分入龈中，作三十二齿。"《望诊遵经》云："小儿齿落久不生者，肾气亏也。"

故牙齿的生长离不开脾肾气血充足，脾胃为后天之本，肾为先天之本。补肾气犹如增强种子生发的力量，补脾胃犹如厚实种子生长的土壤。故应培补脾肾之气，待气血充足，则牙齿自然萌出。

遂予以补肾健脾之法治疗。

处方：黄精 9g、怀山药 12g、桑叶 6g、生地 9g、太子参 9g、生白术 9g、茯苓 6g、炙甘草 6g、陈皮 6g、法半夏 6g、桔梗 6g、枳壳 6g、黄连 2g、葛根 12g、麦冬 9g、当归 6g、生姜 1 片、大枣（擘开）1 个。7 剂。水煎服，每日 1 剂。

本方以黄精、生地、山药、桑叶补脾肾。黄精、山药为补肾气药食两用之品，对儿童尤为适宜。生地补肾最真。桑叶滋肾之阴，正如傅青主在加减当归补血汤中所述："夫补血汤乃气血两补之神剂，三七根乃止血之圣药，加入桑叶者，所以滋肾之阴，又有收敛之妙耳。"再用六君子益气行气，黄连、葛根和胃生津，桔梗、枳壳升降气机。尤其是黄连 1~2g，少量应用，可以健胃。用麦冬、当归养血滋阴，生姜、大枣补中益气。诸药合奏健脾补肾，培补气血的功效。

药用滋阴生津之葛根、生地、麦冬，还有另外一个含义：益气者必补津。经个人多年临床经验证实：用补气益气的方药，必辅助加上一些养阴生津的药，如此则临床疗效会比单纯用补气益气药更好，且可防止补气过多出现的壅滞不适等一些不良现象。为什么？大家都有体会：吃饭时只吃馒头，会有什么感觉呢？这种感觉可能难以详细描述，但就是感觉胃和全身不舒适。那么如何避免呢？吃馒头的时候还要喝汤、喝水。那么益气补气犹如吃馒头，补津犹如喝汤、喝水。故益气兼以补津，则可消除诸多不适，疗效愈佳。

没有料到，效果很好，吃药不到 1 周，患儿门牙竟然长出来了，家长也很高兴，感觉中医很神奇。

【按语】

牙齿的正常生长发育是肾中精气充足的体现。肾气充盛则牙齿按时生长，并在肾的气化作用下更换牙齿。小儿禀赋不足，肾中精气亏虚，则牙齿发育缓慢，出现"齿迟"，或虽生牙齿，而不足其常数。牙齿的生长也与脾胃关系密切。脾胃位居中州，为后天之本，气血生化之源。牙齿的更替无不依赖脾胃气血的濡养。如《诸病源候论》云："齿牙皆是骨之所终，髓之所养，手阳明、足阳明之脉并入于齿。若血气充实则骨髓强盛，其齿损落犹能更生；若血气损耗，风冷乘之，致令齿或龋或龈落者，不能复生。"故对牙齿生长缓慢，当补肾健脾，培补先天之本和后天之本。如《医贯》曰："齿迟及囟门开者，皆先天母气之肾衰。须肾气丸为主。"若伴有其他兼证，当随证治之。

多囊卵巢综合征与厚气球

一、多囊卵巢综合征的诊断

笔者曾经在生殖医学中心工作 5 年，见到不孕症的患者中，将近一半有多囊卵巢综合征。这些患者怀孕难、月经周期长、身体毛发越来越旺盛。虽然专业期刊报道多囊卵巢综合征的发病率为 5% ~ 10%，但该病治疗周期长，门诊患者长期积累，这类患者就显得很多。从事纯中医门诊后，也接诊了很多多囊卵巢综合征患者。

传统中医并没有多囊卵巢综合征这个病名，这个病名是现代医学的定义。现代医学对该病的描述：多囊卵巢综合征（PCOS）是育龄期妇女常见的生殖内分泌代谢疾病。其临床特点是与高雄激素血症相关的临床表现：不孕、长期无排卵、卵巢多囊样改变，常伴有胰岛素抵抗和肥胖。该病是育龄期妇女常见的、涉及诸多因素的终身性疾病，也是育龄妇女月经紊乱及不孕的原因之一，若长期得不到纠正，不仅影响生殖健康，更影响全身健康。

多囊卵巢综合征的诊断标准为：

1. 稀发排卵或无排卵（注：一般表现为月经大于 35 天，而且月经周期越来越长。例如这个月 35 天，下个月 38 天，几个月后 55 天，一年后变成 90 天等)。

2. 高雄激素血症的表现和 / 或高雄激素血症 (注：主要表现为女性脾气暴躁，汗毛黑而粗长，小胡须变粗、变黑、变长)。

3. 卵巢多囊改变。超声提示一侧或双侧卵巢直径 2 ~ 9mm 的卵泡 ≥ 12 个，和 / 或卵巢体积 ≥ 10ml。

这三项中符合两项并排除其他高雄激素病因，如库欣综合征、先天性肾上腺皮质增生、分泌雄激素的肿瘤等，以及其他引起排卵障碍的疾病，如高泌乳素血症，卵巢早衰和垂体或下丘脑性闭经，以及甲状腺功能异常等，即可诊断为多囊卵巢综合征。

在以上描述中有个词要格外引起注意，就是"代谢疾病"。什么是代谢疾病呢？高血脂、高血糖就是代谢异常性疾病，也就是说多囊卵巢综合征与高血脂、高血糖是一类疾病。

二、肾虚痰瘀为多囊卵巢综合征的病因

这些代谢性疾病，中医称为脾虚运化无力，痰浊内生。痰浊随经络流动，可沉着于各处。如果沉积到卵巢表面，则会引起卵巢壁白膜增厚。犹如把卵巢变成一个壁很厚的气球。卵巢白膜增厚以后，会阻碍卵泡的正常凸出与破裂。

患病初期肾气仍旺盛，有足够的力量把卵泡挤出卵巢略厚的白膜。卵泡正常破裂，排出卵泡液和卵子。久而久之，肾气亏虚，或者经常加班、熬夜，导致疲劳，肾气亏虚，则排卵的动力减弱。再加上卵巢壁白膜增厚，犹如气球壁非常厚，吹气力量又很小，那么气球就无法被"吹"起来，即卵泡无力排出，会被闭锁于白膜下。如果每个月闭锁一个卵泡，经过十几个月，就会在白膜下形成犹如珍珠项链样的一圈"项链征"。这是多囊卵巢 B 超检查的特征性改变。此时的卵巢会变成多囊卵巢，与正常卵巢有明显区别 (图 1)。

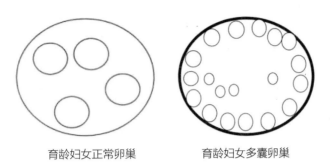

育龄妇女正常卵巢　　　　育龄妇女多囊卵巢

图 1　卵巢对比示意图

笔者曾经参与多囊卵巢打孔术，在术中详细观察过多囊卵巢的特点。当时感觉多囊卵巢的外观像一个鹅蛋：皮厚而大，色白而硬。与之前见到的粉红色正常卵巢不一样。正常卵巢是正常大小而柔软，多囊卵巢则因闭锁了很多卵泡，所以体积大而硬。正常卵巢内有 3 ~ 10 个卵泡，而多囊卵巢内部则有多于 12 个小卵泡。正常卵巢壁（白膜）厚度正常，而多囊卵巢白膜非常厚。正常卵巢白膜有排卵后形成的瘢痕，而多囊卵巢则无这些瘢痕，或者瘢痕很少。

如果患者继续暴饮暴食，损伤脾胃，则会导致脾虚生痰。如果继续熬夜、疲劳伤肾气，则病情会逐渐加重。可出现月经周期逐渐延长，甚至六到八个月一行。此时患者会出现焦虑易怒，从而进入肾虚肝郁、气滞血瘀、脾虚生痰的恶性循环。多囊卵巢里面多个被闭锁的小卵泡会导致患者血清睾酮升高，此时患者会出现明显的性激素异常。睾酮增高使得患者毛发旺盛、痤疮加重。再加上脾虚生痰，患者会变胖或者向心性肥胖。至此，就形成多囊卵巢综合征了。

三、治疗方法

了解了多囊卵巢综合征的主因是肾虚痰瘀，那么治法就可以定下来了。肾虚需要补肾，痰瘀需要化痰化瘀。有了这个治法，那么药方自然就可以找到了。《医宗金鉴》："涤痰汤治妇人肥盛者，多不受孕，以身中有脂膜闭塞子宫也。"（此处子宫包含现代医学的卵巢）肥胖、脂膜闭塞子宫，与卵巢白膜变厚（痰蒙卵巢）基本一致。常用方药为涤痰汤合启宫丸、桃红四物汤、五子衍宗丸等。

笔者用补肾化痰活血法结合每日特殊运动治疗该病，效果满意。例如，患者童某，女性，28岁。主诉：发现多囊卵巢综合征2年多。月经：18岁初潮，10～12个月一行，3～5日干净，量少，无痛经，孕0产0。经多家医院诊查，诊为多囊卵巢综合征。曾于北京某著名生殖中心接受体外受精（in vitro fertilization，IVF）治疗。行两次超促排卵，均未见卵泡发育，特来求诊。患者面色暗，舌质胖大，舌苔白腻，舌下络脉粗，双脉沉紧。诊断：多囊卵巢综合征、不孕症，肾虚痰瘀证。

治疗方法：

1. 涤痰汤合启宫丸、桃红四物汤、五子衍宗丸，做细粉末，每日温水冲服，一日3次。

2. 做转腰涮胯运动（图2），每日早晚各1次，每次20分钟，要达到下腹部温热、嗝气、额头出汗的效果。

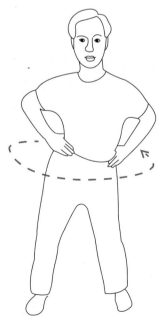

图2　转腰涮胯运动

用涤痰汤、启宫丸、桃红四物汤、五子衍宗丸为主加减调理 8 个月，并嘱咐患者坚持每日做转腰涮胯运动后，患者月经每月一行，量少。又经过 2 个月左右的调理，患者怀孕，已产一子。

四、日常调护

1. 早睡、不熬夜。每晚 21:30 左右睡觉，早晨 6:30 起床。

2. 按时吃早饭，多吃粗粮，可吃适量的炖瘦肉，不吃烤肉，忌油腻生冷，不喝液态牛奶。

3. 每天做转腰涮胯运动，至少 20 分钟，且做完后要感觉到下腹内发热，并有嗝气现象。

4. 舒畅情绪。

5. 以上治疗，坚持 1 年左右。

【按语】

多囊卵巢综合征的治疗有一定难度，在治疗时需要兼顾补肾、活血、化痰等。可从中药、运动、饮食、睡眠等多途径入手进行治疗。该病的治疗时间较长，患者要有一定耐心，不可半途而废。

醒后四肢麻木与血虚

一、中医对麻木机制的认识

一位 37 岁的女患者因每日睡醒后四肢麻木半年来求诊。患者诉自半年前开始出现每日清晨睡醒后四肢麻木，坐起来等待十几分钟，四肢才能恢复正常知觉。曾服用补养气血药物、接受按摩等治疗，均乏效。睡眠佳，饮食正常，二便调。月经规律，30 日一行，1 日干净，经量较少。舌淡红，苔薄白，舌下络脉细而色淡，双脉细而微。《金匮要略》："血痹，阴阳俱微，寸口关上微，尺中小紧，外证身体不仁，如风痹状，黄芪桂枝五物汤主之。"《证治汇补》："荣血虚则不仁。卫气虚则不用。不用不仁，即麻木之类欤……麻木因荣卫之行涩，经络凝滞所致。其症多见于手足者，以经脉皆起于指端，四末行远，气血罕到故也。"故该患者可诊断为血痹病，气血亏虚证。

二、气为血之帅，气行则血行

虽然该患者可诊断为"血痹"，但她只在刚睡醒时发生四肢麻木，日间活动后则如常人，故而属于血痹病中比较特殊的情况。《古今医案按》中记载了一则与此类似的医案："东垣治一妇麻木……闭目则浑身麻木，昼减夜甚，觉而目开，则麻木渐退，久乃止……开目则阳道行，阳气遍布周身，闭目则阳道闭而不行，如昼夜之分。"可见阳气在"阳道"有随昼夜行、停的规律。"气为血之帅""气行则血行"，患者阳气昼行于阳分，刚醒时阳气不能迅速输布到体表阳分推动血行，四肢不能受血，故而出现刚醒时麻木。

另外，患者行经 1 日即干净，且经量很少，说明尚有肝血不足的因素。"女子以肝为本"是指女性的月经与肝关系密切。"肝主藏血""肝主疏泄"是指肝脏具有调节血量，使血液在脏腑、肢体经络合理分配。日间随着机体活动量增大，血液于清晨从脏腑，尤其是肝内输送到四肢、大脑。当人"日落而息"，在夜间休息时，四肢、大脑需血量减少，则外周血液分配量减少，血液重新回到肝脏，这就是"卧则血归于肝"。肝对人体日夜血液分布至关重要，因此肝为血海。血液的这种分布变化是需要肝主疏泄、肝主藏血作用共同实现的。同时，肝调节血量的功能是以脾胃为气血生化之源，能化生充足的血量为前提，有血可调才能完成血液对四肢、脏腑的濡养作用。

三、补益脾胃生气血，行气活血治血痹

患者气血俱虚，故须补益气血，促进阳气于醒后顺利进入"阳道"。充足的阳气推动充足的血液运行，滋养四肢则麻木可愈。因此，需要从补益脾胃气血、滋养肝血、疏通气血三个角度治疗。

处方：生黄芪 30g、桂枝 12g、白芍 12g、当归 12g、鸡血藤 15g、炒白术 9g、党参 9g、炙甘草 9g、生姜 3 片、大枣（擘开）5 个。5 剂，水煎服，每日 1 剂，早晚分两次服用。忌生冷食物。

患者复诊时，诉服药后刚睡醒时肢体麻木症状明显缓解，早晨刚醒时仅有轻微的指尖麻木，但是很快就消失。

【按语】

患者病在气血，曾经在其他医生处服用补益气血药物不效，原因在于前医只补益气血，而忽略了"脾胃为气血生化之源"和"气行则血行"的因素。四肢气血禀于脾胃，脾胃为气血生化之源。故治疗该患者时，以黄芪、当归、白芍补气养血，党参、白术、大枣、炙甘草补益脾胃促进气血生化，桂枝、生姜、鸡血藤等促进阳气由阴出阳，行气活血，促进气血输布四肢，故取得了较好的疗效。

下颏痤疮与心火旺、中焦寒

一、诸痛痒疮，皆属于心

一位 41 岁的女性患者来求诊，诉下颏痤疮 20 年。患者 20 年前夏季出现下颏部痤疮，呈红色结节型，疼痛，经前加重，经后减轻。一直在四处求医，但是效果不明显。平时容易嗳气，胃脘部冷，肠鸣，大便正常。夜尿多，每夜 2~3 次，腰酸。舌质淡红，苔薄白。脉诊：右脉沉细紧；左脉紧，双寸脉滑大。月经 24 日一行，持续 2 日，量少。腹诊：胃脘部皮温很低，局部略硬。

《素问·至真要大论》："诸痛痒疮，皆属于心。""心属火""其华在面"，故面部鲜亮红色痤疮多与心火相关。患者下颏痤疮常于经前加重，说明该痤疮与月经关系密切。《素问·评热病论》："胞脉者属心，而络于胞中。"胞脉络于胞中，属于心，因此经前女性胞中阳气旺盛，循胞脉而入心，加重下颏痤疮。经前女性体内阳气蓄积到极点，所以下颏痤疮也会加重。行经时，阳气随经血排出，体内阳气恢复到平时的状态，所以下颏痤疮减轻。

二、心火不降源于中焦之寒

患者除了下颏痤疮严重且经前加重外，尚有嗳气，胃脘部冷，肠鸣，夜尿多，腰酸等症。平时嗳气，说明胃气通降不畅，腹诊时发现胃脘部皮温低也说明了寒阻脾胃。查右脉沉细而紧，亦表明脾胃寒盛。双寸脉滑大，说明心肺火旺。腰酸、夜尿多，说明下元阳虚。人体正常状态下，心火下行温暖肾水，今患者上焦心火旺盛，下焦肾寒，实乃心火不能下温肾水的原因。心火之所以不能下降以温肾水，实乃中焦脾胃寒盛，阻滞心火下降通道导致的。

三、清心肺火、祛脾胃寒

据证及舌脉，诊断为下颏痤疮，中焦寒阻、心火上逆、肺热证。

处方：黄芩30g、黄连6g、麸炒苍术9g、姜厚朴9g、陈皮9g、炙甘草6g、柴胡6g、蒲公英18g、麸炒白术9g、干姜6g、制巴戟天9g、姜半夏6g。5剂，水煎服，每日1剂，早晚分两次服用。忌生冷食物。

患者1周后复诊，诉下颏部痤疮减少，夜尿减少。上方加减继续服用2周后，下颏痤疮几乎消失，只留下一些坑坑洼洼的痕迹。嘱其停药后继续忌口，并每日双手搓热后，劳宫穴重叠，盖于中脘穴，紧贴皮肤顺时针揉腹500圈。然后双手大鱼际重叠，从鸠尾穴下推至曲骨穴10次。

随访3个月，下颏痤疮无复发。

此患者下颏部痤疮20年，反复治疗多年，更换过很多医生，大多处以清热解毒之品，但是效果却不明显，甚至导致中焦脾胃寒邪更盛，反而加重了下颏痤疮。其原因是没弄清楚下颏痤疮的真正病因。人有五脏，心肺在上，肝肾在下，脾胃在中州。正常状态下，心火通过脾胃所在的中焦下降入肾，温暖肾水。如果中焦脾胃寒湿阻滞气脉，则心火下降通路不畅，日久则心火不能下达，反折而上克伐肺金，火邪上走咽喉、下颌部位而发病。故以黄芩、黄连清心肺火，以平胃散加半夏、白术、干姜等祛中焦寒湿而降气，以巴戟天温肾水，总览全方，可促进心火下行温肾水，恢复正常生理状态而治愈下颌痤疮。

【按语】

该病的形成与患者年轻时夏季贪凉饮冷有关。患者夏季为了解暑，曾过度食用冷饮、冰镇西瓜等，导致脾胃寒湿严重。心火在夏季得天时，而更加旺盛。心火不得下行，而出现下颌痤疮。另外，曾见一位患者，每当食用冷饮后即发生面部痤疮，每当食用辛辣食物后，则面部痤疮消失。患者不解其中原因，因为她一直认为吃辛辣食物后才会导致痤疮加重。其实该患者的病因也在中焦脾胃寒盛。用了芩连平胃散为主调理并忌口寒凉食物后，患者面部痤疮亦消失。

人生阶段性与小儿抽动症

一、人生可大致分为五个阶段

人由父母的精卵结合而成。人从受精卵形成到出生，是在子宫里度过的。孕妇羊膜腔里是大量的羊水，所以人在这个阶段是生活在水中，由母亲的精血滋养。出生后到"天癸至"属于幼年、少年阶段，主要是身高、体重增长，智力发育等，以向上的升发为主。人在青春期到中年期间，精力旺盛，气足火旺。人到四十阴气自半，进入了中年。中年敦厚，失去了年轻人的火气和冲动，变得圆融与稳重。六十五岁左右，进入老年时期，脏腑衰弱，精力衰退。

人的一生是生长壮老已的过程。起点在羊水里，属于水行的特点；幼年、少年以长身高、向上升发为主，属于木行的特点；青年火气大，属于火行的特点；中年缓和，圆融、敦厚，属于土行的特点；老年身体机能衰退，属于金行的特点。

二、抽动症多发生在儿童阶段

小儿抽动症的发病年龄多在 2 ~ 14 岁，以 5 ~ 7 岁最多，男孩发病率是女孩的 3 倍。目前研究发现，小儿抽动症的发病率是逐年升高的，该病如不尽早治疗，将会影响孩子的学习和生活。

为什么儿童容易患抽动症呢？这需要从人一生的年龄分段来解读。小儿抽动症的高发年龄阶段正好是木行为主的阶段。木行对应人体肝脏，肝木之气旺盛，容易气郁化火，肝风内动，导致抽动。肝旺则克伐脾土，致脾虚生痰。

小儿属木行，肝气宜条达舒畅。当今国内城市化进程加速、居室面积有限、孕妇孕期容易焦虑、小儿户外活动时间较以往减少、学习压力大、电子产品易成瘾、家长家教时打骂孩子等，均给儿童造成很大的精神压力，则肝木失于条达舒畅，情绪抑郁。加上儿童不知饥饱，食用精细面粉增多，各种肉食、鱼、虾、海鲜等增多，容易导致脾胃受损、积滞生痰。

三、疏肝清热化痰法治疗小儿抽动症

综上所述，小儿抽动症的核心病机是肝风内动、脾虚生痰。用抑肝散治疗该病正契合病机。抑肝散是明代《保婴撮要》中的药方："抑肝散治肝经虚热发搐，或痰热切牙，或惊悸寒热，或木乘土而呕吐痰涎，腹胀少食，睡卧不安。软柴胡、甘草（各五分）、川芎（八分）、当归、炒白术、茯苓、钩藤钩（各一钱）。"

笔者曾用抑肝散治疗一小儿抽动症患者，疗效显著。患儿，7 岁，以频繁挤眼、咧嘴、深呼吸为主要症状。曾就诊于某综合医院儿科，诊为小儿抽动症，并被医生告知该病不容易治愈，且缺乏特效药物。其母比较焦虑，寻求中医治疗。患儿平时频繁挤眉弄眼，伴有不自主咧嘴、深呼吸，大便干燥，睡眠不安。舌质鲜红，苔薄黄，脉弦数。

察其病机为肝热、肝风内动、脾虚生痰。治法：清肝经虚热、柔肝息风、健脾化痰、息风止痉。治以抑肝散为主，辅以息风止痉、化痰之品。

处方：柴胡9g、川芎3g、当归6g、生白芍9g、生白术9g、茯苓9g、生甘草6g、钩藤（后下）9g、陈皮6g、法半夏6g、蝉蜕6g。5剂，水煎服，每日1剂。早晚分两次服用，忌口：小麦粉、干果、烤炸食品、鸡肉。

5日后复诊，效果不明显。查舌脉证同前，于前方加僵蚕、桑叶、菊花、全蝎等。续服5剂。

三诊，服药后症状明显减轻。继续在二诊方基础上加桑白皮、枇杷叶、茯神等。续服5剂。

四诊，服药后病症持续好转，深呼吸亦减少。患儿母亲对疗效较为满意。

本病的预防也颇为重要。预防该病的发生，需要从孕期、居住环境、饮食结构、人文环境等多途径入手。此外，用中医治愈该病后，还要让患者改善居住、饮食、人文环境等，如此则疾病不易复发。

【按语】

为什么小儿抽动症患者要减少食用小麦粉（面粉）、羊肉、鸡肉、牛肉、烤炸、油腻食物？因为该病多为肝郁化火、肝风内动，肝木克脾土，脾虚生痰。《素问·金匮真言论》曰："东方青色，入通于肝……其病发惊骇……其畜鸡，其谷麦。"面粉、鸡肉等助肝气，可加重小儿抽动症的症状。多食肉类、烤炸、油腻食物则生痰热，不利于治疗且容易导致疾病复发。

从潮汐涨落解读更年期综合征的治疗

记得在仲夏的一个清晨，我爱人醒来之后，刚刚起身就来月事了。我正在身旁，立即把脉。所谓知常达变，脉象也是至精至微。若要知道病脉，那么首先需要了解常脉（正常的脉）。因此，这次把脉的目的不是判断什么病，而是体会正常月经脉的样子。

在触摸到脉搏的一刻，我摸到的是两侧的洪大脉，非常有力量，如拍拍之洪水。此时爱人还告诉我：刚开始来月经时，自己感觉全身微微有些发冷。

洪大脉不是主热证的吗？怎么在月经刚来的那一刻也是洪大脉，却感觉"微微发冷"？为什么与书上写的不一样呢？

我想起了在 2010 年夏天，去上海世界博览会经过钱塘江时，刚好赶上钱塘江涨潮。什么是潮汐？在月球和太阳引力作用下，海洋水面周期性的潮汐涨落现象。在白天的涨落称潮，夜间的涨落称汐，总称"潮汐"。

那天中午，在涨潮的那一刻，水浪滔天。当时是非常炎热的夏天，空气中却透着一股凉意。也就是说涨潮时，会有短暂、轻微变冷现象。

其实，人体受自然界的变化影响也很大，如血压、血糖、身高、体温等。而女性本身就是属阴的，受月亮变化的影响尤其明显，如每月一次的月经和月亮阴晴圆缺的规律如此相似。而月经的到来和湖海的涨潮又是什么关系呢？

月经刚来那一刻的洪大脉与涨潮时的水浪滔天颇为相似。我问过不少女性，许多人在刚来月经的时候都有身体微微发冷的感觉，这种感觉又与涨潮时空气中所透着的那股凉意颇有几分相似之处。

由此我突然明白了，洪大脉不仅是主热证，还主水寒旺盛之证。其洪大之脉象正如月经之来潮，洪大脉不是由于热，而是阴气太盛的缘故。由于阴气太盛，那么必然感觉是有些发凉的。

再来看女性的更年期综合征，其病症表现是什么？月经忽多忽少，同时伴有忽冷忽热。这种忽冷忽热和月经忽多忽少之间有联系吗？

当然有联系。发冷是什么问题？正是对应月经突然增多，犹如涨潮之时突然出现的发冷。发热是什么原因？不正是由于月经频繁来潮，经水亏虚，阴血不足，阴不制阳，阳气相对过旺导致的吗？

正如涨潮之时突然变冷，退潮之时，却又重新变热一样。其他的表现，例如头目昏眩、胸闷心烦、少寐多梦、烘热汗出、焦虑抑郁、腰酸膝软、五心烦热、烦躁易怒、口干、便难、舌红等，不正是一派阴血不足、虚火上炎的表现吗？

更年期这个疾病产生的原因也就是：阴血亏虚，阴不制阳，出现虚火上炎之象，如发热、心烦、少寐多梦、烘热汗出、焦虑抑郁、腰膝酸软、五心烦热等症状。当月经过多之时，则出现阴盛阳虚之象，例如全身发冷。

因此，更年期综合征的治法为温阳散寒、清热养阴。笔者常用的方药是二仙汤（仙茅 9g、仙灵脾 9g、巴戟天 9g、当归 9g、黄柏 6g、知母 6g）。朱良春老先生十分推崇本方。本方以仙茅、仙灵脾、巴戟天温肾阳、散肾寒，且可以养肾中精血；当归养阴血；知母、黄柏清虚热。诸药可温肾阳、补肾精、泻肾火，具有调和阴阳之效，治疗更年期综合征效果良好。

曾遇一位更年期患者，女，47 岁，脾气急躁，易怒，讲话时欲一吐为快，月经已数月不调，时来时断，时多时少，就诊时月经已两月未行。诊为更年期综合征，此由心肝火旺、肾水亏虚、经血枯竭所致，当清心肝火、滋阴补肾、养血调经。

处方：炙淫羊藿 12g、仙茅 10g、知母 10g、盐杜仲 15g、黄柏 10g、当归 15g、熟地黄 25g、桑寄生 15g、生白芍 18g、陈皮 15g、柴胡 15g、生黄芪 18g、淡竹叶 9g、川芎 12g、茯苓 15g、干益母草 18g、生姜 6 片、大枣（擘开）5 枚。12 剂。水煎服，每日 1 剂，早晚分两次服用。

后患者复诊，告知曰：服药后数日月经即来，此后数月月经比较规律，脾气和缓。

【按语】

经曰："女子七七，任脉虚，太冲脉衰少，天癸竭，地道不通。"更年期综合征发生于女子七七之际。张伯讷教授认为本病病机为"肾气衰，天癸竭，冲任虚损"，大多女性可以顺利通过这一时期。但是由于个人身体状况的不同，阴阳失衡，则容易导致更年期综合征。故本病重在调和阴阳、补益精血。二仙汤温肾益精、滋阴清热，温肾而不伤阴，清热而不伤阳，调和阴阳并使之平衡，故能迅速取效。

第三章

治法篇

梓匠轮舆
与人规矩

利小便治腹泻

据《苏沈良方》记载，有一次大文豪欧阳修得了急性腹泻，请太医院的医生治疗也不见效。他夫人说，集市上有人卖治疗腹泻的药，三文铜钱一帖，服过此药的人都说效果很好，何不去买一帖吃吃看。欧阳修说：咱们这些人的体质，和一般的劳动之人不一样，他们敢吃的药，我们却不可轻试，以免产生意外。可是他的夫人却瞒着他买了一帖，搅在太医院医生处方的药剂中，给欧阳修服下。结果，一剂药下，欧阳修的腹泻就全好了。病好以后，欧阳修的夫人才把实情告诉他，欧阳修听后忙命人把卖药的叫来，许以重金求其秘方。卖药人经百般请求，才说：这方是用车前子一味，碾成细末，每服二钱，搅在稀米粥里服下，治疗水泻（解水样便）很灵验。

用车前子治腹泻，即为利小便以实大便的治法。笔者受此启发，常以车前子粥治疗小儿秋季腹泻。小儿秋季腹泻，多为湿热证，症见腹泻、泻下大便黄褐色、臭秽、肛门灼热、发红、发热、口苦、口臭等。当清热利湿、健脾护胃。

车前子粥组方：车前子（包煎）30g、小米 30g。用法：①将车前子用纱布包住，然后和小米一起放在锅里，熬成粥后再将车前子去掉，吃粥。②或者先将小米熬成粥，再将车前子研成细末，每次取 3~6g 粉末，搅拌在小米粥里食用。

车前子味甘、性寒，具有利尿、清热、明目、祛痰的功效，尤其适合湿热型腹泻。如《本草新编》曰："车前子，味甘、咸，气微寒，无毒。入膀胱、脾、肾三经。功专利水，通尿管最神，止淋沥泄泻，能闭精窍，祛风热，善消赤目，催生有功。但性滑，利水可以多用，以其不走气也。"再配合小米健脾和胃，多可取得良好效果。

为什么利小便可以治疗腹泻？我们在生活中常常会看到，有两条下水管道，若主出水管不能出水了，就会从辅出水管出水。对于这种情况，我们只要将主出水管疏通，那么辅出水管的水量自然就变少了。与之相似，大小便是人体排出的废弃津液和糟粕，犹如从脾胃分出的两条通降管道。小便（小肠）为津液代谢所产生的水液排泄的主要通道；大便（大肠）为糟粕的主要通道，并有少部分津液。当脾胃为湿邪所阻，清浊不分，导致津液不能从小便走，反而从肠道而下，即为泄泻。

笔者常用本法治疗腹泻。曾治疗一急性腹泻患者，该患者突然出现腹泻，每日数次，病势急迫，一泻而下，肠鸣，肛门不热，无腹痛，小便量少发黄，伴有尿痛尿血，无咳嗽，晨起咽喉略有黏痰。平素打鼾，略张口呼吸，食欲差，不欲饮水。平素小腹隐痛。舌红苔薄白，两脉弱滑。诊为腹泻、淋证、尿血。证型为湿热蕴脾、脾虚痰湿。

处方：车前子（包煎）15g、法半夏 9g、黄连 6g、黄芩 15g、炙甘草 9g、干姜 6g、党参 15g、炒白术 15g、葛根 30g、防风 6g、柴胡 6g、炒白芍 15g。3 剂。水煎服，每日 1 剂。用法：大火烧开锅后换用小火煎煮 30 分钟。

患者服药一剂后腹泻减轻，小便频繁，半小时一次，量多，容易饥饿，小腹隐隐不适。嘱其续服中药。患者服药二剂后，腹泻明显减轻，每日排便 2 次，略夹杂白黏液及淡血色物质。大便已经成形，偶尔肠鸣。小腹隐隐不适，有些发凉。服三剂药后，无腹泻，大便基本正常，腹泻痊愈。

再如一位儿童，男，3 岁，腹泻 1 月余，每日腹泻数次。这位男孩的爸爸自学中医，听过我讲的《小儿小病小妙招》课程。虽然他知道书中有小儿腹泻的治法，但自家孩子腹泻时仍然不敢乱用，选择西医方法（如打点滴、吃药等）。然而经过 1 个月的治疗，疗效不佳。百般无奈之下，抱着试试看的态度，就用车前子煮水喝。服药当日，腹泻就已经止住，连呼神奇。

【按语】

利小便以实大便法是中医治疗泄泻的一种常用方法，即通过疏利小便而使大便成形。这种治法，早在《伤寒论》中就有记载："伤寒服汤药，下利不止……复不止者，当利其小便。"《金匮要略》亦云："下利气者，当利小便。"晋·王叔和在《脉经》亦云："溏泻，宜服水银丸，针关元，利小便。"后世医家特别是金元时期尤为重视淡渗利小便的治法，如朱丹溪云："治湿不利小便，非其治也。故凡泄泻之药，多用淡渗之剂利之。"明代医家张景岳在《景岳全书·泄泻》中更是明确提出："凡泄泻之病，多由水谷不分，故以利水为上策。"

但需要注意的是：中医的利小便以实大便法是祛湿以治疗泄泻。现代西医学用速尿等利尿剂却不能治疗腹泻，甚至会造成严重脱水，导致病症加重。故二者不能等同，应予以分别。

热者寒之治咽炎

咽炎是咽部的炎症，是临床的常见病、多发病，可分为急性咽炎和慢性咽炎。人体咽部为鼻腔和口腔后面的孔道，由鼻咽、口咽和喉咽三部分组成。当感染细菌或病毒以后可引起急慢性炎症，尤其是急性咽炎，表现为咽部干燥充血、灼热、肿痛、吞咽疼痛、咽喉黏痰、异物感，也有人感觉咯之不出、咽之不下。

人生有形，不离阴阳。中医认为，自然界中凡是明亮、温暖、向上、动、热、燥者属于阳，凡是晦暗、寒冷、向下、静、凉、宁者属于阴。阴阳之间相互制约，如上与下、天与地、寒与热、水与火、明与暗等。例如天气寒冷之时，可以烤火驱散寒冷。当天气炎热之时，可以开空调以去热。张景岳在《类经附翼·医易》中说："动极者镇之以静，阴亢者胜之以阳。"

热者寒之，即热性病证表现为热象，用寒凉性质的方药来治疗，即以寒药疗热证。热者寒之治法在临床运用甚广，如风热感冒治之以辛凉解表，里实热证治之以清利泄热等。

咽炎多属于中医风热蕴结之证，当治之以疏风清热，祛痰利咽。笔者以急性咽喉炎效验方治疗咽炎，取得良好疗效。

处方：荆芥 10g、苏梗 10g、金银花 12g、连翘 12g、黄芩 15g、玄参 15g、青果 15g、射干 15g、生甘草 15g、桔梗 10g、麦冬 15g、木蝴蝶 9g、冬凌草 15g、干姜 10g、茯苓 15g、陈皮 15g、大枣（擘开）2 个。若咽喉红肿疼痛剧烈，可以将荆芥换成麻黄 10g，并加白英 30g、威灵仙 30g、醋青皮 10g。气血亏虚者，加党参 15g、炒白术 15g。7 剂，水煎服，每日 1 剂。

本方荆芥、苏梗温通咽喉部，使咽喉部气血上下畅通。或曰：急性咽喉炎多是风热，为何还用辛温之荆芥、苏梗？荆芥、苏梗辛温不假，但二者药性非常平和，温通气血而不助热，祛邪而不伤正，无论寒热虚实均可用之。在安徽阜阳一带，当地老百姓更是将荆芥炖汤喝、炒菜吃，味道鲜美。在南方很多地方做鱼汤时常加苏梗，如紫苏鲫鱼汤等。故荆芥、苏梗尽可大胆、放心使用，即使量大也没有关系。

另外，荆芥、苏梗的中间都是空的，即药物之象是中空。中空之药，如芦根、薄荷、葱白、苏梗、荆芥等，善于上下行气通气。例如治疗阴寒内盛的白通汤，就用葱白 4 根上下交通阳气。故荆芥、苏梗能使咽喉部气机上下通降。

金银花、连翘清解卫表、营分热邪；黄芩、玄参、麦冬清解气分、营血分热邪；青果、射干、木蝴蝶、桔梗、甘草祛痰利咽；干姜、陈皮、茯苓健脾化痰；大枣补益脾胃气血。

桔梗甘草汤为治疗咽喉疼痛的经典方剂。尤其是甘草，在治疗急性咽喉炎时，宜大量、重用，用量宜 15g 以上，如此方能彰显甘草清热解毒之效。

甘草重用方能见效。汪昂《本草备要》曰："甘草之功用如是，故仲景有甘草汤、甘草芍药汤、甘草茯苓汤、炙甘草汤；以及桂枝、麻黄、葛根、青龙、理中、四逆、调胃、建中、柴胡、白虎等汤无不重用甘草，赞助成功。即如后人益气、补中、泻火、解毒诸剂，皆倚甘草为君。必须重用，方能见效，此古法也。奈何时师每用甘草不过二三分而止，不知始自何人，相习成风，牢不可破，殊属可笑。附记以正其失。"对于甘草调和诸药、辅助解表、增效解毒方面，二三分用量足矣。但若对于虚寒内里之证，辛甘化阳、缓急止痛、止咳化痰等则需重用。一般用量 15～30g。

为什么治疗咽喉痛用冬凌草？冬凌草是一味很好的药，味苦、甘，性微寒。归肺、胃、肝经。具有清热解毒、活血止痛的功效。冬凌草的好处在于：在清热解毒的同时能凉血活血。常见的清热解毒药，如金银花、连翘、板蓝根、大青叶等，虽然清热解毒比较专一，力度大，但诸药不能凉血活血。常见的各种咽喉肿痛、口腔溃疡等病症，从整体上看虽然属于风热壅盛所致，但在溃疡、肿痛的局部，是有血肉溃烂的，局部必有血瘀和血热，故此时在局部应当凉血活血。而冬凌草就可以在清热解毒的同时，凉血活血，是治疗急性咽喉炎的良药。

故诸药合用，共奏疏风清热、凉血活血、利咽消肿之功。用本方辨证加减治疗急性咽喉炎，多数都有良好的效果。慢性咽炎病久者多兼有脾肾亏损，当宜健脾补肾。

临床验案 1：急性咽喉炎

一天晚上，一位女患者，约 45 岁，微信问我："范大夫你好，我好像咽炎又犯了，间歇性干咳，前几天咳嗽有点带血丝。我这个情况差不多是每个季度要来一次。一是用嗓过度，二是吃了辛辣食物。"

我说："咽喉炎，少吃辛辣、油腻、肉食、鱼、虾、海鲜。"

患者说："老病根，很难除。我就是嗓音工作者。确实要忌口。"

我说："可以吃中药治疗。现在是晚上 8 点半，这么晚了，今天还能吃上药吗？"回答说："可以买到中药的。"

然后我就给她开了急性咽喉炎效验方：荆芥 10g、苏梗 10g、金银花 12g、连翘 12g、黄芩 15g、玄参 15g、青果 15g、射干 15g、甘草 15g、桔梗 10g、麦冬 15g、木蝴蝶 9g、干姜 10g、茯苓 15g、陈皮 15g、冬凌草 15g、大枣（擘开）2 个。3 剂，水煎服，每日 1 剂。用法：大火烧开锅后换用小火煎煮 20 分钟。

3 日复诊。患者反馈说："范大夫，我觉得好很多了，还要继续吃吗？里面是不是加了人参，有提气的功效，好像唱歌比较有力气的感觉。"我说："方子中没有补身体的药。这个玄参不是补气的，也不提气。欲补先清。有力气是因为治好了病症，身体恢复正常，消耗减少了。"患者说："感觉好像气很足，非常有效。"让患者续服 4 剂，病症痊愈。

临床验案 2：慢性咽炎

患者，女，49 岁，2019 年 12 月 8 日初诊。咽喉红肿较久，平素疲劳乏力，眼睛干涩酸胀不适，反酸，纳呆，舌红、苔白厚腻，两脉浮滑弱。诊为咽喉炎。证型：火热上攻、气血亏虚。予以清热解毒，补益气血法治疗，以急性咽喉炎效验方加减治疗：荆芥 10g、苏梗 10g、金银花 12g、连翘 12g、黄芩 15g、贡菊花 12g、青果 15g、玄参 15g、冬凌草 15g、射干 15g、芦根 20g、木蝴蝶 6g、干姜 10g、陈皮 12g、茯苓 12g、党参 12g、焦山楂 12g。7 剂，水煎服，每日 1 剂。用法：大火烧开锅后换用小火煎煮 20 分钟。早晚分两次服用。

1 周后复诊，患者咽喉红肿就好转大半，仅略微红肿。略疲劳乏力，容易醒，醒来难以入眠，眼睛略干涩。反酸，大便不畅，1~2 日一行，舌红、苔白厚腻，两脉浮滑弱。于上方略作调整，去掉芦根、焦山楂，将金银花改为 10g，加炒栀子 12g、麦冬 15g、怀牛膝 15g、大枣（擘开）3 枚。14 剂，水煎服，每日 1 剂。

三诊，咽喉无红肿，基本痊愈。眠可，心烦，眼睛略干涩。易胃胀胃酸，乏力，大便可，舌红、苔白厚腻，两脉沉滑弱。证型为火热上攻、气血亏虚。以二诊方略作加减，继续治疗。药方如下：荆芥 10g、连翘 12g、玄参 15g、青果 15g、黄芩 15g、冬凌草 15g、炒栀子 12g、麦冬 12g、陈皮 12g、茯苓 15g、党参 15g、怀牛膝 15g、川芎 10g、合欢皮 15g、酒当归 12g、柴胡 5g、大枣（擘开）3 枚。14 剂，水煎服，每日 1 剂。随后病症痊愈。

慢性咽炎可由急性咽炎迁延不愈而来，与体质、吸烟、饮酒、饮食辛辣及油腻厚味、熬夜、年龄等多种原因有关，多虚实、寒热夹杂，与急性咽炎治疗不同。对慢性咽炎，笔者常用自拟慢性咽喉炎方（柴胡 25g、桂枝 12g、酒白芍 15g、干姜 10g、黄芩 15g、麦冬 20g、射干 20g、板蓝根 30g、山药 20g、生甘草 10g、茯苓 15g、瞿麦 15g、炮附片 10g），温清并用，补泻兼施治之。慢性咽炎者当饮食清淡、早睡早起、锻炼身体，以增强体质，提高自身正气，并戒烟、戒酒，注意防寒保暖等问题。如此久而久之，则不易复发。

【按语】

咽炎用药宜温清并用。《素问·五常政大论》曰："治热以寒，温而行之。"张景岳说："如以热治寒而寒格热，则反佐以寒而入之；以寒治热而热拒寒，则反佐以热而入之。"故急性咽炎虽以疏风清热、祛痰利咽、凉血消肿为主，但仍宜酌加辛温之品，如荆芥、苏梗，甚至用麻黄、桂枝，以起到反佐作用，增强疗效，且可防止过用寒凉而导致凉遏冰伏。慢性咽炎多寒热虚实相互夹杂，故治疗亦应温清并用、补泻兼施。

热者寒之治带状疱疹

带状疱疹，老百姓俗称蛇串疮、缠腰龙，是由水痘 - 带状疱疹病毒引起的急性感染性皮肤病。对此病毒无免疫力的儿童被感染后，发生水痘。部分患者被感染后成为带病毒者而不发生症状。由于病毒具有亲神经性，感染后可长期潜伏于脊髓神经后根神经节的神经元内，当抵抗力低下或劳累、情绪不畅、感冒时，病毒可再次生长繁殖，并沿神经纤维移至皮肤，使受侵犯的神经和皮肤产生强烈的炎症。皮疹一般呈单侧性和沿神经节段分布，由簇集性的疱疹组成，并伴有疼痛。年龄愈大，神经痛愈重。本病好发于成年人，春秋季节多见。发病率随年龄增大而呈显著上升趋势。

笔者在上大学期间，得了带状疱疹，胁肋部、肚脐两侧皮肤长了许多疱疹，颜色发红，又痒又痛。在穿脱衣服、睡觉、走路时，衣服哪怕是碰一下疱疹处，就又痒又疼，很难受。然后就去买了阿昔洛韦等西药，吃了两三天，一点效果也没有，并且呈现越来越重的趋势。我看着皮疹有水疱，颜色发红，认为本病是湿热之邪，就用外治法，比较方便。于是就找到了生大黄这味药。

生大黄苦寒，归脾、胃、大肠、肝、心包经，具有泻下攻积、清热泻火、凉血解毒、逐瘀通经的功效，主治积滞便秘、血热吐衄、热毒疮疡、烧烫伤、瘀血、湿热痢疾等疾病。对带状疱疹来说，苦寒可以泄热、燥湿，同时也可以凉血解毒，且又可以活血化瘀。所以生大黄是一味非常好用的药。

我买来生大黄 100g，研成粉末。取 10g 左右，用醋调成糊后，贴敷在疱疹处，外面用纱布盖住，胶布固定。贴敷一两个小时以后，药粉慢慢就干了，然后再用醋将药粉浸湿，如是反复。仅仅贴敷了 1 日，病症即明显好转，疱疹红痒、疼痛的程度大幅度减轻。于是我信心大涨，继续使用，连续贴敷五六日，疱疹基本上已经结痂了，甚至有些地方完全好了。

后来在生大黄的基础上，再增加白芷、冰片，以加强疗效，并增强药物的透皮作用。白芷性温，可以起到反佐的作用，防止生大黄用量过大，出现寒遏冰伏的弊端。且白芷能燥湿止带、消肿排脓，对带状疱疹局部水液渗出比较适宜。冰片为"木之香"，具有开窍醒神、清热止痛的功效。冰片外敷或用酒精配成酊剂（75% 的酒精每 100ml 加入 10～15g 冰片）擦洗患处，对于乳头破裂、输液导致的静脉炎、皮肤痈肿疼痛、烧烫伤、痛风、带状疱疹、手术切口疼痛以及各种软组织炎症具有较好的疗效。曾遇一老年女性患者，在医院做半月板损伤手术后，两腿出现皮疹，色红、瘙痒，抗过敏治疗无效，以此法治之（冰片用 30g），3 日而愈。

外用方最后固定为：生大黄 100g、白芷 10g、冰片 5g。用法：将生大黄、白芷、冰片磨成细粉，每次取 3～5g，用醋调成浓稠的糊状，贴敷在疱疹处。外面放纱布，固定药粉，使之不脱落。每天都贴，待药粉干后，就用醋湿润一下。次日换药 1 次，连续数日。以后凡是遇到带状疱疹，甚至是痔疮、疔疮等皮肤疮疡证属湿热者，皆以本法治疗，效果奇佳，疼痛、瘙痒往往一两天就能消失，1 周后基本上结痂，乃至痊愈。

例如一患者，男，患有带状疱疹 2 日，头部、耳后，甚至眼睛也有受累。伴有扁桃体发炎。予以外用法和内服中药合治。①外用方。组成：生大黄 100g、白芷 10g、冰片 5g。贴敷方法如前所述。②内服药方。生石膏（打碎）30g、知母 10g、黄芩 10g、炙甘草 10g、苍术 15g、茯苓 15g、厚朴 10g、芦根 15g、白芷 10g、连翘 10g、陈皮 10g、生黄芪 20g。6 剂。水煎服，每日 1 剂。

6 日后复诊，患者带状疱疹好转大半，基本无碍。继续治疗数日，病症痊愈。

再如 2021 年春季，遇到一位反复发作的带状疱疹患者。这个患者近三年，每到春季就发作带状疱疹，连续三年。今年立春后又发作。我看了看，疱疹在两侧胁肋部。然后给予生大黄、白芷、冰片研成细末，醋调外敷治疗。

给此患者看诊后第三天，当我在给其他患者针灸时，她就在针灸室转来转去，不停和我说话："我用了以后，效果还真好，第二天马上就缓解，第三天都快好了。我今天来就是专门跟您说这个事儿的。"没有想到，这个患者的带状疱疹 2 天就基本痊愈了，其原因也可能与发病早、病情轻、及时治疗有关系。

【按语】

中医治疗带状疱疹有很多好的办法。比如艾灸法：用艾条灸患处，每次 20 ~ 30 分钟，每天 2 ~ 3 次。灸到局部微微发红，痒变得不痒，疼痛变成不疼痛。也可以用围刺法、拔罐法，等等。

带状疱疹皮疹消退后，局部皮肤仍有阵发或持续性的灼痛、刺痛、跳痛、刀割痛，严重者影响休息、睡眠、精神状态等，持续 1 个月以上者称为带状疱疹后遗神经痛。治法：①针刺与疱疹相应神经水平的夹脊穴，效果显著。几年前，单位一同事患有带状疱疹后遗神经痛。见到我时，他的神经痛已有将近半个月了，其间曾住院治疗 1 周，效果不甚理想。予以针刺相应水平节段的夹脊穴，针刺 1 次，疼痛即缓解大半，针刺 2 次后就已愈十之八九。其效若斯。②用艾条灸相应神经水平的夹脊穴 30 分钟，或灸至局部皮肤发红。连续数日。艾灸患处皮肤，尤其对局部带状疱疹消退后仍刺痒、刺痛者，效果甚佳。

寒者热之治中性粒细胞减少症

"寒者热之"，出自《素问·至真要大论》，指寒性的疾病，用温热的方药治疗。寒者热之是中医的重要治疗法则。

2018 年 6 月初，接诊了一位中性粒细胞减少症的儿童。患儿家长一进门就说："我和某某是同事，他经常到您这儿来看病，是他介绍过来的，请您帮忙看看孩子的病。"患儿，男，9 个月大。2018 年 4 月 28 日被发现中性粒细胞减少到 0，于北京某著名儿童医院诊为中性粒细胞减少症，并予以甘露聚糖肽等以提升中性粒细胞数。4 日后检测中性粒细胞升高到 1.77，停服甘露聚糖肽 2 日以后，中性粒细胞又降到 0.29，在找我治疗前一天，中性粒细胞数为 0.15。家长甚是焦虑。

我仔细询问病史，患儿近两个多月来，反复感冒、发热。孩子平素穿衣服较少，住在半地下室，平时吹空调比较多。我又看了看孩子现在的状况，全身上下只穿了一件松松垮垮的上衣，时有清涕流出来，面色苍白，全身上下皮肤冰凉。至此我已经明白了，患儿病情为身体虚寒所致。

中性粒细胞减少，甚至为 0，为什么？原因就是身体虚寒，外感风寒侵袭身体。

中性粒细胞具有吞噬细胞和杀菌作用。当人体出现一些感染或炎症的时候，中性粒细胞会从骨髓中释放一部分，血液中其他部位的中性粒细胞会聚集到有炎症的地方，吞噬细菌和坏死细胞，抑制细菌繁殖生长。它的趋化能力比较强，吞噬能力也比较强。

从中医的角度来看，中性粒细胞的杀菌作用为正气，细菌为邪气。所谓"邪之所凑，其气必虚"。当患儿经常吹空调，身体衣服不能遮体，那么必然外感风寒，正气亏虚。正气不足，病邪就会侵袭人体。此时身体正气奋起抗邪，出现正邪相争。但因为正气亏虚，无力祛邪，风寒之邪留恋不去，所以病症反复不愈。中性粒细胞之所以减少，乃至为

0，根本原因就是体质弱，免疫力低下，中性粒细胞在吞噬细菌过程中不断衰老死亡，甚至难以检测到，故显示为0。

《素问·至真要大论》曰："寒者热之，热者寒之……劳者温之……损者温之。"故对患者用温补气血，疏风散寒的方法。考虑到患儿年幼，仅有9个月大，当予以药方（也是食疗方）：苏叶6g、山药6g、大枣（擘开）2枚。2日1剂。并反复叮嘱家长要防寒保暖，多晒太阳。

半个月后复诊，患儿中性粒细胞数为1.14，已经恢复正常。迄今为止，已经过去三年多，孩子身体状况良好，未再复发。

【按语】

笔者在临床中发现，儿童疾病因于寒者十之七八，因于热者十之二三。为什么？吴鞠通云："人生于温，死于寒。"人要生存，几乎时时都要穿衣、盖被，以保持体温正常。若稍有不慎，不能及时添衣、盖被，那么就容易出现阳气不足的情况，进而受寒，发生疾病。故防寒保暖，无有终时。

笔者在临床治病时非常注意防寒保暖，尤其是在面对一些反复发作性的疾病时，如腺样体肥大，反复发作的鼻炎、鼻窦炎、咳嗽、哮喘、肠系膜淋巴结炎等疾病，都会让患者多穿衣服，防寒保暖。我常对患者说的一句话就是：宁可热着出汗，绝不冻着着凉。

开天窗法治头晕

中医学认为眩晕的病理变化，不外乎虚实两端。虚者，气血津液精亏，髓海失养。实者，风、火、痰、瘀扰乱清窍，清阳不升，机窍不灵。如《素问·至真要大论》云："诸风掉眩，皆属于肝。"《灵枢·海论》曰："髓海不足，则脑转耳鸣，胫酸眩冒，目无所见，懈怠安卧。"故对眩晕多从虚实两端治疗。

"无痰不作眩"。痰饮可以导致眩晕。然实际临床中，亦见头晕（眩晕）之因于湿者。如《重订严氏济生方·眩晕门》曰："所谓眩晕者，眼花屋转，起则眩倒是也，由此观之，六淫外感，七情内伤，皆能导致。"故六淫皆可以导致头晕，湿邪也不例外。

水湿痰饮为人体津液代谢障碍所产生。一般认为，湿聚为水，水停成饮，饮凝为痰。故水湿痰饮同源而异流，在表现性状、致病特点、临床表现方面有所区别。就形质而言，黏稠者为痰，清稀者为饮，澄澈者为水，而湿气则如同水气，弥散于全身。若湿邪弥散上焦乃至头部者，则亦可致眩晕。

对湿邪所致眩晕，重在宣畅气机，芳香开窍。为何用芳香开窍法？

中国传统式建筑，常常在屋顶上设置用以通风和透光的窗子。天窗采光，通风效率高。每当天气潮湿、闷热，房间阴暗的时候，就打开天窗通风，驱除潮热，随后整个房间变得干爽、清新、明亮。

手太阳小肠经更有天窗穴，能疏风清热，用于治疗咽喉肿痛、耳鸣耳聋、颈项部疼痛等病症，其作用亦与打开天窗祛除潮热的含义有相通之处。

故湿热郁蒸于上焦所致头晕，可用开窍法，即开天窗法。上焦窍开，弥散于上焦和头部的湿热，从上焦而走，病症往往会迅速解除。

如曾治一头晕半年患者，用此法一朝解除。患者，男，30岁。自述头晕半年。面色红，不思饮食，大便黏腻，小便黄，苔薄黄微腻，左寸脉浮至鱼际而濡，关尺脉濡，右脉滑而有力，略滑数。湿之中人也，首如裹，目如蒙。热能令人昏，故神志如蒙。此乃中焦湿热蒸郁，上蒙清窍，机窍不灵而致头晕。予以三香汤。

处方：瓜蒌皮、桔梗、黑栀子、枳壳、郁金、淡豆豉、降香各9g。7剂，水煎服，每日1剂。数日后偶遇，患者曰：头晕已愈。

三香汤出自吴鞠通的《温病条辨》，为微苦、微辛、微寒兼芳香法，由瓜蒌皮三钱、桔梗三钱、黑山栀二钱、枳壳二钱、郁金二钱、香豉二钱、降香末三钱组成。三香汤是开窍法治疗上焦湿热的典型方剂。《温病条辨》曰："湿热受自口鼻，由募原直走中道，不饥不食，机窍不灵，三香汤主之。"《临证指南医案》谓："时令湿热之气，触自口鼻，由募原以走中道，遂致清肃不行，不饥不食。但温乃化热之渐，致机窍不为灵动，与形质滞浊有别，此清热开郁，必佐芳香以逐秽为法。"此案所用中药，即为芳香开窍之品。

吴鞠通这样解释：湿热"由上焦而来，其机尚浅，故用蒌皮、桔梗、枳壳微苦微辛开上，山栀轻浮微苦清热，香豉、郁金、降香化中上之秽浊而开郁"。

又以此法治一患者，男，10岁，2015年9月20日初诊。就诊时，已头晕数年，加重7日。此前曾出现发热，随后头晕加重。平素经常头晕。且近一周食欲不振，易患口腔溃疡，察其苔黄腻而厚，两脉濡滑弱，知为湿热弥漫上焦和中焦，予三香汤合温胆汤加减。

处方：瓜蒌皮 10g、淡豆豉 10g、降香 12g、郁金 10g、枳壳 6g、桔梗 6g、炒栀子 6g、茯苓 15g、法半夏 9g、陈皮 15g、炙甘草 10g、乌梅 10g、藿香（后下）10g、钩藤（后下）10g、炒白术 15g、生姜 6 片、大枣（擘开）6 个。7 剂，水煎服，每日 1 剂。

患者服 7 剂药后头晕解除。

【按语】

湿热所致头晕与痰湿（或痰饮、水饮）所致头晕有何区别？湿热所致头晕必有机窍不灵。何为"机窍不灵"？机窍不灵即为湿热并重，上蒙清窍，困阻气机，浊邪害清，导致五官七窍功能出现障碍的状况，如首重如裹，昏瞀眩晕，鼻塞，听力下降，重听，纳呆不饥等症状。正如叶天士《外感温热篇》第三条曰："湿与温合，蒸郁而蒙蔽于上，清窍为之闭塞，浊邪害清也。"故知湿热之邪蒙蔽上焦，清窍闭塞，其表现则多种多样，如头晕目眩、头脑不清醒、耳鸣耳聋、嗅觉味觉受损、心悸、失眠等。

笔者也曾以开窍法治疗睡眠不安 2 年者，速愈。患者，女，30 岁，入睡困难 2 年。平素不易入睡，睡眠不实，多梦，醒后头重头胀晕沉，心悸，精神状态差，舌红苔白腻，脉濡弱。此中上二焦湿热，予开窍法之三香汤加味治疗。方药如下：瓜蒌皮、降香、郁金、藿香、炒栀子、淡豆豉、茯苓、白芍、芦根、生姜、竹茹各 15g，党参 25g，枳壳、桔梗、防风、炙甘草各 10g，通草 5g。5 剂，水煎服，每日 1 剂。患者服用 5 剂药后睡眠完全正常。

扬汤止沸法治发热

一、扬汤止沸能散热

《三国志·魏书》："扬汤止沸，使不焦烂。"其本意指的是在做饭时，用勺子不断把锅里的水扬起来散热，以保证水不沸腾，锅里的粥不焦烂。"扬汤"能止沸腾，是因为增加了"汤"的散热表面积，增加了散热的速率，从而阻止了沸腾的发生。

中医据此取象比类，设计出"扬汤止沸"退热法，即疏散退热法。疏散退热是用辛散药疏散表邪，透出热邪而达到退热的方法，包含发汗退热法和升散退热法。发汗退热法中又有辛凉发汗、辛温发汗两种方法。升散退热法，则适用于内有郁热的患者，即《黄帝内经》中"火郁发之"的治法。

二、苏叶水泡足散表寒退热

2018 年秋季的一天，我儿子在小区中央花园玩耍。傍晚时突然降温，导致他受风寒。回到家以后，发现他皮肤无汗而发热，体温到了37.8℃。我立即诊查舌脉，发现双脉浮紧，舌质淡红，苔薄白，判定是风寒束表导致的发热。我立即抓了一把紫苏叶放到泡脚盆里，倒入开水适量，等水温下降到合适的温度时，把他的双脚泡进紫苏叶水里，水面刚超过踝关节。大概过了 15 分钟，他前额、颈部、头顶、后背、前胸都出微汗了。此时再次测量体温，显示 36.8℃。泡脚结束后，我把他抱上床，盖上薄被子，等汗自行退去。汗退后，当晚体温一直稳定在36.8℃。

三、升阳散火治发热

升阳散火汤载于《内外伤辨惑论》和《脾胃论》。《脾胃论》："升阳散火汤治男子妇人四肢发热，肌热，筋痹热，骨髓中热，发困，热如燎，扪之烙手，此病多因血虚而得之。或胃虚过食冷物，抑遏阳气于脾土，火郁则发之。生甘草（二钱），防风（二钱五分），炙甘草（三钱），升麻，葛根，独活，白芍药，羌活，人参（以上各五钱），柴胡（八钱）。"

《医学六要》："一妇，每夜分即发热，天明暂止。自投四物汤，反加呕恶。诊得左关微急，而右寸关俱弦数有力。询之经后食梨，午后遂热起，正丹溪所谓胃虚过食冷物，抑遏阳气于脾土之中。此病多因血虚而得者，遂以升阳散火汤。一服热已。后用四物去地黄，加枳术、陈皮，健脾养血，调理而愈。"

在临床中常见食冷后发热的情况。人食冷后，遏制中焦阳气升发，导致发热。例如一位 8 岁男孩，过食生冷，导致腹痛、发热，查舌淡红，舌苔白水滑，双脉沉紧，诊断为发热，寒遏中阳证。处以升阳散火汤，患者服药后腹痛消失、发热立退。该病即是患者素体脾胃虚弱，过食生冷后阳气被遏制到脾胃中不得发越，导致发热。以升阳散火汤治之，升散被郁遏之阳气，疏散已有之热邪，补益虚损之脾胃而取速效。

【按语】

目前社会日常饮食中冷饮、水果较为常见，且小儿多喜爱冷饮。但是，过用冷饮、水果则伤脾损胃，郁遏中阳，导致发热。笔者遇到过很多因过食冷饮、水果导致发热、肺炎的患者，该类患者多被医院诊断为病毒、细菌感染等，给予苦寒的杀菌、抗病毒、清热解毒类药物，反而越治越差。此类疾病宜考虑使用升阳散火汤治疗，以期取得速效。

甘温除热法治发热

夏季气温高，令人难以忍受。在不借助空调制冷的情况下，消暑去热有两种方法，一种是寒法，即在大汗淋漓时洗个冷水澡，再饮冰镇啤酒或冷饮。用这种方法，可暂时凉爽。但很快就会感觉全身又热起来了。另一种是温法，即洗热水澡，喝热汤热水，全身出汗，慢慢的，全身反而凉快下来。与之相似，中医有用温热法治疗发热的方法，即甘温除热法。

人发热的原因很多，有寒有热，有虚有实。对热证一般多采用具有清热作用的寒凉药物治疗。但对阳气亏虚或血虚发热，则要以温法，温补气血为主以退热。不可妄用苦寒药物，以免耗伤人体的阳气，且发热必不能解。甘温除热法是指用味甘性温的药物治疗气虚发热或血虚发热的方法。

李东垣用补中益气汤甘温除热法治疗气虚发热。如《内外伤辨惑论》曰："盖胃气不升，元气不生，无滋养心肺，乃不足之证也。计受病之人，饮食失节，劳役所伤，因而饱食内伤者极多，外伤者间而有之，世俗不知，往往将元气不足之证，便作外伤风寒表实之证，而反泻心肺，是重绝其表也，安得不死乎？《难经》云：实实虚虚，损不足而益有余，如此死者，医杀之耳！然则奈何？曰：惟当以甘温之剂，补其中，升其阳，甘寒以泻其火则愈。《内经》曰：劳者温之，损者温之。盖温能除大热，大忌苦寒之药泻胃土耳。今立补中益气汤。"

实际上温法在临床治疗火邪病证时，若能佐以少许温散表寒的药，则亦疗效倍增，并不仅仅限于虚证。如银翘散稍佐荆芥穗，用少许温散表邪药宣通散寒，则解表去热效果更好。如用花椒治疗牙疼，胃火牙疼常加少量白芷、麻黄，顽固性头疼常加少量羌活、防风，眼结膜下出血、眼底出血也用少量麻黄等。

临床验案 1：反复发热 10 余日

初诊时间：2018 年 5 月 11 日上午。患者主诉：反复发烧 10 余日。

前四五日是低热，近四五日是高热不退，体温在39℃以上，并有逐渐加重的趋势。发热时烦躁、多汗，热退后手足凉，畏寒，舌质红、舌苔白厚腻，两脉濡弱滑。各种检查、化验基本正常，只是淋巴细胞有些偏低。生病期间一直吃各种退烧药，连花清瘟胶囊，甚至输液等均无济于事。我详细看了看临床表现，感觉是一派寒象。然后问了问生病的原因，得知：十余日之前去香港旅游，先是在海边吹风，后又入住酒店。但因酒店房间里空调设置的温度很低，所以感到很冷，甚至打哆嗦。由此更加确定是受寒湿比较严重，寒湿已经由太阳经深入太阴经、少阴经。故对其治疗需要温肺、脾、肾三脏阳气，加上清除里热的黄芩、玄参、生地之类。

处方：柴胡15g、桂枝15g、干姜10g、黑附片（先煎）6g、黄芩20g、玄参20g、生地20g、党参15g、茯苓15g、炙甘草6g、川木通10g、大枣（擘开）5枚。3剂，水煎服，每日1剂。

患者服药当日的下午，体温就降到了37℃。到了次日，发烧就完全退下了。服中药期间并未服用退烧药。

临床验案2：麻黄附子细辛汤加味退高热

患儿，女，8岁，2019年4月2日初诊。反复高热5日，体温在39℃以上，伴有咳嗽，鼻塞流涕，夜间哭闹不安，甚至一夜无眠。曾用焦三仙、石膏粳米汤、小儿柴胡退热颗粒等治疗，无效。因患者仍有鼻塞流涕，知仍为寒证；因用小柴胡、石膏粳米汤无效，可知无少阳证、阳明证。因反复高热5日，尤其是夜间仍哭闹，一夜无眠，故考虑久病伤阳气。当从太阳少阴论治，故用麻黄附子细辛汤加味治疗。

处方：生麻黄5g、黑附片（先煎）6g、细辛3g、辛夷（包煎）9g、生甘草9g、黄芩10g、连翘10g、太子参10g、赤芍10g、赤小豆10g、金银花10g、生姜4片、葱白4段、大枣（擘开）4个。2剂，水煎服，每日1剂。用法：将黑附片先煎40分钟后放其他药，再煎煮20分钟即可。叮嘱患者：好好睡觉，盖好被子，微微出汗。出汗以后，不要吹风，汗须自然干。平时一定注意防寒保暖，少吃凉的，少吃辛辣、油腻、肉食、鱼虾、海鲜。

结果，患儿 1 剂药还没有吃完，就退烧了。后未再复发。

临床验案 3：皮肤热 1 周

患者，男，65 岁，2020 年 2 月 13 日初诊。因受风寒导致皮肤自觉发热，但无发烧，体温并不高。伴有胃部不适，头晕，舌红苔白厚腻。曾输液 1 周无效。考虑为身体素虚，不慎感受风寒，以致风寒外束，郁热在皮肤，兼有湿浊上泛所致。当补益中气、温经通络，兼以消散郁热、化痰除湿。予以黄芪桂枝五物汤合五苓散加减。

处方：生黄芪 30g、桂枝 15g、白芍 15g、玄参 15g、连翘 12g、黄芩 15g、苍术 15g、茯苓 12g、猪苓 15g、升麻 15g、前胡 10g、陈皮 15g、炙甘草 5g、生姜 30g、大枣（擘开）5 个。2 剂。水煎服，每日 1 剂。用法：大火烧开锅后换用小火煎煮 20 分钟。注意：服药后喝热汤或热粥，睡觉盖被取微汗。避免寒冷饮食等。

患者服药 1 剂，皮肤热好了大半，2 剂药后痊愈。

临床验案 4：下午低热 10 余日

患儿，6 岁，2019 年 11 月 28 日初诊。每到下午低热，腋窝温度 37℃左右，持续 10 余日。夜间睡眠不安，右侧耳内疼痛，面色发黄，平素容易口疮，身体瘦弱，舌红舌苔白厚，前部少苔，两脉细弱。诊断：体虚发热。当用甘温法补益中气，略散郁热。予以参苏饮为主化裁，方药如下：紫苏叶（后下）9g、茯苓 6g、炙甘草 6g、太子参 9g、陈皮 6g、麸炒枳壳 6g、桔梗 5g、前胡 6g、木香 5g、葛根 30g、酒黄芩 6g、连翘 6g、蝉蜕 6g、玄参 9g、生地黄 9g、炒杏仁（后下）5g、生姜 2 片、大枣（擘开）2 枚。5 剂。水煎服，每日 1 剂。数日后复诊，发热痊愈。

临床验案 5：反复下午发热数日

患者，男，1 岁半，2020 年 1 月 11 日初诊。初起发热 38℃，略流清涕，偶尔咳嗽。于是便按照普通感冒发热治疗，予以参苏饮加味治疗。药方如下：荆芥穗、苏叶、连翘、牛蒡子、桑叶、木香、炙甘草、茯苓、党参、竹叶、前胡各 6g，葛根 30g，金银花、芦根各 9g，生姜 2 片、大枣（擘开）2 个。1 剂，水煎服，每日 1 剂。

第二日，发热较高，38.7℃，腹胀，其余如前。遂予以笔者近期治疗流感常用方剂治之。药方如下：生麻黄、桑叶、连翘、金银花、炙甘草、黄芩、淡豆豉、党参、木香、陈皮、茯苓各6g，桂枝3g，生石膏、葛根各30g，芦根、焦神曲各10g，生姜3片、大枣（擘开）3个。1剂，水煎服，每日1剂。早晚分两次服用。

第三日，患者服用后发热暂退。待下午五点钟复又发热，38℃，鼻塞、乏神、哭闹不休、舌苔中间黄厚（时日已久）。因前面药方可以退热，加上考虑舌苔黄厚为脾胃燥热之故，故令用第二日方去淡豆豉、芦根，加上石斛9g、麦冬9g，以滋胃阴。1剂，水煎服，每日1剂。

第四日，患者仍从下午开始发热，逐渐高热不退，夜间38.5℃，凌晨甚至到了39.2℃。且患者服药时，频繁呕吐，难以下咽。仍流清涕、打喷嚏、乏力、乏神、哭闹不休。故考虑到阳虚发热。遂予以甘温除大热之方。药方如下：桂枝6g、黑附片（先煎）5g、党参9g、陈皮9g、炙黄芪9g、前胡6g、葛根30g、木香6g、炙甘草6g、黄芩9g、黄柏3g、升麻9g、川椒6g、乌梅15g、焦神曲6g、生姜4片、葱白4段、大枣（擘开）6个。1剂，水煎服，每日1剂。

第五日，患者服药后未出现呕吐，但仍发热，整日唯有夜间出现一次39℃，服用美林后退热。

第六日，患者发热全退下去。没有再反复。

【按语】

补中益气汤所治疗的气虚发热是虚实夹杂之证，并非纯虚证。这里的虚是以气虚、元气虚弱为本，也是主要病因。这里的邪是指略有表邪侵袭，或气血失调而产生的痰湿、气滞、血瘀等。为何这么说？

首先，如李东垣所说"以甘温之剂，补其中，升其阳，甘寒以泻其火则愈"，这里的"甘温之剂"即为用甘温法。这里的"甘寒泻其火"，即为稍佐以甘寒之药。

其次，从病因上分析。东垣先生认为："受病之人，饮食失节，劳役所伤，因而饱食内伤者极多，外伤者间而有之。"从而得知，饮食失节者当有饮食积滞或气滞，劳役所伤者当有不慎感受风寒之时。尤其是在古代，食不果腹，衣不蔽体，且难以做到很好的养生保健的情况下，难免会感受风寒。笔者自小在农村长大，农村劳动者甚少能及时防寒保暖者。"外伤者间而有之"正说明了有外伤（有血瘀）者，偶尔可以见到气虚发热。

故临证当明辨慎思，不囿于一隅。对气虚发热者，以甘温为主，或佐以甘寒清热，或佐以疏风散寒，或佐以消食导滞，或佐以行气活血，如此则气虚得复，风寒得散，脾胃健运，清阳上升，浊气下降，气血调和，阴火得潜，发热自退。

甘温除热法治口疮

口疮，也称为口疳、燕口疮等，相当于西医学中的口腔溃疡，是指发生于口腔内黏膜的溃疡性损伤病症，多见于口唇、颊、舌、上腭等部位黏膜。舌头溃疡指发生于舌尖、舌腹部位的口腔溃疡。本病发作时疼痛剧烈、灼热，严重者还会影响饮食、说话，对日常生活造成极大不便。口疮可并发头痛、头晕、口臭、慢性咽炎、恶心、便秘、乏力、烦躁、发热、淋巴结肿大等全身症状。

口疮最早载于《黄帝内经》，指由于四时不正之气，火热上炎所致。如《素问·气交变大论》曰："岁金不及，炎火乃行，生气乃用，长气专胜，庶物以茂，燥烁以行……民病口疮。"

因患者大多有口舌灼热疼痛、舌红等热症，故病因多是以热毒、火毒、风热立论。如《丹溪心法》说："舌上生疮，皆上焦热壅所致。"《圣济总录》也说："口疮者，心脾有热。气冲上焦，熏发口舌，故作口疮。"《小儿卫生总微论方》："风毒湿热，随其虚处所著，搏于血气，则生疮疡。"或由嗜食辛辣，煎炸炙烤，脾胃有热，或急躁易怒，肝气不舒，内热蕴于心脾二经所致。故本病治疗大多以辛寒、苦寒、甘寒为主，如用凉膈散、泻黄散、泻心导赤汤、知柏地黄丸等治疗。

然而在实际临床发现，虽然火热之证居多，亦有因阳气虚寒而致口疮者。此类患者往往具有共同之处：长期服用清热药不效，甚至会加重；或出现因长期服用清热药而导致阳气不足的表现，如气喘、乏力、头晕、精神不振等。

阳气虚寒之口疮，多为中焦土虚，下焦虚冷而致虚火上炎，循经发于口舌所致。如《幼科释谜》曰："小儿口内白烂于舌上，口外糜溃于唇弦，疮少而大，不甚痛，常流清水，此脾胃虚热上蒸，内已先发而后形于外也。"

对此阳气虚寒之证，轻者用甘温法补益元气、清除虚热，如补中益气汤、升阳散火汤之类。重者则用温阳助火、引火下行之法治之，如桂枝汤、理中汤、附子理中汤、四逆汤等。如《幼幼集成》云："口疮服凉药不效，乃肝脾之气不足，虚火上泛而无制，宜理中汤，收其浮游之火，外以肉桂末吹之。"

临床验案 1：舌尖溃疡 4 月余

初诊时间：2021 年 4 月；患者主诉：舌尖溃疡 4 月余。现症见：患者的舌尖溃疡糜烂，颜色红赤，伴有口臭，口黏，食欲可，同时伴有面色发红，大便干结，1～2 日一行。迎风流泪，近 1 年来脱发较多，面部皮肤出油多，耳痒。既往体健。舌红，舌苔黄厚腻，左脉关尺沉、寸脉浮滑，右脉弦滑。

从舌尖红赤糜烂，舌红，口臭，大便干结，舌苔黄厚腻等症状表现来看，此证应属于热证。前医亦是以清热泻火、活血凉血、解毒利湿等治疗 1 个月，初则略有疗效，继而无效，甚至出现舌尖疼痛加重，伴有气喘、乏力等，呈逐渐加重趋势。

因思之，前面用了清热泻火、活血凉血、解毒利湿法不效，再用必然重蹈覆辙。既然清热法治疗无效，就反过来用温阳法治疗。尤其是给患者用了清热药后，出现喘息、乏力、精神不振等症状，正是清热药用的太多太过，损伤阳气，阳气不足，肺气亏虚的表现。这一点我自己体会十分深刻，我曾经因为急性咽喉炎，咽喉红肿疼痛厉害，用了大量清热泻火药后出现胸闷、气喘、气短、精神不振、头脑不清等症状。所以见到患者出现此类表现，我就知道要用桂枝、附子温补阳气。

患者为阳虚，火热之邪不能下行，逆于上所致。虽然口臭，舌红，舌苔黄厚腻，亦当舍弃舌苔而从脉象。两脉表现：尺脉沉为肾阳不足，弦脉为虚寒。迎风流泪，此为下焦亏虚，肝风夹湿气上行，到达目部所致。至于便秘，当为寒结便秘，其病机为阳气不足、虚热上浮、阳明不降所致。故治法为温阳益气、收敛浮火、凉血清热。

处方：桂枝10g、黑附片（先煎）5g、柴胡15g、黄芩20g、赤芍20g、党参15g、猪苓15g、茯苓15g、川芎10g、当归10g、泽泻15g、生牡蛎（先煎）30g、枸杞子15g、蒺藜10g、炒白术30g、鸡屎藤40g。7剂，水煎服，每日1剂。

本方黑附片温壮阳气、驱逐寒湿，与桂枝共同达到温阳益气，驱散风寒湿邪的目的；因患者素体肥胖，舌苔黄厚腻，湿气较重，桂枝与茯苓、猪苓、泽泻、炒白术组成五苓散，能宣畅三焦，通利水湿。炒白术重用30g，加之党参可以补益中焦之气，中气足，气机下行，具有通便作用。生牡蛎、枸杞子、蒺藜、茯苓可以补益肝肾，镇肝息风，收敛浮越之火，健脾利水，治疗迎风流泪。赤芍、黄芩清除郁结于营血分之热，柴胡、黄芩疏解少阳，当归、川芎养血活血，促进局部溃疡的愈合。诸药合用，共奏温阳益气、收敛浮火、健脾利湿、凉血清热的功效。

1周后复诊，舌尖溃疡痊愈。患者自述，服药两剂后舌尖溃疡处即不再疼痛，故患者续服本方1周后，彻底痊愈。

临床验案2：口唇溃疡，舌根部溃疡半年余

曾遇到一位39岁男性患者，近半年来口唇溃疡，舌根部溃疡，伴有大便干稀不调，疲劳乏力，经常熬夜，舌红，舌苔白厚腻，两脉沉弱。患者因为经常熬夜，阳气不能敛藏，故阴气不生，导致身体气血亏虚，虚火上炎。两脉沉弱为气血亏虚之证。虚火上炎则导致口唇溃疡，舌根部溃疡。大便干稀不调为脾胃气虚，脾不能运化水湿，水湿从大便而走所致。故本病证型为阳气亏虚，虚火上炎。当用甘温除热法治疗，处以补中益气汤合泻黄散加味。

处方：生黄芪 15g、党参 15g、生白术 15g、陈皮 10g、升麻 10g、柴胡 6g、生甘草 10g、全当归 10g、盐黄柏 10g、炒栀子 15g、豨莶草 15g、生石膏（打碎）30g、防风 10g、广藿香（后下）15g、荆芥 10g、川芎 10g、生姜 3 片、大枣（擘开）3 枚。7 剂。水煎服，每日 1 剂。早晚分两次服用。

本方以黄芪、党参、白术、甘草大补中焦之气，升麻、柴胡、防风、荆芥升脾阳，元气充足，脾气升清，运化水湿，则腹泻自止；以黄柏清泄下焦郁热；生石膏、栀子、藿香、豨莶草清泄脾胃伏火；如此舌根部溃疡及嘴唇处溃疡痊愈；当归、川芎养血、活血、行气，促进溃疡愈合；生姜、大枣和中补中。诸药合奏温补元气、温阳益气、清泄郁热、化湿止泻的功效，以达治疗嘴唇溃疡、舌根部溃疡的目的。

患者 1 周后复诊，病症明显好转，大便恢复正常，口唇溃疡及舌根部溃疡基本消失。于原方加黄精 30g，续服 1 周以善后。

【按语】

虽然说清热法无效，反取温阳益气、收敛浮火法，但是真正做起来却并不容易。很多患者并没有典型的虚寒之象或上实下虚，甚至其临床表现与实热证很像，尤其难以辨别。例如上述舌尖溃疡的病例，从舌尖红赤糜烂，舌红，口臭，大便干结，舌苔黄厚腻等症状表现来看，病症怎么看都属于热证。故临床须明辨医理，从疾病发生、发展的角度去思考疾病的演变，从诸多症状表现中寻找蛛丝马迹，从用药治疗过程中寻找启发。综合判断，进而得出治疗方法。

提壶揭盖法治便秘

中医有许多有趣的比喻，例如提壶揭盖法。生活中可见到茶水壶上面的盖子都有一个小孔，目的是倒水时能从小孔进来空气，以使壶中的水从壶嘴顺畅快速地流出来。

壶盖上都有个小出气孔，如果小孔被塞住，则壶内的水就倒不出来了，这时把小孔打开，水就可以继续流出来。

金元名医朱丹溪在诊治一男子小便不通时运用提壶揭盖法。他说："肺为上焦，而膀胱为下焦，上焦闭则下焦塞，譬如滴水之器，必上窍通而下窍之水出焉。"

李士材治郡守王镜如，痰火喘嗽正甚时，忽然小便不通，自服车前、木通、茯苓、泽泻等药，小腹胀闷，点滴不通。李曰：右寸数大是金燥不能生水之故，惟用紫菀五钱，麦冬三钱，北五味子十粒，人参二钱，一剂而小便涌出如泉，则咳亦止。若淡渗之药愈多，反致燥急之苦，不可不察也。（《续名医类案》）

事实上，提壶揭盖法还可治便秘，且临床中此类患者不在少数。中医认为，肺的位置最高，好像盖子一样将其余脏腑遮住，故又称"华盖"。肺主气，司呼吸，若是肺气机通畅，则二便通畅；若是肺气郁闭，宣发不畅，则容易引起大小便功能障碍，甚至便秘、癃闭等。故叶天士曰："气结则上焦不行，下脘不通，不饥不欲食，不大便，皆气分有阻。如天地不交，遂若否卦之义。然无形无质，所以清之攻之不效。"很多大小便功能障碍者，也往往治以开肺气，从而获得良好效果。

我在临床上常常遇到肺气郁闭引起的便秘，尤其是儿童。例如我家孩子6个月大时，平日大便很规律。突然有3天没有大便。家人很着急，反复问我怎么办？我说给孩子喝点茉莉花茶。当日孩子就大便2次。茉莉花茶禀肺金之色，味苦降气，气味儿芳香，醒脾升清气，善开肺气之郁，又化脾胃湿气。一升一降，大便得通。《随息居饮食谱》亦曰："茶微苦微甘而凉。清心神，醒睡除烦。凉肝胆，涤热消痰。肃肺胃，明目解渴……凡暑秽痧气，腹痛，干霍乱，痢疾等症初起，饮之辄愈。"

还曾遇到过用承气汤、增液汤等，以寒下、润下、温下法等通便无效者，转用开提肺气、宣通肺气的治法而得效。本法不用任何直接通便的药如生大黄、芦荟等，但是通便的效果却很好。清法、攻下法等治疗便秘不效者，可因病在肺气郁闭，故攻之清之不效。

临床验案：肺气郁闭便秘

初诊，2017 年 4 月 19 日。患者，女，57 岁，因近期感冒咽喉不适来诊，便秘数年余。患者音哑，咽喉红肿，平素易疲劳乏力，腰痛，颈部不适，容易腹胀，头晕头沉，记忆力差，便秘，大便 2 ~ 3 日一行。舌红苔白厚，两脉沉滑。通过舌脉可知，便秘为湿热郁闭肺气，大肠气机不通所致。予以清利湿热，宣畅肺气，以解郁开闭。

处方：瓜蒌皮 10g、郁金 15g、淡豆豉 12g、浙贝母 12g、炒杏仁（后下）12g、桑叶 12g、藿香（后下）15g、党参 20g、茯苓 20g、通草 6g、白芍 15g、生薏苡仁 30g、连翘 6g、黄芩 6g、竹茹 15g、生姜 5 片。7 剂，水煎服，每日 1 剂，分两次服用。

复诊，2017 年 4 月 26 日，患者服药后便秘已缓解。但因气血亏虚已久，故须培补脾胃气血以善后，叮嘱其多休息。

上方没有使用通便药（如大黄、火麻仁、番泻叶、芒硝、郁李仁、核桃等），只是针对湿热郁闭于肺而用药，复诊时患者大便基本恢复正常。此例便秘因湿热郁闭肺气，上窍不开，导致下窍不通，津液不布，因此便干难解。用瓜蒌皮、郁金、杏仁、浙贝母、桑叶、淡豆豉等开泄肺气，气机通畅，胃气因和，津液得下，肠腑得通，便秘自解。

【按语】

提壶揭盖法临床应用可以溯源到《伤寒论》。《伤寒论》虽然未曾提到"提壶揭盖法"一词，但早已应用在实际临床中了。如《伤寒论》二百三十条："阳明病，胁下硬满，不大便而呕，舌上白苔者，可与小柴胡汤。上焦得通，津液得下，胃气因和，身濈然汗出而解。"这里讲到阳明病出现"胁下硬满，不大便而呕"，可以知道是上焦病症影响到了大便不通。此时予以疏解少阳的小柴胡汤，"上焦得通，津液得下，胃气因和，身濈然汗出而解"。于是大便得以迅速排出。所谓"病在上者下取之，病在下者高取之"，非仅仅是指针刺穴位而言。若广而言之，则中药、针灸、拔罐、刮痧等治疗方法，皆可用之，其理一也。

欲提先降与子宫脱垂的治疗

一、中医对子宫脱垂的认识

子宫脱垂是指子宫的位置下移至坐骨棘水平或脱出于阴道口外的疾病。中医称该病为"阴脱""阴癫""阴菌""阴挺""子宫脱出"等。该病多发生于劳动妇女，以产后损伤、多产者最为多见。多因气血虚弱、中气下陷、肾虚所致，亦可见湿热下注、胞络受损不能提摄胞宫者。

根据子宫脱垂的程度，可分为Ⅰ度、Ⅱ度、Ⅲ度。子宫颈下垂到坐骨棘水平以下，但不越过阴道口，为Ⅰ度脱垂；子宫颈及部分子宫体脱出阴道口外，为Ⅱ度脱垂；子宫体全部脱出阴道口外，为Ⅲ度脱垂。临床发现脱垂越严重，治疗难度越大，因此该病应及早发现、及早治疗。

二、补气提脱与欲升先降

中医类书籍记载子宫脱垂的气虚下陷型主方，多为补中益气汤加补肾药物。但是，临床发现疗效不甚满意。有一次与一位中医前辈讨论这类子宫脱垂的治法，前辈说患者本就下元气虚而脱，不能固摄子宫，这时如果只用补中益气之黄芪、升麻、柴胡等补益提升中气，则中气上提，下元更虚。治疗之法，应先降气后补气提托，方可奏效。其法为在补中益气汤中加入一味枳壳，即可达到欲提先降的目的，从而治愈气虚下陷型子宫脱垂。

三、临床验案

2020年1月2日，诊室来了一位67岁的女性患者，自述子宫脱垂已有4个月，平时感觉气虚、心慌、气短，受寒则会腹泻。查舌质红，苔白，双脉虚数，沉取无力。诊为子宫脱垂，气虚气陷证。

处方：生黄芪45g、升麻6g、知母9g、麸炒枳壳9g、桔梗6g、柴胡 6g、党参 15g、麸炒白术 9g。7 剂，水煎服，每日 1 剂，早晚分两次服用。禁辛辣、生冷、水果，饭前服用。

7 日后复诊，患者自觉上午较前有力气，但多年的夜间口干如火烧感无减轻，脉大数，下午或者劳累后仍子宫下垂，大便正常，睡眠正常，舌淡红，舌苔白。仍诊断为子宫下垂，气虚气陷证。处方：生黄芪 90g、升麻 6g、知母 12g、麸炒枳壳 15g、桔梗 6g、柴胡 6g、党参 9g、麸炒白术 9g、生甘草 9g、茯苓 15g、淡竹叶 9g。7 剂，水煎服，每日 1 剂，早晚分两次服用。

又 7 日后复诊。患者诉吃药后，自觉会阴自然上提感。以前需要向前弯腰，臀部抬高后子宫才能回缩。刻下子宫不脱垂，口干好转，舌略红，苔黄腻，双脉滑大有力，尺脉沉。仍诊断为子宫脱垂，气虚气陷证。处方：生黄芪 100g、升麻 9g、知母 15g、麸炒枳壳 18g、桔梗 6g、柴胡 6g、党参 15g、麸炒白术 12g、生甘草 9g、茯苓 18g。7 剂，水煎服，每日 1 剂，早晚分两次服用。患者服药后子宫不再脱垂，但是劳累后，子宫仍轻度下垂。嘱其重视休息，不得提重物，不得劳累。随访数月，病情稳定无加重。

该医案以黄芪为主补气提升，配合枳壳治疗子宫脱垂而效果较好。初诊方中黄芪用量较小，故效果不明显。复诊方中将黄芪用量加倍，则疗效显著，说明黄芪用量大是很重要的。补阳还五汤中，黄芪用量可达四两方有效，黄芪减量则效差。该患者气虚证明显，故用大量黄芪补气，并配合枳壳，达到先降后升的效果。

【按语】

子宫脱垂由固定子宫的韧带松弛导致，最常见于气虚、气陷，故需补气升脱。现代研究发现，单用枳壳煎剂对家兔离体及在体子宫，不论已孕未孕或子宫瘘，均有明显的兴奋作用，能使其收缩有力，张力增加，甚至出现强直性收缩，说明枳壳确实可以作用于子宫。

黄芪在升阳举陷、托里生肌、解毒活血之时应重用，用量在 30～240g 才有明显效果。例如王清任的补阳还五汤，重用黄芪四两，以治疗中风偏瘫。如赵绍琴先生用大量生黄芪（60g 以上）治疗慢性肾炎、尿毒症等疾病。邓铁涛老先生治疗一截瘫患者，重用黄芪十二两（360g），效果很好。

井水干涸与脚心干裂

2014年12月30日，一位好友用微信发给我一张脚心皮肤干裂的图片。然后说：这是3岁多的男孩，这几天突然出现脚心干裂，甚至不敢走路。一走路脚就疼得直哭。该怎么治疗？

脚裂是指脚部皮肤干燥开裂的一种病症。多发作于寒冷、干燥季节，常见于足跟、足外缘等处，可见长短不一、深浅不等的裂隙，轻者仅为干燥、角质增厚、龟裂；重者裂口深达真皮，易出血，疼痛。

但我看了看图片，这个患者脚底部干裂非常有特点，在足心涌泉穴处干裂严重。局部皮肤粗糙，发红。该怎么治疗呢？

我想起了小时候村子里的那口井。某一年，夏日非常炎热干旱，将大地烤干。严重的时候，水井里也没有水了，井底也烤干了，土地皲裂。那么在人体，心与肾为火与水，对应自然界的太阳和水。心火下行，肾水上行，心肾相交，水火既济，则气血调和无病。若是心肾不交，水火不能相济，则生疾病。

脚底的涌泉穴，犹如井底。干裂为火为燥。若心火下炎，心火煎熬肾水，肾水亏，那么就会导致脚底干裂。此种情况不正与夏日炎炎能将井水晒干，井底干裂相似吗？

因此，确定本病为心火旺盛，肾水亏损导致。治疗则需清心火，补肾阴。以使心肾相交，水火既济。方药选择《伤寒论》黄连阿胶汤（黄连四两、黄芩二两、芍药二两、鸡子黄二枚、阿胶三两）。

黄连阿胶汤证是以肾阴亏虚，心火亢盛，心肾不得相交为主要病机的病症。其多由素体阴虚，复感外邪，邪从火化，致阴虚火旺而形成的少阴热化证。对于本病之心火旺盛，肾水亏损，尤为合适。故以黄连阿

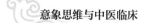

胶汤加减。

处方：怀牛膝、白芍各 15g，黄连、生地、赤小豆、生甘草各 10g，竹叶、黄芩、阿胶（烊化）、肉桂（后下）、丹皮各 6g，生姜 3 片，鸡子黄（冲服）1 枚。3 剂，水煎服，两日服一剂药。

本证为心火独亢，肾水亏虚，治应泻心火、滋肾阴、交通心肾。正如成无己曰："阳有余，以苦除之，黄芩、黄连之苦以除热；阴不足，以甘补之，鸡子黄、阿胶之甘以补血。酸，收也，泄也，芍药之酸，收阴气而泄邪热。"故方中重用味苦之黄连、黄芩泻心火，使心气下交于肾；配伍味甘之白芍、阿胶、鸡子黄、甘草滋肾阴，使肾水上济于心。并再加怀牛膝、肉桂引火下行，且佐少量肉桂，以防寒凉太多。因热邪较重，故用竹叶、生地、赤小豆、丹皮滋阴清热。诸药合用，心肾交合，水升火降，共奏滋阴泻火，交通心肾之功，则病症自除。

患者在用药 2 日后病症就已经改善，裂口逐渐愈合，疼痛也减轻。服药 6 日后痊愈，脚部皮肤光滑如初。

【按语】

临证心要在于大处着眼，小处着手。大处着眼是将脚心干裂的局部病变放在肾阴亏虚，心火亢盛，心肾不得相交，乃至天人相应的大的框架下，从整体上考虑。"天下大事，必作于细"。小处着手是要观察病症细节，并精心选择方剂，君臣佐使组方严谨，用药配伍精雕细琢。

血见黑则止与经血不止

一、血见黑则止

血见黑则止的理论首见于《增订十药神书》："如呕血咳嗽者，先服十灰散劫住……大抵血热则行，血冷则凝，见黑则止，此定理也。"运用该理论的代表方是十灰散，该方用大蓟、小蓟、荷叶、扁柏叶、茅根、茜草根、山栀、大黄、牡丹皮、棕榈皮各等分，各烧灰存性，研极细末，用于治疗出血性疾病。为什么十灰散要烧炭存性后使用？其实，十灰散中的药物大多数本就有止血作用，烧炭存性后使用，更加强了该方的止血功效。

其中原理要从炭的止血作用去理解。现代研究发现中药烧炭后可产生部分活性炭，同时也使可溶性钙离子含量增加。活性炭有吸附、收敛的作用，可使正常人凝血酶的凝血时间缩短 35%。其中的钙离子则为促凝剂，与活性炭一起发挥止血作用，可缩短凝血时间。但是，并不是所有中药烧炭存性后都能止血。因为有人发现活血、破血药即使烧炭存性后使用，也并不能达到止血效果。因此，临床上多选用凉血止血药烧炭后存性，以加强其止血效果。中医用"血见黑则止"来解释：血色红属火，止血中药烧炭存性则变成黑色，黑色属水，水能克火，故有止血功效。

二、中药炭治疗月经量过大

《济阴纲目·血见黑则止》中的"黑金散""五灰散""十灰丸"等皆为中药烧炭存性后治疗血崩的处方。可见后世治疗血崩之病症，常用烧炭后的中药。目前临床中治疗月经过多、崩漏等病症，也多用中药炭。

例如，一位 12 岁的女患者由母亲带着来诊所求诊。母亲代述病情。患儿初潮之前学习成绩名列前茅，上初一后月经初潮，月经量大，自此学习成绩直线下降，已经落后到班级最后几名。且出现反应迟钝、嗜睡、乏力等不适。月经周期 25～30 日一行，每次行经持续 10～15天，经量大，色鲜红。查舌质淡，舌苔薄白。双脉细数，尺脉沉弱。诊为月经量大，血虚肾虚证。

傅青主认为"经水出诸肾"，经量过大则肾水受损而致肾水亏虚。肾主骨生髓，脑为髓海。如果肾水亏虚，则导致髓海空虚。髓海空虚，则记忆力、精力等都会出现不足的表现。患者月经持续 10～15 天，经量大，损伤肾水，出现腰酸、困倦、脉细尺沉弱，所以可明确诊断为因月经持续时间过长、经量过多导致的肾阴虚证，以及由肾阴虚证造成的髓海空虚。治疗的第一步不是补肾，而是减少月经量。于是处以血余炭30g、桑叶30g、生地炭30g、地榆炭30g、茜草炭30g、黄芩炭30g、炒白术30g、荆芥炭15g、海螵蛸30g。1剂，打细粉末，每日温水冲服2次，每次5g。

患者服完药后复诊，诉月经量明显减少，且持续7天即可干净。但是仍然困倦、嗜睡、没有兴趣学习、腰部酸困。查脉细，尺脉沉弱好转，于是处以归芍地黄汤加减调理。患者服药后，诸证减轻，精力好转，对学习也能提起兴趣。

初诊方用血余炭、生地炭、地榆炭、茜草炭、黄芩炭、荆芥炭等为主的中药，做散剂服用，取得了快速止血、减少月经量的效果。尤其是血余炭一味药颇具特点。中医认为"发为血之余"，头发烧炭称为血余炭，可止血。患者因月经出血多伤及肾阴，导致髓海空虚，反应迟钝，记忆力下降等。《神农本草经》谓血余炭有"仍自还神化"的功效，因此，血余炭既可止血，又对脑部神志异常有一定效果。《傅青主女科》多用荆芥炭治疗崩中漏下，认为其有引血归经的作用。

初诊方中还用到桑叶，因为傅青主认为："桑叶者，所以滋肾之阴，又有收敛之妙耳。"止血方十灰丸中也用到与桑叶有关的黄绢、锦片烧灰。《济阴纲目》："黄绢、锦片皆蚕丝所成，蚕食桑而吐丝，扶桑之木，受青阳之气，禀少阳升生之性，能和甲胆之阳，以养厥阴之血，故神仙一切服食药，不得桑柴煎不食，以其火不文不武，而具温生之气也；蚕沙治崩，桑鲜止血，岂漫言哉？"

再如以本法治疗一位女孩月经淋漓不断。女孩13岁，平时身体瘦弱，身高1.56m，体重39kg，经期出血淋漓不尽，已持续16天，仍难以止住。面色发黄，疲劳乏力。二便可。舌红、舌苔白厚，两脉弦细弱。诊为月经淋漓不断，肝郁化火、气血亏虚证。因出血量多，时日较久，故应当先止血化瘀，参以疏肝理气、养血调经，处以蒲黄炭（包煎）10g、荆芥炭10g、槐花炭10g、艾叶炭10g、炮姜炭5g、茜草炭6g、柴胡10g、炒白芍15g、熟地黄30g、川芎10g、全当归10g、酒女贞子 15g、生杜仲 15g、续断 15g、茯苓 10g、牡丹皮 10g。4 剂，水煎服，每日 1 剂，早晚分两次服用。数日后复诊得知，患者服药 1 剂后，出血就止住了，疗效甚佳。

【按语】

临床实践中，笔者认为有些药炒炭后可以增强止血作用，如艾叶炭、棕榈炭、血余炭、荷叶炭、黄芩炭、地榆炭、茜草炭、侧柏炭、乌梅炭、荆芥炭等。但有些药物止血宜生用，如三七、白及、旱莲草、仙鹤草等。各种止血药物用法亦有不同，如仙鹤草止血时用量宜大，白及止血宜直接研成粉末吞服，等等。

免疫性血小板减少性紫癜与血热妄行

一、免疫性血小板减少性紫癜的诊断

免疫性血小板减少性紫癜（ITP）又称为"特发性血小板减少性紫癜""原发性血小板减少性紫癜"，临床表现为皮下瘀血点或者瘀血斑，可出现黏膜、内脏等多部位出血。截至目前，现代医学认为该病的发病机制尚未完全清楚。

目前对 ITP 的诊断，属于症状、理化检查结合的排除性诊断。其诊断步骤为：

1. 至少进行过 2 次血常规检查，显示血小板计数减少，而血细胞形态无异常。

2. 体检脾脏一般不增大。

3. 骨髓检查，示巨核细胞数正常或增多，有成熟障碍。

4. 排除其他继发性血小板减少症。

满足以上条件者，可诊为 ITP。

二、中医对免疫性血小板减少性紫癜的认识

中医无该病名称，结合其症状，可归入中医"血证""发斑""葡萄疫""紫癜"等范畴。该病的发病多先见实证，日久不愈则变为虚证，亦有虚实夹杂证。其实者，多见血热为患；其虚者多见气虚、脾虚为患。

《素问·六元正纪大论》："不远热则热至……热至则身热……血溢、血泄。"《景岳全书》认为"气伤""火盛"为血证两大主因。《素问玄机原病式》："血溢者，上出也，心养于血，故热甚则血有余而妄行。"《济生方》载："夫血之妄行也，未有不因热之所发。"《血证论》："凡病血者……无不由于水亏，水亏则火盛。"以上皆认为血证以热为因。

《景岳全书》云："血主营气，不宜损也，而损则为病……损者多由于气，气伤则血无以存。"《证治准绳》曰："有气虚而邪热乘之，则血不得循流故道，渗于诸经，亦生走失之证。"此为气虚而导致血证。该病尚有脾胃亏虚者，如《丹溪心法》："内伤斑者，胃气极虚，一身火游行于外所致。"《血证论》言："脾统血，血之运行上下，全赖乎脾，脾阳虚则不能统血。"

故从中医角度观察，该病与"血热妄行""脾主统血""气摄血"等有密切关系，在治疗中实证多从血热论治，虚证多从脾胃入手。

三、化斑汤加味治疗血热妄行 ITP

2018 年初冬，一位 30 岁的女性患者因皮肤出现很多细小的皮下出血点就诊。患者就诊前一周发现全身皮肤有细小皮下出血点，且呈逐日增多趋势。于当地医院查血常规发现红细胞、白细胞正常，血小板为 58×10^9/L[参考值为（ $100 \sim 300$ ） $\times 10^9$/L]，显著低于参考值。且排除脾大及其他疾病导致的血小板减少。当地医院初步诊断为 ITP。

望诊发现患者面部红赤，手心红而干燥。询问病情后得知：患者近一个月，每日吃两顿羊肉以补阳气。每日自感身热，口渴，汗出多，呼气热，夜眠不安，大便干结。舌诊时发现舌质紫红，舌苔薄黄而干燥。

双脉洪大有力。诊为免疫性血小板减少性紫癜，热迫血行证。处以化斑汤加味。

处方：生石膏（打碎）60g、知母15g、炙甘草9g、粳米30g、玄参15g、水牛角30g、茜草15g、丹皮12g、生地30g、紫草9g、夏枯草9g、连翘12g、麦冬15g。7剂，水煎服，每日1剂，早晚分两次饭前服用。忌口：羊肉、牛肉、鸡肉、辛辣、烤炸、干果、榴莲、海鲜等发物。并嘱每日以大米、绿豆汤为主食，吃低温油炒青菜。每日用白萝卜10片、绿豆50g、雪梨片50g煮水1 500ml，当蔬果茶，频繁饮用。

患者一周后复诊，诉全身皮下出血点全部消失，睡眠好转，呼气热减轻，无口渴，大便每日一次，不干燥。诊察：舌红，苔薄白，双脉略数。诸证好转，继续予以下处方：生地12g、赤芍12g、丹皮12g、茜草12g、桑叶12g、菊花12g、生甘草6g。7剂，水煎服，每日1剂，早晚分两次饭前温服。饮食禁忌同前。

患者一周后再次复诊，血常规化验单显示：血小板计数115×10^9/L，已达正常水平。

初诊时处以化斑汤加凉血止血之品，以内清热邪而止血。同时以白萝卜、绿豆清解体内羊肉所致的热毒；以雪梨滋阴润燥。患者用药后症状好转，继续用清热凉血之品。复查血小板恢复正常。2020年患者带女儿来治疗小儿疾病，诉其ITP近1年半一直未复发。

【按语】

发病前一个月，患者盲目进补，每日食用大量羊肉而致生内热。民间有一句谚语"冬吃萝卜夏吃姜"，即是防止冬季温补太过而生内热。《名医别录》："羊肉，大热。"《金匮要略》谓羊肉"有宿热者不可食之"。患者连续食用羊肉1个月，导致体内热邪充斥周身，可表现为脉象洪大。热邪入血分，则舌紫红。热邪外散，热迫血行，则出现皮下出血点。人体热邪充斥，则热邪向上、向外而散。血分之热气欲散，必然导致血溢脉外。

滴水观音与风湿寒证鼻炎

鼻炎即鼻腔炎性疾病，是病毒、细菌、过敏原、各种理化因子以及某些全身性疾病引起的鼻腔黏膜的炎症。中医将鼻炎称之为鼻鼽、鼽嚏、鼽水等。鼻鼽最早见于《素问·脉解》："所谓客孙脉则头痛、鼻鼽、腹肿者，阳明并于上，上者则其孙络太阴也，故头痛、鼻鼽、腹肿也。"后世医家对本病的论述也较多，如金代《刘河间医学六书》中说："鼽者，鼻出清涕也。"对鼻鼽的病因，明代《证治要诀》说："清涕者，脑冷肺寒所致。"

鼻炎有以流涕多表现为主者，尤其是在夏季。对于鼻炎，大家多是从风寒或风热来论治。然而，我发现湿气重也会导致流涕不止。

2017年6月，我每日晨起就会流涕不止，略有鼻塞不通，却并无明显的寒热之象。在当时，我结合夏天的特点，出汗多，喝水多，舌苔白厚，头容易晕沉等，可知此为湿气重的表现，但还不是很确定。后来我想起一件事，在单位房间里有很多滴水观音，我经常给它们浇水。我发现若是哪天浇水多，且空气湿度大，次日清晨，水滴就会从叶子尖端或叶边缘向下滑落。

其实，人体何尝不是如此？水湿痰饮同源而异流，分之为四，合之为一，可分而不可离。一般而言，湿聚为水，积水为饮，饮凝成痰。湿气乃水液弥散于人体组织中的状态。当体内水湿过多，也会从孔窍中渗出，乃至从鼻孔中渗出，成为鼻涕。

人体湿气的产生，与外感湿邪及内伤有关。

外感水湿之邪，亦可以引起鼻塞、流涕。如《症因脉治》云："或时行雨湿，或坐卧湿所，或湿衣所侵，肺主皮毛，皮毛受湿，则身重鼻塞之症作矣。"

若是脏腑功能失调，水液代谢失常，水湿随气升降，内而脏腑，外至筋骨皮肉官窍，无处不到。如《儒门事亲》曰："人因劳役远来，乘困饮水，脾胃力衰，因而嗜卧，不能布散于脉，亦为留饮。"

饮水、饮酒过多，也会造成水湿痰饮的停留。如《医学入门》曰："痰饮……皆因饮水及茶酒停蓄不散耳，加外邪、生冷、七情相搏成痰。"《临证指南医案》亦言："若内生之湿，多因茶汤生冷太过，必患寒湿之症。"

我按照湿气重的方法治疗，每天吃一块生姜，温化水湿，很快鼻炎就痊愈了，鼻涕消失，鼻息通畅。

于是，我慢慢总结出风湿寒证类型的鼻炎治法。具体如下：

证型：风湿寒型鼻炎。

临床表现：流涕多，鼻塞严重或打喷嚏，每到夏季较为严重，面色略发白，常略浮肿，腹胀或容易痞满不化，身体肥胖，身体沉重困倦，易疲劳乏力，头晕，大便正常或略稀溏。苔白滑腻，两脉弱而浮滑。

机制：临近夏日，湿气较重，由湿致寒所致。

治则：祛风除湿，散寒通窍。

方剂：麻杏苡甘汤加味。生麻黄10g、生薏苡仁30g、杏仁（后下）10g、生甘草10g、陈皮10g、藿香（后下）10g、茯苓15g、黄芩10g、通草6g、生姜6片、大枣（擘开）5个。

录临床验案一则，具体如下：

患者，男，6岁，鼻塞，鼻涕量多一周余，伴有咳嗽，吐黄痰，咽喉红肿，略干痛。舌质略红，舌苔白厚滑腻，两脉弱略浮滑。诊为风湿寒袭，郁热内生。予麻杏苡甘汤加黄芩汤治疗。

处方：生麻黄6g、生薏苡仁25g、焦白术15g、炙甘草10g、茯苓12g、炒杏仁（后下）10g、黄芩10g、射干15g、通草6g、竹茹15g、天花粉18g、芦根10g、桑叶10g、生姜6片。5剂，水煎服，每日1剂。

患者服用5日后，诸证好转，基本痊愈。

或许大家会问：为何单列出风湿寒型鼻炎，它与风寒湿型有什么区别呢？

我在临床中发现，风湿寒和风寒湿是不同的。风湿寒的发病顺序是由于风湿而导致的寒证，所以治疗必须以祛湿为主，散寒为辅。风寒湿的发病顺序为风寒导致的湿气，所以其治疗是要以祛风散寒为主，化湿为辅。正如《金匮要略》明言："风湿相搏，一身尽疼痛，法当汗出而解，值天阴雨不止，医云此可发汗，汗之病不愈者，何也？盖发其汗，汗大出者，但风气去，湿气在，是故不愈也。若治风湿者，发其汗，但微微似欲出汗者，风湿俱去也……病者一身尽疼，发热，日晡所剧者名曰风湿，此病伤于汗出当风，或久伤取冷所致也，可与麻黄杏仁苡仁甘草汤。"因此，风湿寒治疗必须微发其汗，但微微似欲出汗者是风湿俱去也。《本草问答》亦云："麻黄必用苗，以其苗细长中空，象人毛孔，而气又轻扬，故能发汗，直走皮毛。"

【按语】

笔者在临床中观察，若是风湿寒型鼻炎的治疗以散寒为主，祛湿为辅，则容易导致两个后果：①寒去湿存。或者不会感到寒的表现，但是很容易导致湿邪留滞体内，鼻涕不断。②温燥伤阴。因为过用温药去湿寒，寒湿去而温燥盛，易致鼻腔干燥灼热、咽痛、咳嗽，甚至发热。故一字之差，病证治疗相异，医者临证务须明辨。

寒者热之与腹痛、呕吐

自然界中凡是明亮、温暖、向上、动、热、燥者属于阳，凡是晦暗、寒冷、向下、静、凉、宁者属于阴。阴阳之间相互制约，如上与下、天与地、寒与热、水与火、明与暗等。例如天气寒冷之时，可以烤火驱散寒冷。当天气炎热之时，可以开空调制冷以去热。如张景岳在《类经附翼·医易》中说："动极者，镇之以静，阴亢者胜之以阳。"

寒者热之，即寒性病证表现为寒象，用温热性质的方药来治疗。本法在临床运用甚广，如风寒感冒治之以辛温解表，里实寒证治之以辛热温里，等等。

笔者以"寒者热之"治疗儿童腹痛、呕吐、肠系膜淋巴结炎（肿大）等，取得良好疗效。

　　肠系膜淋巴结炎是引起儿童腹痛的常见病症，主要症状就是腹痛，以脐周及右下腹多见，可伴腹泻、呕吐等，检查可见肠系膜淋巴结肿大。本病多为脾胃虚寒所致。如《素问·举痛论》曰："寒气客于肠胃之间，膜原之下，血不得散，小络急引故痛……寒气客于小肠膜原之间，络血之中，血泣不得注于大经，血气稽留不得行，故宿昔而成积矣……寒气客于小肠，小肠不得成聚，故后泄腹痛矣。热气留于小肠，肠中痛，瘅热焦渴……故痛而闭不通矣。"

　　肠系膜淋巴结炎可以用七味白术散治疗。七味白术散出自《小儿药证直诀》，为宋代名医钱乙所制，是临床应用较广、疗效较好的健脾药方，由人参、茯苓、白术、藿香、木香、甘草、葛根组成，具有健脾生津、行气消胀的作用。若疼痛严重可加香附、延胡索、高良姜温阳散寒止痛；若食积加山楂、神曲、鸡屎藤消食化积；肿大明显，可加牡蛎、夏枯草等散结消肿。

　　本方以白术为君，辅以茯苓、藿香甘淡微温芳香，可以健运脾胃而不壅滞，用量宜重。人参、甘草功专补益脾胃，助白术健脾补气。木香行气散寒止痛。葛根量大，可升提脾胃清气，且可生津，并防木香、茯苓、白术等温燥。全方甘辛微温，助脾胃阳气散寒而无刚燥伤津之嫌，补脾滋阴而无壅滞滋腻之害。寓消于补之中，寄补于散之内，诸药合奏扶脾助运之功。

　　曾诊治一位肠系膜淋巴结炎的患者。该患者时时腹痛一周余，B超显示腹腔淋巴结稍大，腹腔积液。予温散寒湿、消肿止痛之七味白术散加味治疗。

　　处方：党参、炒白术、茯苓、藿香（后下）、木香、炙甘草、葛根、陈皮、醋香附、焦神曲各6g，炒栀子、川芎各5g，干姜、黄连各2g，葛根9g，生薏苡仁10g。15剂，水煎服，每日1剂。

　　半月后复诊，患者腹部疼痛消失。嘱其续服半个月，以巩固治疗。

　　儿童呕吐常常由受寒引起，此时需要温胃散寒、和胃止吐。藿香正气水辛温，具有散寒化湿、和胃止呕的功效，是治疗脾胃寒湿型呕吐的常用方药。藿香正气水内服或外敷肚脐治疗寒证呕吐，皆有好的效果。

如某天晚上，突然有位妈妈求助："范大夫，孩子外出回来以后，突然就吐了好几次，也可能是吃多了，怎么办？"我说："这可能和受寒有关系。可以先用藿香正气水贴敷肚脐，再配合顺时针揉揉肚子，随后用热水袋热敷肚子30分钟。不管是寒还是积食，都可以治疗。"第二天早上，这位妈妈就发过来好消息："范大夫，藿香正气水真不错，已经基本恢复正常了。今天孩子喝了点母乳又睡着了，母乳量比较少，今天还需要贴藿香正气水巩固一下吗？"我说："可以的。"

【按语】

小儿脾胃不耐寒热，发病如是，治疗亦复如是。钱乙说："脾虚不受寒温，服寒则生冷，服温则生热，当识此勿误。"故对脾胃如何调理，其中自有深义。程钟龄在治疗咳嗽时如是说："药不贵险峻，惟其中病而已。"小儿脾胃病症的治疗亦是如此。记得在学校时某明医遣方用药平淡无奇，但治病效果很好。何也？后渐明其真意，即能明知何病，明辨何证，故用药能切中病机，直达要害，虽然用药平淡无奇、毫无险峻，然却疗效甚好。古人言"善战者无赫赫之功，善医者无煌煌之名"，诚不欺我。

痰湿动风与小儿抽动症

小儿抽动症亦可以从水湿痰饮论治。《素问·至真要大论》曰："诸痉项强，皆属于湿。"汪昂《汤头歌诀》亦曰："百病多因痰作祟。"

《伤寒论》中有多处因水湿较重导致痉挛或颤动的论述。如《伤寒论》第67条："伤寒若吐、若下后，心下逆满，气上冲胸，起则头眩，脉沉紧，发汗则动经，身为振振摇者，茯苓桂枝白术甘草汤主之。"这里的"身为振振摇者"即是由于中阳不足，脾失健运，气化不利，水饮内停所致。

再如《伤寒论》第82条："太阳病发汗，汗出不解，其人仍发热，心下悸，头眩，身𣊏动，振振欲擗地者，真武汤主之。"这里的"身𣊏动"即是阳气亏虚，水湿泛滥所致，故以真武汤温阳利水治之则愈。

《金匮要略》中亦有痰饮导致肢体动作的论述。《金匮要略·痰饮咳嗽病脉证并治》曰："膈上病痰，满喘咳吐，发则寒热，背痛腰疼，目泣自出，其人振振身𣊏剧，必有伏饮。"

《温病条辨》认为有九种原因可以导致痉病，即寒痉、风温痉、温热痉、暑痉、湿痉、燥痉、内伤饮食痉、客忤痉、本脏自病痉。湿邪也是导致痉病（抽动）的九大原因之一。如《温病条辨·湿痉或问》曰："吾见湿因致痉，先病后痉者多，如夏月小儿暑湿泄泻暴注，一昼夜百数十行，下多亡阴，肝乘致痉之类，霍乱最能致痉，皆先病后痉者也。"

故本病从痰湿或湿热论治者，亦属不少。

某日诊治一小儿抽动症患者，挤眼睛 3 年余。患者每到春季挤眼睛就加重，咽喉中频繁发出"嗯嗯"声 1 年余，摇头、点头 1 周余，面色黄，略有喷嚏，舌红苔薄白，两脉弱略滑，诊断：小儿抽动症。证型：脾虚痰湿、肝木犯土、肝风内动。

为什么孩子总是点头、摇头呢？

这是有痰湿。痰湿可以生风动风。《幼科发挥》论抽搐云："惊后其气不散，郁而生痰，痰生热，热生风，如此而发搐。"明示痰湿动风之机制。朱震亨《丹溪心法》云："痰之为物，随气升降，无处不到。"若是痰湿留滞于经络则易出现种种表现，如甩腿、抖臂等动作。若是痰湿在头，就容易摇头、点头。

因儿童心肝火常有余，肺脾肾常不足。儿童脾胃素弱，又常因饮食不节，而致脾胃受损，痰湿内生。故在临床遇到摇头、肢体甩动等肢体病症，从痰湿来论治，多获得良效。笔者用本法治愈多例痰湿类型的小儿抽动症患者。

临床验案 1：频繁点头 2 年

患者，男，8 岁，2018 年 5 月 26 日初诊。频繁点头 2 年，加重 5日。患儿从小阶段性头晕，形体肥胖，体重 69 斤。平素便秘，3～4 日一次，舌红、苔白厚腻，两脉濡滑。诊断：小儿抽动症。证型：中焦不通、痰湿动风。

处方：麸炒苍术 9g、醋莪术 9g、法半夏 6g、赤芍 9g、天麻 9g、竹茹 9g、姜厚朴 9g、烫枳实 9g、生大黄（后下）2g、全当归 6g、柴胡 9g、黄芩 9g、茯苓 9g、蝉蜕 9g、木香 9g、党参 9g、生姜 2 片、大枣（擘开）1 枚。14 剂，水煎服，每日 1 剂，早晚分两次服用。

复诊，2018 年 6 月 8 日。经过上述化痰除湿，调理中焦脾胃以后，病症大幅度好转。现在平时白天无点头，唯有紧张时略有点头。仍便秘，3～4 日一次，舌红、苔白厚腻，两脉濡滑。

处方：法半夏 6g、天麻 9g、竹茹 9g、姜厚朴 9g、烫枳实 9g、生大黄（后下）2g、茯苓 9g、党参 9g、陈皮 9g、炙甘草 5g、金银花 6g、生姜 2 片，大枣（擘开）1 枚。14 剂，水煎服，每日 1 剂。因病症减轻，仍旧便秘，故去苍术、莪术、蝉蜕、木香。加上清热的金银花 6g，以帮助排便。

数月后随诊，诉点头动作消失。迄今为止 3 年余，仍未复发。

临床验案 2：小儿抽动症 3 年

2018 年 8 月 11 日在潍坊高密会诊了一位患者，男，12 岁，患有小儿抽动症 3 年多，左侧肢体不断扭动、甩动，意识清醒，24 小时脑电图无异常，可以排除癫痫发作，伴有纳少，身体瘦弱，舌红少苔，两脉浮细滑。患者及家长多方求医，罔效，甚为苦恼。我观察患者反复甩腿、抖臂，考虑本病实为痰湿所致。结合舌脉，可知本病为湿热中阻，且有心肝火旺、气血亏虚。治以清热利湿、清心平肝、补益气血法。

处方：竹茹 10g、茯神 10g、枳实 10g、麦冬 10g、乌梅 10g、生甘草 5g、太子参 10g、赤芍 10g、竹叶 10g、陈皮 10g、生薏苡仁 15g、法半夏 6g、玄参 10g、蝉蜕 10g、姜黄 6g、生大黄（后下）4g、生姜 1 片、大枣（擘开）1 个。14 剂，水煎服，每日 1 剂。

复诊，2018 年 8 月 25 日，患者症状改善明显，精神状态好转，疗效突出。其家人也甚是欣喜。需加强温脾化湿的力度，故在上述药方基础上，生姜加至 3 片、大枣（擘开）加至 3 个。续服 14 剂。

患者在治疗 1 个月后，病症痊愈，无肢体动作，并且在治疗当年身高增长 10 余厘米，体重也增加许多。在第二年时，患者病症反复，均续服此方 1 个月而愈。迄今已逾 3 年，患儿抽动症未再复发。

【按语】

痰湿所致小儿抽动症多以健脾和胃、化痰除湿，恢复脾胃气机升降为主要治疗法则，并参以疏肝行气、清热养阴、疏风止痉等法。治疗常用二陈汤、温胆汤等以健脾化痰和胃，用升降散以恢复脾胃气机升降且可以疏风止痉。健脾益气可以用太子参、党参、炙甘草、山药、大枣等。此外，治疗的同时宜酌加活血行气之品如莪术、生鸡内金、姜黄等，以使气血流畅，利于病症恢复。

抑木扶土法与胃痛、吐痰涎

抑木扶土法，即疏肝健脾以治疗肝旺脾虚，又称疏肝健脾法、平肝和胃法、调理肝脾法。抑木扶土法，是根据五行相克次序所确立的一种治法。肝属木、脾属土，抑木扶土法是针对肝旺乘脾、肝旺乘胃而设。所以抑木扶土法，实际上包括疏肝健脾、泄肝和胃、调和肝脾等具体治法，主要适用于肝强脾弱、肝强胃弱和肝脾不和、肝胃不和之病证。

一位男童，7 岁半，平素厌食，吃饭很少，身体很瘦（身高 127cm，体重 23kg），乳牙仍未换恒牙（正常人一般 6 岁开始换恒牙）。其母曰：“我发现他越到春天越吃不下，每年最瘦的是春天。很是让人奇怪。”

为什么会出现这种现象呢？主要原因是肝气旺，脾胃弱，肝木乘土。因脾胃素弱，肝火旺，则脾土易被肝木所乘，不能运化，不能输送水谷精微，四肢不能禀受水谷精微滋养则体瘦。如《素问·脏气法时论》曰：“肝主春，足厥阴少阳主治，其日甲乙。”《诸病源候论》云：“肝象木，旺于春。”《摄生消息论》曰：“肝脏春旺。”春季为木，为肝胆所主，故肝木旺。肝木越旺，则乘脾土愈甚，故该患儿越到春天体瘦越严重。

因此，在春季补脾胃异常重要。正如《素问·平人气象论》所说："春以胃气为本。"脾胃属土犹如土地，人体生长犹如草木生长，春季草木生长赖土地肥沃，每到春天农民就会给庄稼及时浇水、施肥，使土地肥沃。于是地里的庄稼很快返青，长势喜人。那么在人体，儿童身高和体重的增长皆赖脾胃强健，运化气血充足。《金匮要略》曰："见肝之病，知肝传脾，当先实脾。四季脾旺不受邪，即勿补之。"故多补脾胃，脾胃健运、气血旺，不易受肝木抑制，身体皆健。

笔者也观察到，很多患者在春季往往会出现一系列肝木乘土之象，如胃痛、呕吐、痰涎多、头晕、眼花、乏力，两脉濡弱无力等。其实根据天人相应，结合季节和天气，也不难理解其原因：木乘土。现今恰逢春天，肝气升发力量增强，而患者平素脾胃偏弱，因此导致肝木乘脾土太过，出现一系列肝木过度克制脾土的表现，如胃痛，全身乏力，头晕眼花，甚至两胁肋疼痛等症状。对此须用抑木扶土法，多疏肝补脾，益气生津。正如《素问·脏气法时论》曰："肝苦急，急食甘以缓之。"

临床验案 1：胃痛日久

患者，男，35 岁，2017 年 3 月 12 日就诊。胃痛日久，痛无定处，舌质红，苔白厚腻滑，两脉濡弱无力。诊为脾虚痰湿、肝木乘土、略有血热。当以补益脾胃之气、疏肝调肝，兼凉血清热法治之。

处方：莲子 20g、山药 20g、芡实 15g、黄精 20g、黄芪 18g、当归 15g、麦冬 15g、玉竹 15g、法半夏 10g、陈皮 10g、柴胡 10g、赤芍 15g、炒白术 15g、连翘 9g、炒莱菔子 12g、白芍 12g。5 剂，水煎服，每日 1 剂，用法：大火烧开锅后换用小火煎煮 40 分钟。

患者仅服药数剂，胃痛消失。

临床验案 2：每到春季上泛口水，吐痰涎

患者，男，40 岁，每年到春季嘴里总是上泛口水，口淡无味，到了晚上八九点就会呕吐很多痰涎，色白。平素大便偏稀，不成形。此为春季，肝木升发，阳气发泄于外，脏腑内里虚寒，脾胃虚寒，阳虚不化痰饮所致。当以温补中阳、抑木扶土治之。方用理中汤加味治疗。

处方：炙甘草 9g、党参 9g、炒白术 9g、干姜 9g、竹茹 9g、炒栀子 9g、淡豆豉 9g、枳壳 9g。5 剂。水煎服，每日 1 剂。用法：水煎 30 分钟。

服药数日，病症痊愈。

【按语】

五行相乘中，以肝木乘土最为常见，如呕吐、吞酸、嘈杂、腹痛、腹泻、呃逆、纳呆、胃脘痞闷等病症。其因为"肝为五脏之长而属木，有病则先克脾胃之土"，故仲景所言"见肝之病，当先实脾"，历代医家皆奉为圭臬。进而言之，见脾之病，当先抑肝。

土地干裂起皮与多形性日光疹

多形性日光疹为正常皮肤经暴晒后产生的一种急性炎症反应，表现为红斑、水肿、水疱、脱屑和色素沉着。多形性日光疹多发于盛夏酷暑季节，常发于颜面、颈部、手臂、手背等部位。本病多发于儿童、妇女，其反应的强度与光线强弱、照射时间、个体肤色、体质等有关。愈后常常留有色素沉着斑，自觉烧灼、疼痛感，并且容易反复不愈。

2014 年夏季，有一患者诉苦："每到夏季，天一热，太阳一晒，我的脸、脖子，还有整个手臂，全都是又红又痒，到现在已经 12 年了，怎么治疗也没有见好，心里很是急躁。"

初诊：2014 年 7 月 10 日，患者李某，女，33 岁，患有多形性日光疹 12 年，每到夏季面部、颈项部、手臂等部位皮肤发红、瘙痒难忍。同时还伴有口干口渴，多梦，小便黄，大便数日一行，干结如球。舌尖红，苔薄白，两脉虚弱。

多形性日光疹，属于现代疾病。随着社会的发展，各种疾病层出不穷，中医无本病病名，古籍记载也不多。那么对多形性日光疹该如何治疗呢？看着患者，我陷入了思考。

当我在临床面对不曾遇到，或者一些难治性疾病时，往往会从中医的根本出发，从中医的根源寻找治病的思路。本例患者，我从其表现症状如皮肤干痒、皲裂起皮联想到土地干裂起皮的样子。当土地中水分减少，太阳光直晒到土地时，地面就会出现干裂起皮。该患者面部皮肤出现的皮肤发红，发干，瘙痒，甚至脱皮，不也与之类似吗？患者出现的口干口渴、小便黄、大便干等症状，亦为津液亏损的表现。

因此，我认为本例患者多形性日光疹的根本原因是气血津液亏损，尤其是患者已经十余年未愈，平时即使是没有症状时，也仅能维持数日，体内必然存在气血津液的亏损。外因则是由于夏季太阳热毒。内外因素相互作用，就导致了多形性日光疹的发生。此病的治疗须益气养阴以治本，清除局部热毒以治标。又因病症日久，需酌加补益肾气之品。

处方如下：太子参20g、炒白术25g、茯苓18g、炙甘草15g、当归10g、肉苁蓉18g、杜仲10g、川断18g、白芍15g、火麻仁20g、乌梅18g、陈皮15g、蝉蜕12g、荆芥穗6g、黑附片（先煎）10g、桑寄生18g、炒栀子10g。7剂，水煎服，每日1剂。

本方以四君子加上附子益气，以火麻仁、川断、杜仲、桑寄生、肉苁蓉、当归滋阴清热通便，以栀子、蝉蜕、荆芥穗、白芍、乌梅养阴生津清热，陈皮行气。

复诊：2014年7月18日。患者服用7剂药后，病情大减，面部、颈项部、上肢部皮肤红痒减轻大半，可以在户外太阳下晒一会儿。同时大便通畅。随后调方如下：

太子参20g、黑附片（先煎）6g、炒白术15g、生甘草15g、乌梅15g、当归15g、白芍15g、茯苓12g、肉苁蓉15g、蝉蜕12g、桃仁15g、瓜蒌仁15g、怀牛膝20g、川断15g、桑寄生15g、麦冬15g。7剂，水煎服，每日1剂。本方用怀牛膝、麦冬以增强养阴生津力度。

当年病症未再发作。次年夏季仍有发作，但较前已经减轻很多，又稍做治疗，即告痊愈。

后来，又治一女，两手臂多形性日光疹多年，尤其是以曲池穴附近皮炎较重。又以此法，经过3周左右的时间治疗，基本恢复正常。

【按语】

《荀子·儒效》曰："千举万变，其道一也。"任疾病如何变化，终不离阴阳五行，寒热虚实。中医虽无多形性日光疹之说，但据其表现可以纳入中医瘾疹等疾病的范畴。

笔者认为，多形性日光疹大体可从三方面治疗。首先，益气温阳。益气可以用太子参、白术、茯苓、黄芪等，温阳可以用附子、肉苁蓉等。其次，养血润燥、养阴生津。养血用白芍、赤芍、当归、熟地等，养阴可以用麦冬、生地、乌梅、白茅根、芦根等。最后，解表透热。解表宜用辛凉，以疏风清热为主，兼用少许辛温，散寒解表为辅。疏风清热宜用蝉蜕、连翘、金银花、桑叶、黄芩、玄参等，疏散风寒宜用荆芥穗、苏叶。临证亦可据其实际情形，随证治之。

逆流挽舟法治发热、腹泻与便血

逆流挽舟法，出自喻嘉言《医门法律》："盖内陷之邪，欲提之转从表出，不以逆流挽舟之法施之，其趋下之势，何所底哉！"喻嘉言以人参败毒散治疗外感夹湿型痢疾，即痢疾兼有恶寒、发热、头痛、身痛、无汗等表证。该方可疏表除湿、寓散于通，使表解而里滞亦除。即前人所谓从表陷里者，仍当由里出表，如逆水行舟，挽船上行，故称"逆流挽舟"。《医门法律》曰："失于表者，外邪但从里出，不死不休，故虽百日之远，仍用逆流挽舟之法，引其邪而出之于外，则死证可活，危证可安。"

笔者常以此法治疗发热表邪不解，内陷于里所致病症。

临证验案：发热伴腹泻、便血3日

2020年1月31日，遇一发热3日不解，伴有腹泻、便血的患者。患儿，男，2岁半，从3天前开始出现发热，甚至高热到40℃。其间曾用抗感染药、退烧药治疗，发热暂退，旋又发热。1日前出现腹泻，大便臭秽，且夹杂不消化食物。今日开始出现便血，出血量较多。现症见发热，38℃左右，便血，血色鲜红，腹泻，频频欲解大便，日二三十次，排便不爽，每次排便一点点，肛门红肿痛。伴有多汗，纳差，不欲食。舌红苔白厚腻，脉弱略滑。

此为表邪未解，内陷于里，兼有湿热所致。方选参苏饮，逆流挽舟，疏散表邪。表气得通，不内陷于里，则腹泻、便血自愈。

处方：苏叶（后下）6g、太子参6g、茯苓6g、陈皮6g、枳壳6g、前胡6g、葛根30g、木香6g、甘草6g、赤芍6g、姜半夏4g、黄连1g、黄芩6g、石榴皮6g、乌梅6g、桑叶6g、生姜1片、大枣（擘开）1个。2剂，水煎服，两日1剂。用法：大火烧开锅后换用小火煎煮15分钟后放苏叶，再煎煮5分钟即可。一剂药煎煮出来400～500ml药液，每次服用100ml左右，一日服用2次。

患儿服药治疗1日，腹泻、便血痊愈，发热已退。

本方以紫苏叶疏散表邪，使表气得通，则邪不内陷于里，重用葛根升提脾气，且解肌退热，一药两用，故苏叶、葛根共为君药。太子参、茯苓、生姜、大枣补益中焦之气，扶正托邪，共为臣药。佐以赤芍、木香、枳壳、前胡通调肠胃之气，少量黄连，石榴皮、乌梅止泻。佐以桑叶、黄芩退热。诸药合奏扶正解表之功，使发热、腹泻、便血速愈。

【按语】

《黄帝内经》曰："邪之所凑，其气必虚。"清·吴德汉在《医理辑要》中说："要知易风为病者，表气素虚；易寒为病者，阳气素弱；易热为病者，阴气素衰；易伤食者，脾胃必亏；易劳伤者，中气必损。须知发病之日，即正气不足之时。"故知表邪容易内陷入里者，多为中气不足，脾胃不和所致。故治以扶正解表之法，使表里之气和，则病症速退。

临床对逆流挽舟法的应用较多，尤其是婴幼儿及体质虚弱者。现今所遇胃肠型感冒（多具备外感症状及消化道症状，如发热、胃胀、腹痛、呕吐、腹泻、发热、恶心等），酌情用之，辨证加减，多获良效。

逆流挽舟法治肺炎高热、胸腔积液

逆流挽舟虽是喻嘉言在治痢中提出，但其本质是为表邪不解，内陷于里所设的治法，不单用于痢疾。笔者临床中曾以此法治疗痔疮、腹泻、高热、胸腔积液等病症，均获得较好的效果。

崔某，男，7岁。反复高热10日未退。曾予以退烧药退烧，每4小时需要用一次。发热多在39℃或以上，甚至达40℃，患儿曾入院用阿奇霉素及静脉点滴治疗4日，住院期间并发中耳炎，重症肺炎合并胸腔积液。

现症见：体温38.5℃，无汗，时咳嗽上气，略有痰，咳甚则呕吐白沫，咽干痛，偶口渴，头疼，乏力，纳呆，便秘（每予开塞露通便），便色浅褐，溏结不调，小便略黄，时下肢拘急疼痛，心烦喜哭，偶睡中惊醒，易恐，面色黄白无华，唇干裂。舌淡红、边尖有红点，苔中后部黄厚腻，脉弦细。证属风寒之邪，内陷于里，郁热伤津，脾胃气血亏虚，表里同病。治宜逆流挽舟，扶助正气，引邪外出，兼以清热解表。予以参苏饮加减治疗。

处方：党参10g、紫苏叶（后下）10g、葛根35g、法半夏9g、陈皮12g、茯苓15g、炙甘草12g、前胡10g、桔梗10g、枳壳12g、木香12g、荆芥穗10g、白芍20g、麦冬10g、黄芩10g、桑叶10g、杏仁（后下）10g、生姜10片、大枣（擘开）6个。水煎服，每日1剂，早晚分2~3次服用。

患者服用1剂药后，高热间隔的时间延长，热势降低。服药前，每4小时高热到39.5℃，需服用一次退热药；服药后，每5个小时，出现一次高热。体温最高不超过39℃，不需要服用退热药。且食欲基本恢复，原来十余日没有胃口，服药后能正常进食。服药期间曾出现一次体温39℃。家长本欲服用退烧药，且已经准备服用。恰逢护士查房，家长就和护士交流孩子病情。待交流结束，正欲服药，此时患儿体温已经降至正常。无需服用退烧药。

患者服用第二剂药（在原方的基础上加西洋参10g、生甘草10g，白芍、麦冬改为30g）后，体温下降到37.4℃。服用第三剂药后，体温基本恢复正常。四剂药后，患儿体温正常，胸腔积液大幅度减少，不需要穿刺抽取胸腔积液；已经能自主排便。第四剂药后，体温正常，未再反复。

患者虽高热10日未退，但仍旧无汗，头疼，时下肢拘急疼痛，手足冰冷，脉弦细，此乃表证未解，风寒之邪未清。且患者出现重症肺炎、胸腔积液，则示病邪已内陷于里。加之高热时间较长，用退烧药后反复出汗，食欲不振，饮食不佳，大便溏结不调，脉细，提示身体正气不足，脾胃亏虚，津液亏损，无力祛邪外出。患者出现咽喉干痛，咳嗽，心烦喜哭则提示热邪入里。故予参苏饮为主加减治疗，以扶助正气，益气和中，托邪外出，逆流挽舟，解表达邪，故取效甚佳。正如《寓意草》所言："伤寒病有宜用人参入药者，其辨不可不明。若元气素弱之人，药虽外行，气从中馁，轻者半出不出，留连为困；重者随元气缩入，发热无休。所以虚弱之体，必用人参三、五、七分，入表药中，少助元气，以为驱邪之主，使邪气得药，一涌而出，全非补养虚弱之意也。"

笔者以逆流挽舟法之参苏饮加减治疗此症，其原因在于：①小儿高热时间虽长，然而一直有鼻塞喷嚏，流清涕，手足冷等寒证表现，表示风寒之邪余邪未清。此时仍须用辛温之药，如苏叶、荆芥穗、生姜等以温散风寒，发汗祛邪。②高热数日不退，且有重症肺炎、胸腔积液则提示病邪已内陷于里。③高热反复出汗者，耗气伤津，如此则必然气血亏虚，无力祛邪外出，故需要补益正气，轻则用太子参、党参，重则用西洋参、人参之类，以辅助正气，托邪外出。重用葛根解肌退热，且可升举脾胃清气。④高热而清之不退，多有痰湿、食滞等兼夹之邪，故消痰化滞，孤立其热势，用陈皮、半夏、茯苓、木香、黄芩等。正如清·戴天章《温病明辨》所云："用清凉药不效，即去其热之所附丽。"故诸药合用，以使病症迅速得以解除。

【按语】

逆流挽舟法临床应用可以追溯到《伤寒论》，如《伤寒论》三十二条："太阳与阳明合病者，必自下利，葛根汤主之。"这里的太阳病即为表证。本条文意思是表邪未解，随后出现腹泻、下利，可以用葛根汤治疗。广而言之，逆流挽舟所用方剂不仅有人参败毒散，亦有参苏饮、葛根汤、藿香正气水等。临证当知常达变，活学活用，切忌固执不变、胶柱鼓瑟。

水性无二与慢性分泌性中耳炎、流涎

一青年，患中耳炎，历时半年，服药近百剂，始终无效。余诊视，脉迟舌淡，耳流清水，不脓不臭，便排除一切治耳消炎方，予以四君子汤加炮姜、白芷，一剂效，三剂愈。此为山东近代著名伤寒学家、山东中医药大学教授李克绍诊治医案。

李克绍老先生是这样说的："知常达变，活法无常，随证治之，才是中医的精髓。所以，只有胸中无半点尘者，才会临床行医，诊病处方。以上医案，都不是什么难治之病，为什么久治不愈呢？因这些医生胸中只有成方，而且抛弃辨证，又不善于用经方，尘太多了，才使患者久治不愈。"

李克绍教授从整体出发，诊治慢性分泌性中耳炎，以"其制在脾"，用四君子加炮姜、白芷，健脾化湿，温脾燥湿，从而收获良效。但得其本，何愁其末？

人体水液广泛分布于脏腑组织、肢体筋脉。津液所在之处，则以处命名，如胃液、肠液、眼泪、鼻涕、唾液。津液渗入血脉、骨节、脏腑等组织，起濡养作用。但当人体出现病症时，则津液输布异常而成疾病，如口水、痰饮、泄泻、流涕、中耳炎分泌物等。虽然其表现多样，然则其本一也。"江淮河汉，在处立名，名虽不一，水性无二。"故无论津液表现形式如何变化，其本质为水液。津液的输布和排泄都要依赖于肺脾肾三脏，以及三焦的气化作用。正如《景岳全书·肿胀》曰："盖水为至阴，故其本在肾；水化于气，故其标在肺；水惟畏土，故其制在脾。"

笔者也曾治疗一患者，流口水数年，一周而愈。这位小患者，虽说只有5岁多，但流口水的症状差不多也有5年了。家长带患儿辗转各处治疗，疗效不佳。就诊时察患者面色黄白，身体瘦弱，乏力，精神不佳，口水清稀，故知患者为脾胃虚寒，再考虑患者病症日久，则肾气必损，故治以健脾补肾、固涩摄唾。以缩泉丸为主加味治疗。

处方：炒苍术5g、益智仁5g、怀山药6g、乌药5g、炙甘草5g、生大黄（后下）2g、茯苓5g、葛根5g、陈皮5g、蝉蜕5g、生薏苡仁9g、通草3g、焦神曲5g、焦麦芽5g、醋鸡内金5g、赤芍5g。7剂，水煎服，每日1剂。用法：大火烧开锅后换用小火煎煮60分钟。早晚分两次服用。

该患者服药后，即口水减轻大半。再过数日，病症已愈。

缩泉丸本为治肾虚所致的小便频数，夜间遗尿。然用之治疗脾胃虚寒流口水，疗效如神，何也？《幼科释谜》云："小儿多涎，亦由脾气不足，不能四布津液而成。若不治其本，补益中气，而徒去痰涎，痰涎虽病液，亦元气所附，去之不已，遂成虚脱，应引以为戒。"本法健脾益气，补益中气以治其本。

今以山药健脾益气，并能补肾，益智仁温补脾肾之阳，收敛固涩，以乌药温肺脾肾三脏，三药合用，健脾补肾，益气化湿，收敛固涩，三药共为君药，共奏健脾摄唾之功。参以苍术、茯苓、甘草、陈皮、生薏苡仁健脾化湿，麦芽、鸡内金消食化积，葛根生津升津，蝉蜕、赤芍清利虚热、生大黄降阳明之气，诸药合用，而获良效。

【按语】

病有"同病异治"与"异病同治"。《医学源流论》曰："其浅近易知者，如吐逆用黄连、半夏，不寐用枣仁、茯神之类，人皆知之。至于零杂之症……不可胜计。"更有病家深受病苦，所述病症备细言之，繁杂冗余，医者更难从中辨明众症之源。遂使医者茫然，不知何药为治。《医学源流论》曰："学医者，当熟读《内经》，每症究其缘由，详其情状，辨其异同，审其真伪，然后遍考方书本草，详求古人治法。一遇其症，应手辄愈。不知者以为神奇，其实古圣皆有成法也。"

釜底抽薪法退 EB 病毒、腺病毒感染性高热

釜底抽薪的意思是指把锅底的柴抽掉，水即可停止沸腾。比喻解决问题时，从根本入手，去除导致问题的原因。例如《三十六计·釜底抽薪》："不敌其力，而消其势。"就是用釜底抽薪比喻作战的方法：当敌方占优势时，不要正面抗衡，要从削弱其势力入手。

中医从釜底抽薪取象，类比治病的方法，主要是指"通腑泄热法"。如《伤寒论》215条："阳明病，谵语有潮热，反不能食者，胃中必有燥屎五六枚也；若能食者，但硬耳，宜大承气汤下之。"即是釜底抽薪退热的典型应用。因此，笔者认为，中医临床一切通过促进大便排出治疗发热类疾病的方法，皆可称为"釜底抽薪法"。

2019 年 11 月，一对夫妻带着一个 4 岁的女孩求诊。患者主诉：高热 1 个月。详细询问病史后得知，患儿 1 个月前开始发热，高热不退，所以来我门诊寻求中医治疗。就诊时患者体温 39.2℃。已经数日无大便，上唇、下唇、右侧口角均有脓疱。舌尖红，舌苔中偏两侧黄色厚苔，腭扁桃体Ⅱ度肿大，双脉大长数。诊为高热，阳明腑实证。患者父亲说已经在医院检查了 EB 病毒和腺病毒，还没有出结果，2 天后才能知道是否是这两种病毒感染。我说中医看病，以"证"为主，病毒类型只是参考。所以，根据患者就诊时的病证处以内服及外用药物。

内服方：柴胡 9g、生大黄（后下）5g、烫枳实 5g、黄芩 9g、清半夏 5g、赤芍 9g、生石膏（打碎）15g、金银花 9g、连翘 9g、玄参 6g、知母 6g、粳米 15g、生姜 2 片、大枣（擘开）2 枚、羚羊角粉（分 3 次冲服）0.3g。3 剂，水煎服，每日 1 剂，早中晚分 3 次服用。禁五辛、酒酪，饭前服用。

外用药物为：①马勃 20g、马齿苋 10g、蒲公英 10g、浙贝母 10g、玄参 10g、金银花 10g、姜黄片 10g、连翘 10g、射干 10g、炒牛蒡子 15g、冰片 5g。1 剂。用法：药物打细粉，每次适量，温水调成糊状，贴双侧下颌下淋巴结之间凹陷，每日 1 次。②用蜂蜜熬稠后，做蜂蜜栓，塞肛门，导出大便。

患者用药后，排出大量酸腐味大便，之后体温逐渐下降。3 日后晨起体温 37.4℃。此时患者父亲已经取到病毒检测结果，报告显示 EB 病毒、腺病毒均是阳性。患者服药 5 日后，体温已经正常，大便可自主排出。

【按语】

大柴胡汤清解少阳阳明热邪、通大肠，使大便排出，高热退去，可达到釜底抽薪的效果。外用药敷于肿大的扁桃体体表投影，可达到清热解毒，消除扁桃体肿大的效果。患者家属做蜜煎方，外用导便。内外同治，疾病很快被治愈。

臀高位 Y 形拉筋辅助治疗精索静脉曲张导致的弱精症

一、什么是精索静脉曲张

精索静脉位于男性腹股沟中，由精索包裹。精索静脉是睾丸、附睾等器官内静脉血排出的通道。精索静脉内血液回流困难，导致精索内蔓状静脉丛扩张、变长和迂曲成团，从而形成精索静脉曲张。本病最常见于左侧，原因有以下几个方面：①精索静脉中静脉瓣缺如；②左侧精索内静脉较长，且在汇入左肾静脉处形成直角，导致左侧精索静脉内静脉血压力大，回流困难；③左侧肾静脉在肠系膜上动脉与腹主动脉之间受压迫（胡桃夹综合征）等。精索静脉曲张的发病人群多见于从事"长时间站立工作"的人，如美发师、教师、厨师等。

现代医学对该病的诊断有精索触诊和彩色多普勒血流显像仪（简称彩超）检查，后者是诊断该病的金标准。进行彩超检查时，需让患者平卧于检查床上，在平静呼吸时至少检测 3 支精索静脉，其中 1 支静脉内径大于 2.0mm 或腹压增大时静脉内径增大明显，或做瓦尔萨尔瓦动作（又称瓦氏试验）后静脉血液明显反流，即可确诊。

目前临床上将精索静脉曲张分为四级。

0 级：无精索静脉曲张表现，触诊不明显，瓦氏试验阴性，彩超检查可发现轻微的精索静脉曲张，精索静脉内径 ≥ 2.0mm。

Ⅰ级：触诊不明显，但患者屏住呼吸、增加腹压（瓦氏试验）时可触及曲张静脉，彩超检查可发现精索静脉内径为 2.1 ~ 2.7mm。

Ⅱ级：触诊可扪及曲张静脉，彩超检查可发现精索静脉内径达 2.8 ~ 3.0mm。

Ⅲ级：阴囊肿大，肉眼即可见阴囊表面曲张的静脉团，彩超检查可发现精索静脉内径 ≥ 3.1mm。

二、精索静脉曲张的危害

精索静脉曲张对男性的生殖功能有很大的损害。由于精索静脉曲张导致睾丸内静脉血回流不畅，睾丸内的代谢产物不能完全排出，一部分代谢产物会存留在睾丸内。出现睾丸温度升高、精子生成障碍、间质细胞损伤等。随着时间的延长，精索静脉曲张患者的睾丸会逐渐变软，最后可能导致严重少精症、弱精症、畸形精子症，甚至无精症。因此，精索静脉曲张最好早发现、早治疗，不要等到睾丸被严重损害后才去治疗。

三、精索静脉曲张的手术治疗

现代医学认为该病要手术治疗，常见术式有：显微精索静脉曲张切除术、腹腔镜精索静脉曲张切除术、经皮栓塞术等。术后数月内，患者睾丸逐渐会建立侧支循环。侧支循环建立后，睾丸内静脉血回流会恢复正常。但是，侧支循环建立之前，睾丸内的静脉血回流是比较困难的。

然而，研究发现精索静脉曲张手术后，一部分患者的精子质量可以得到改善，有一部分患者虽然接受了手术治疗，也无法改善症状或使精子恢复到正常。术后还可能出现：精索静脉曲张残留或复发、鞘膜积液、睾丸动脉损伤后睾丸萎缩。我就曾接诊过一位接受了精索静脉曲张手术后双侧睾丸萎缩的患者。这位患者的遭遇，让我感到精索静脉曲张的保守治疗是非常必要的。

四、精索静脉曲张的保守治疗

有一次，我在公交车上站着，右手抓到公交车横杆的拉环时，发现手背凸起的静脉慢慢地瘪了下去。当我把右手垂到大腿一侧时，发现手背的静脉又鼓了起来。这是重力对静脉血的作用。我根据这个现象，想到了治疗精索静脉曲张的辅助疗法。

精索静脉曲张是精索静脉内静脉血回流不畅，这种"回流"是逆重力的。如果把人的体位改成头下脚上，那么精索静脉内的静脉血就可以在重力作用下顺利回流到肾静脉了。因此，在门诊遇到精索静脉曲张的患者来求诊时，我让他在床上躺着，臀下垫一个被卷，把双腿靠到墙上。我发现在这个姿势下患者精索静脉曲张程度会减轻。

患者保持睾丸位置高于肾静脉、心脏的姿势后，精索静脉内静脉血可以顺利回流，那么，睾丸内的代谢产物就可以被顺利地排出了。患者白天是头高脚低位，睾丸内代谢产物容易存留。晚上保持臀高头低位，则可以让睾丸内代谢产物排出，坚持练习，睾丸功能会慢慢恢复。

于是，每遇到精索静脉曲张的患者，我都会教他们这个姿势。这些患者经过练习，大多在半年以内，精子参数明显提升，爱人很快怀孕。

因为已有"Y形拉筋"的存在，所以就把这个方法命名为"臀高位Y形拉筋"。这个姿势要把腰臀部垫高，让睾丸的水平位置高于肾静脉、心脏。患者只需要每天保持这个姿势30～120分钟，即可达到辅助治疗效果。

五、临床验案

患者，男性，33 岁，2019 年 8 月 2 日就诊。

主诉：精子活力低下多年。

现病史：患者自幼体弱，每年都要接受抗生素治疗很多次。少年时曾患强直性脊柱炎，目前已经得到控制。平时容易劳累、精力差。晨勃较差，焦虑，梦多，大便正常。查体：左侧精索静脉曲张Ⅱ级。精子向前运动百分率：25.22%（参考值：≥ 32%）。舌淡暗，有瘀血点，舌前区凹陷，苔薄白。脉弦细，寸脉沉，尺脉涩。

诊断：①弱精症；②左侧精索静脉曲张Ⅱ级。中医证型：肝血虚血瘀，肝气升发不利。

处方：生晒参 30g、柴胡 9g、升麻 9g、生黄芪 50g、全当归 30g、红花 30g、枸杞子 30g、炙淫羊藿 9g、制巴戟天 15g、酒女贞子 30g、生五味子 15g、茯苓 30g、熟地黄 30g、炙山萸肉 15g、生白术 15g、生麦芽 200g。1 剂，打细粉，过筛，水冲服，一日 2 次，一次 9g。结合用臀高位 Y 形拉筋，每晚一次，每次 1 小时，促进精索静脉回流。

效果：患者服上方结合运动 1 个月后，精子向前运动百分率升高到 40%。2020 年 11 月 30 日早晨，我的手机收到一条患者发来的信息："王大夫，去年找您看过精索静脉曲张精子活力低。后来因老出差，没坚持吃药，但坚持练习您教的臀高位 Y 形拉筋两个月。之后发现爱人怀孕，现在小孩已经平安出生，感恩！"

【按语】

臀高位 Y 形拉筋的姿势有利于精索静脉内静脉血回流，促进睾丸代谢产物排出，但是初期可能会出现头晕脑涨的现象。患者慢慢适应了这种练习后，就不会有不舒服的感觉了。该姿势的重点在于心脏、肾脏水平位置低于阴囊的水平位置，且要保持一定的时间。患者最好每晚练习，持续 90 天以上。患高血压、颅内高压、梅尼埃病的患者不适合练习。

第四章

方剂篇

调百药齐
和之所宜

清震汤治头痛

清震汤见于金代刘完素《素问病机气宜保命集》，由升麻、苍术、荷叶组成（原方并未给出具体剂量），主治雷头风。雷头风是指头痛兼有似雷鸣之响声，而头面起核块或肿痛红赤的病证。该病乃由湿毒郁结于上所致。"头痛而起核块，或头中如雷鸣……"是雷头风之常见证候。

清震汤是治疗头痛的有效方剂。笔者常以之治疗感受风热，兼有湿热之头痛、耳鸣、耳聋等病证，疗效颇佳。现代很多人认为雷头风临床颇为少见，因其头痛特点与一般头痛不同，初起恶寒壮热，继之头痛头胀，脑内雷鸣，头面起核，或肿痛红赤等。导致清震汤较少使用，甚为可惜。

在这里，用清震汤治疗雷头风当取其象。然而何谓如风如雷？

首先从自然现象雷分析。雷电是在夏天经常发生的一种大气现象。地面暖湿气流上升到高空，水蒸气处于饱和状态。当云层内部或者云层与地面之间形成巨大的电压（电位差）时，为了消除这种状态，电流就会导向空气中，这种现象叫做放电。尤其是当强大的冷气流侵入到暖气流，在冷暖空气接触的锋面或附近更容易出现雷电。

何谓雷头风？一曰"脑中如风如雷"，一曰"头如雷鸣"。两者病症与自然现象相似。雷头风症状如风般迅速，如雷鸣般响亮。"初起恶寒壮热，继之头痛头胀，脑内雷鸣，头面起核，或肿痛红赤。"病机亦与之相应，为风热外袭，湿热内攻。如《赤水玄珠·头痛门》曰："夫此病未有不因于痰火者，盖痰生热，热生风故也。核块疙瘩皆有形可征，痰火上升，壅于气道，兼于风化，则自然有声，轻则或如蝉之鸣，重则或如雷之响，故以声如雷而为名也；或以其发如雷之迅速也。设如前论，尽作风热治之，恐认标而忘其本也。"

故对雷头风的治疗，只要抓住重要的几点：发病急，感受风热，夹杂痰热，均可使用清震汤治疗。

清震汤由荷叶、升麻、苍术组成。荷叶升清气，且散郁热。头为

"诸阳之会""精明之府""头为诸阳之首，位高气清"，外而六淫之邪相侵，内而六腑经脉之邪气上逆，皆能乱其清气，相互搏击致痛。故需用荷叶升清气。荷叶是一味主药，剂量要大一些，常用量为 15～30g。

升麻甘辛微寒，入肺脾胃三经，升阳又能解百毒、清热消肿，兼解湿毒，升脾胃清阳。清气得升，则浊气自降。"浊气在上，则生膜胀。"故需以升麻清热解毒。苍术辛温味苦，能燥湿健脾，"湿去则热孤"，辛温升散的药物上行而发散，并保护胃气，使邪气不传里而病退人安。

曾用清震汤加味治疗一位突然剧烈头痛患者，获得良好效果。男，40 岁，2020 年 6 月 18 日就诊。患者突发剧烈头痛、头晕两日。头痛部位在头顶两侧。大便不干，脚凉，手温正常。二便可，自觉忽冷忽热，平素经常吹空调。拔罐后出汗较多，但仍头晕头疼。舌红苔白厚腻。

诊为湿热上攻，夹杂风寒所致。当清利暑湿、散寒清热、止痛定眩。予以清震汤加清热散寒止痛药治疗。

处方：荷叶 15g、升麻 15g、苍术 15g、金银花 15g、连翘 15g、黄芩 15g、白芷 9g、芦根 15g、蔓荆子 10g、竹叶 9g、川芎 15g、炙甘草 6g、白扁豆 15g、羌活 9g、麦冬 12g、陈皮 12g。3 剂，水煎服，每日 1 剂。用法：大火烧开锅后换用小火煎煮 20 分钟。

患者就诊时为当天晚上，服药时已经较晚，但第一次药吃下去以后，当晚睡得比较深，头痛减轻大半。直至服药次日下午方始头疼，略有咳嗽。服药 2 日后，头略微有些疼痛，略有头晕。服药 3 日后，头痛头晕已痊愈。

【按语】

清震汤清宣升散，燥湿健脾，可以用于治疗多种类型的头痛，并不限于湿热型头痛。现代临床应用清震汤也非常广泛，凡湿热在上，头脑清窍不灵，经络阻塞之各种头痛（甚至顽固性头痛）、头晕、头涨、耳鸣、脑鸣、舌炎、毛囊炎等病症，均可酌情用之。老中医张玉昌曾以清震汤加薤白、炒薏苡仁治疗新生儿巨结肠征，1 剂大便得泄，3 剂而腹部平坦，5 剂而收全功。

济川煎与便秘

2019 年 8 月 6 日，一位 51 岁的女性患者来到我的门诊。她坐到诊桌前说："我的便秘有 20 多年了，看遍了国内外的各大医院，都没效果，今天是最后一次看便秘，如果治疗无效果，下个月就去日本接受结肠部分切除术。"

听到患者这样说，我心里也有点忐忑，同时下定决心要把她治好。经过诊察病情，发现她已经便秘 20 多年，身瘦、面黄、足冷。每日口渴想喝水，自觉每日上火，说话多则咽喉不适。不喝泻药则不能自主排便，但是大便排出后为稀溏状。目前已闭经，但是一直服用植物雌激素药，又开始规律行经。舌诊：舌质略红，舌下络脉粗，舌苔薄白。诊脉：双脉沉紧。诊断：习惯性便秘，肾阳亏虚证。

处方：酒肉苁蓉 50g、全当归 30g、川牛膝 9g、泽泻 9g、升麻 3g、麸炒枳壳 6g、生白术 60g、熟地黄 15g。5 剂，水煎服，每日 1 剂，早晚分两次服用，饭前服，禁生冷，停用泻药。

2019 年 8 月 11 日复诊，患者诉已经有便意，所以效不更方，上方适当调整后继续服用。2019 年 8 月 18 日复诊时，患者诉自主排便明显好转。之后以济川煎加减服用 1 个月，患者排便恢复正常。

该患者以济川煎为主加味治疗，疗效很好。济川煎是治疗阳虚便秘、肠道蠕动缓慢的重要方剂。方中有温肾阳、养血、降气的药物，但是方中的升麻显得与便秘格格不入。因为升麻的作用是提升阳气，而便秘是大便不能顺利向下排泄。为什么在治疗便秘的方中加入提升阳气的升麻呢？这就涉及中医对人体清气、浊气的认识了。分述如下。

一、济川煎

济川煎出自《景岳全书》："济川煎：凡病涉虚损，而大便闭结不通，则硝、黄攻击等剂必不可用；若势有不得不通者，宜此主之。此用通于补之剂也，最妙最妙。当归（三五钱），牛膝（二钱），肉苁蓉（酒洗去咸，二三钱），泽泻（一钱半），升麻（五七分或一钱），枳壳（一钱，虚甚者不必用），水一盏半，煎七八分，食前服。如气虚者，但加人参无碍；如有火，加黄芩；如肾虚，加熟地。"济川煎中的"济川"二字有"资助河川以行舟车"之意。《景岳全书·杂证谟》："便闭有不得不通者，凡伤寒杂证等病，但属阳明实热可攻之类，皆宜以热结治法，通而去之。若察其元气已虚，既不可泻，而下焦胀闭又通不宜缓者，但用济川煎主之，则无有不达。"可见，济川煎专为元气虚弱，大便不通者而设。该方补药用量较大，当归、牛膝、肉苁蓉，意在补益元气为主，可使元气由衰转盛，恢复肠道的蠕动功能。

二、便秘不只是大肠的问题

便秘，多责之大肠。但在临床治疗时，发现便秘的病因不单是大肠问题，尚有其他脏器的原因。大肠只是发病的部位。其中，肺与大肠相表里，肺失宣降可导致排便不畅。肝别通大肠，肝郁气滞可导致大便不行。肾司二便，肾气不足，下元气虚，可导致排便困难。济川煎治疗便秘，颇有特色，特别是对于顽固性便秘、肾虚便秘、阳虚便秘、老年便秘等均有较好的效果，这与其可调理肝、脾、肾、气、血等有关。《重订通俗伤寒论》："夫济川煎，注重肝肾，以肾主二便，故君以苁蓉、牛膝滋肾阴以通便也。肝主疏泄，故臣以当归、枳壳，一则辛润肝阴，一则苦泄肝气。妙在升麻升清气以输脾，泽泻降浊气以输膀胱，佐蓉、膝以成润利之功。"因此，在临床治疗便秘，不可一味用泻下药。需要详细诊察，辨阴阳、虚实、升降等，据证用药，方可万无一失。

三、欲降浊先升清

为什么在治疗便秘的方中加入提升阳气的升麻呢？人体之气，可以分为清气和浊气，清气上升属于阳，浊气下降属于阴。人把食物吞咽到胃中后，脾胃进行运化、小肠进行分清泌浊。清浊之气分开后，清气在脾脏作用下上升，浊气在胃、大肠作用下开始下降。清浊之气犹如一对阴阳，一升一降，既矛盾又统一。如果清气不升，那么浊气也不能很好地下降。如果浊气不降，清气也不能正常上升。所以在临床中治疗阳虚便秘时，除了温补阳气，引浊气下降之外，还要考虑用升麻引清气上升。

既然通过升清阳之气，可以促进浊阴下降。那么遇到便秘的患者，刺激人体提升阳气的百会穴，会不会促进排便呢？经过临床验证，刺激百会穴能够促进排便。2020年5月，诊室来了一位62岁的女性便秘患者。她便秘的主要原因是胃肠蠕动缓慢。她说自己每日用手指敲打头顶的百会穴10～100下即可产生便意。产生便意后随即停止敲打。

笔者自幼生活在农村。幼时看老家盖新房，先要挖地基打夯以夯实砖墙下的土基。打夯需要向下的巨大冲击力，才能把土夯实。要想获得向下的冲击力，必须先把夯抬高，然后迅速落下。如果把夯放到地面上不动，那么就无法达到夯实地基的作用。这就是欲降先升，先把夯提高，产生势能；夯落下时，势能转化为动能冲击地面，动能转化为对地基土层的压缩作用。这个道理与人体清阳之气上升、浊阴之气下降是相同的。

【按语】

本案中，笔者生白术的用量达到了60g，生白术大剂量应用可以通便。《新医药学杂志》1978年刊登了北京医院魏龙骧先生医话四则，其中《白术通便秘》一文介绍了重用生白术治疗便秘的经验，引起学界的广泛重视和浓厚兴趣："高龄患便秘者实为不少。一老人患偏枯，步履艰难，起坐不便，更兼便秘。查其舌质偏淡，苔灰黑而腻，脉见细弦。此乃命门火衰，脾失运转，阴结之象也。处方以生白术60g为主，加肉桂3g，佐以厚朴6g，大便遂能自通，灰苔亦退，减轻不少痛苦。类似病人，亦多有效，毋庸一一列举。"

魏龙骧先生还谈到："便干结者，阴不足以濡之。然从事滋润，而脾不运化，脾亦不能为胃行其津液，终属治标。重用白术运化脾阳，实为治本之图。故余治便秘，概以生白术为主，少则一二两，重则四五两。便干结者，加生地黄以滋之，时或少佐升麻，乃升清降浊之意。若便难下而不干结，或稀软者，其苔多呈灰黑而质滑，脉亦多细弱，则属阴结脾约，又当增加肉桂、附子、厚朴、干姜等温化之味，不必通便而便自爽。"

故生白术治疗便秘，重点在于三个方面：一是大剂量使用，少则30～60g，重则120～150g；二是用生白术，而不是炒白术；三是注意与其他药物配伍。

三根汤与发热

祝谌予先生三根汤由葛根30g、芦根30g、白茅根30g组成。其中葛根入脾胃，生津止渴、解肌退热；芦根清热化湿，一药两用；白茅根清热凉血，生津止渴。三药配伍，共奏解肌退热、清热利湿之功效。主治风热或湿热等所致发热，或高热不退、烦躁不安、口干口渴、大便干、小便黄等。

小儿属纯阳之体，"稚阴稚阳"，故外感发热多易入里化热，伤津耗气，动辄出现高热，表现为喜凉，烦躁不安等。故笔者常以三根汤治疗小儿感冒发热、手足口病、疱疹性咽峡炎等疾病，证属风热或湿热者，颇有佳效。如曾治疗一高热39.6℃患儿，服一剂药而退热，家长甚是惊讶。

还记得几年前，接诊过一位外国小朋友，男孩，4岁，高热40℃，持续3日不退。其母仍像没事儿人一样，毫无惊慌、烦躁、焦虑等不安情绪，令我十分讶异。患者来京，居住在酒店。因条件所限，难以煎熬汤药，遂予以三根汤（白茅根30g、葛根30g、芦根30g），3剂，用开水泡，然后内服。10日后得知消息，患儿服药3日，热退身安。

温病需考虑热劫伤阴。高热持续3日不退，无论寒热，此时主要的问题是"伤阴耗气"，水克火，现津液亏损，故需急"救阴液"，以"沃焦救焚"。清代温病学家吴鞠通先生在《温病条辨》中用"甘寒救液法"，将甘寒养阴之五汁饮、雪梨浆、沙参麦冬汤、益胃汤、鲜生地汁用于温病燥热旺盛、津液亏损之证，又以咸寒苦甘之增液汤（重用生地、麦冬、玄参），治疗阳明温病，其人素有阴亏，数日大便不通者。

人体若津液不足，则热难退，不能对体温进行及时有效的调节。正如王冰"寒之不寒乃无水也"之言。若津液充足，则热势不会太高。三根汤的三味药药量大，在解肌退热化湿的同时，养阴生津力足，以"水克火"，故可速退高热。

【按语】

"救阴液"是治疗热病的主题，无论伤寒，还是温病。《伤寒论》十分重视"救阴液"。记得在初学《伤寒论》时，老师特别强调"扶阳气""存津液""保胃气"。这是治疗伤寒病的要点。笔者认为，"存津液"思想在伤寒第一方麻黄汤中就已经开始了，麻黄汤里面的甘草就有一定补中气、生津液的作用，桂枝汤调和营卫、补中气、生津液，葛根汤更是重用葛根解肌生津退热。温病学更加重视"泄热存阴"。以上无不说明"存津液"的重要性。现代西医学对发热者，往往要求多喝水，以防脱水，对脱水严重者进行补液治疗，在一定程度上亦可说明对津液的重视。

葛根汤与冬季流感

流感，中医称之为时行病，也称疫病。隋朝巢元方《诸病源候论》指出其具有强烈的传染性，如"时行病者……是以一岁之中，病无长少，率相近似者，此则时行之气也。"到了清朝，温病学派快速发展，认识到流感多属于温热病，其治疗以疏风清热，解毒为主。同时认为流感因于寒和燥者，称之为寒疫。寒疫者，冬季较为多见。

临床验案1：突发高热1日

6岁男孩，2017年12月11日，初诊。突发高热1日，体温39.2℃，伴有鼻塞，咳嗽数日，大便2日未行，小便黄，舌质红，舌苔白厚，两脉浮弦细滑。诊断：流感（寒疫）。证型为寒湿化热。以葛根汤加味治疗。

处方：葛根 30g、生麻黄 6g、桂枝 12g、赤芍 6g、炙甘草 6g、桑叶 9g、黄芩 9g、玄参 9g、前胡 9g、党参 6g、淡竹叶 6g、法半夏 6g、苍术 9g、生姜 3 片、大枣（擘开）1 枚。3 剂，水煎服，每日 1 剂。早晚分两次服用。

患者服药 1 剂后，体温退到了 37.2～37.4℃。服药 2 剂后，发热完全退去。服药 3 剂后，无发热，无咳嗽，病症痊愈。

事实上，冬季出现的流感，我都是以葛根汤为主加减治疗，多能取得良好效果。为什么用葛根汤治疗流感（寒湿疫）效果这么好呢？

中医讲究天人相应。人体生病，与天气、季节、气候等都有密切关系。气是天地之气，候是在人与各种生物身上所表现出来的征兆。若是天地之气发生改变，人及各种生物身上所表现的征候也会随之改变。流感的发病与气候变化以及个人体质有关。当天气反常，且个人体质较弱时，就容易患流感。冬季很多流感的发生也是如此。

首先是冬季风寒较重。在冬季，尤其是到了小雪、大雪、小寒、大寒节气，北方地区普遍低温，人更容易感受风寒之邪。与之相应，流感症状也是风寒证表现，如高热不退，怕冷，手脚发凉，鼻塞流清涕，打喷嚏等，均为寒邪外束太阳经的症状。吴鞠通言："世多言寒疫者，究其病状，则憎寒壮热，头痛骨节烦疼，虽发热而不甚渴，时行则里巷之中，病俱相类，若役使者然；非若温病之不甚头痛骨痛而渴甚，故名曰寒疫耳。盖六气寒水司天在泉，或五运寒水太过之岁，或六气中加临之客气为寒水，不论四时，或有是证。"

其次，燥邪较重。以 2017 年冬季为例，北京地区持续 2～3 个月没有下雪，气候干燥。那么与之相应，燥邪盛行。患者经常出现口唇干、尿少、尿黄等津液亏损表现，此亦为燥邪所致。

最后，秽浊之邪亦重。若冬季没有降雨、降雪，就会导致空气中的污染物增多。即使没有雾霾产生，空气中也存在大量的粉尘、二氧化硫等污浊物。很多患者容易出现头晕、昏沉、胸闷、胸腹痞闷等症状。这与秽浊之邪致病、易扰乱心神有关。

故以葛根汤加味治疗，疗效甚好。葛根重用既可以解肌退高热，又可以针对口唇干、尿少、尿黄等生津润燥，一药两用，是为主药。麻黄、桂枝宣散风寒，针对怕冷，手脚发凉，鼻塞流清涕，打喷嚏，头痛，肌肉酸痛等寒湿侵袭肺卫肌表的症状。同时，对咳嗽，咳黄、白痰，胸闷等热邪表现，辅以桑叶、黄芩、玄参、竹叶等治之。若有脾胃虚寒腹痛者，则用白芍、甘草、生姜、大枣固护脾胃、缓急止痛。

临床验案 2：发热半日

患儿，男，7 岁，2017 年 12 月 23 日初诊。发热半日，体温 38.1℃，伴有鼻塞，头痛，喷嚏，大便干，平素大便 2～3 日一行，两手足偏凉。舌红苔白厚，两脉浮弦细滑。诊为流感。予以葛根汤加味治疗。

处方：葛根 30g、桂枝 9g、生麻黄 6g、白芍 9g、生甘草 6g、连翘 6g、蝉蜕 6g、玄参 6g、黄芩 6g、党参 6g、生大黄（后下）3g、柴胡 6g、生姜 5 片、大枣（擘开）1 个。3 剂，水煎服，每日 1 剂。早晚分两次服用。

3 日后复诊，无发热，病症痊愈。

【按语】

葛根汤出自《伤寒论》，为辛温解表剂，具有发汗解表、升津舒筋之功效，是风寒束表、太阳经脉不利的常用方剂。葛根汤主治外感风寒表实，项背强，无汗恶风，或自下利，气上冲胸，口噤不语，无汗而小便少，欲作刚痉等。《伤寒论》中该药方本为瘟疫而设，现今在冬季易发生的流感，也属于瘟疫范畴，故以之治疗甚为合拍。然亦需参合实情，随证治之。

选奇汤与眉棱骨痛

2006 年我正在医院科室轮转学习时，有一位患者家属因为眉棱骨疼痛咨询我如何治疗。她的眉棱骨疼痛是因为冬季在露天摊位守摊时，寒冷的北风直吹面部导致的。咨询我的时候，她已经疼痛数年。每当外出被风吹到面部，眉棱骨就会剧烈疼痛。当时由于我还在学习期间，所以就建议她服用一些黄芪水，用以补气，提高正气，抵御寒邪。大概1周后，她反馈说，外出时风吹到面部疼痛好转，但是眉棱骨痛仍时刻存在。这件事我一直耿耿于怀。为什么冬季吹冷风后会导致眉棱骨痛，这种病应该如何治疗？

2019年冬季，为了锻炼身体，我每日骑自行车上班。自以为男性阳气旺盛，不怕冷，每晨顶着北风骑车上班，从不戴帽子。过了不到1个月，有一天晚上被眉棱骨部麻木、疼痛的感觉痛醒了。第二天骑车上班时就感到眉棱骨、额头部非常怕冷，甚至无法继续骑车前行。于是改成了戴着帽子开车上班，但是眉棱骨部一直疼痛。自己也用了一些药物，效果不明显。思考日久，便想通了其中的病理。

一、眉棱骨痛为外寒内热的表里同病

眉棱骨痛是较常见的一种病症，现代医学称之为"眶上神经痛"。该病主要表现为眉棱骨部位疼痛，白天较轻，晚间疼痛明显。该病病因复杂，有学者认为是由风热、痰热等导致的。但是，笔者认为眉棱骨痛属于表里同病、外寒内热。因笔者曾于冬季骑自行车上班，刺骨的北风每晨吹打面部，导致患上此病。我在室内温暖环境下，眉棱骨疼痛较轻，一旦在室外被冷风吹面，则疼痛加重。其他眉棱骨疼痛患者也多出现遇冷风加重的情况，说明该病有表寒的因素。夜间疼痛加重，主要还是因为有内热。人于夜间睡眠后，阳气回归体内，体内阳气旺盛，加重阳明经的热邪，导致眉棱骨部位热郁加重。该部位外有寒邪收引，内有郁热不得外散，故而疼痛加重。

二、选奇汤治眉棱骨痛

眉棱骨痛为表里同病，应表里同治，一方面驱散眉棱骨部位的表寒，另一方面清除聚集在眉棱骨的内热。故治疗该病须用疏散风寒的辛温药与清解郁热的清热药。选奇汤就是具有外散风寒、内清郁热作用的方药，主治眉棱骨痛。该方载于李杲《兰室秘藏》："炙甘草（夏月生用）、羌活、防风各三钱，酒黄芩（冬月不用，如能食，热痛者加之）一钱。上㕮咀。每服五钱，以水二盏，煎至一盏，去滓，食后服。"方中重用羌活、防风辛温解表，用甘草缓和疼痛、调和诸药，轻用黄芩清解内热，以散外寒为主，兼以清内热。冬季寒邪重，则去掉黄芩，只用辛温解表法；夏季或者胃热较重、热痛者，才加黄芩。然而最多只二钱，不超过羌活、防风用量。

曾治一女性患者，37 岁，眉棱骨痛多年，每夜凌晨眉棱骨疼痛，影响睡眠，导致身心俱疲，舌质鲜红，苔薄白，双脉浮紧，中取滑数。诊断为眉棱骨痛，外寒内热证。

处方：羌活 15g、防风 15g、黄芩 5g、炙甘草 12g、生姜 3 片、大枣（擘开）3 枚。3 剂，水煎，早饭、午饭后温服，每日 1 剂。服药后避风，适度保温。

患者服药后，症状顿失。此后在临床上遇到眉棱骨痛的患者，均处以选奇汤，皆应手而愈。

【按语】

笔者体会过眉棱骨痛夜间的疼痛，深感患者的痛苦，所以对该病研究也比较多。笔者没有服用选奇汤治疗，而是选择站浑圆桩的方法驱散表寒，并改为开车上班，避免风寒，眉棱骨痛很快消失。这说明只要识清病症，理解病理病机，治法便可自由选择。对于患者来说，很多人不愿意先学习站桩，也不愿花时间去站桩治病，所以服用选奇汤是比较合适的。

散偏汤与三叉神经痛

三叉神经痛是临床常见病、多发病。本病的特点是顽固、剧烈的疼痛。有很多患者患病数年至数十年，经久不愈。疼痛性质为闪电样疼痛，呈阵发性，一旦出现疼痛，则难以忍受。有时吃饭、说话、洗脸或吹冷风时都可能发作。当本病以牙痛作为首发症状时，常常被误认为牙痛。有的患者甚至将牙齿拔掉后疼痛仍不消失，甚是痛苦。

临床验案 1：牙床疼痛及舌根痛 10 个月

陆某，女，65 岁。主诉：牙床疼痛及舌根痛 10 个月。

患者近 10 个月以来牙床及舌根疼痛。疼痛剧烈难忍，每于张口说话，饮食时遇冷或遇热刺激后加重。起初误以为是牙痛，行牙髓摘除术后牙龈仍疼痛不止。一直反复用卡马西平止痛治疗，效果并不理想。服用卡马西平剂量逐渐加大，频率逐渐增加，然而止痛效果却越来越弱。随后诊断为三叉神经痛。现牙床及舌根部仍疼痛不已。纳可，精神可，睡眠可，二便调，脉诊：两脉浮弦滑，略弱。舌诊：舌红，苔薄白腻。

三叉神经痛属中医学偏头痛、头风、齿槽风等范畴，其发病特点是时发时止，疼痛如闪电样，呈阵发性，与风邪之特性善动不居，倏来倏去相似。因患者张口说话时加重，更加确定为风邪。张口说话，气流流动，不就属于风吗？故知，三叉神经痛为风邪侵袭，风邪入于经络。再因遇冷加重，可以知道有寒邪；遇热加重为内有郁热。故患者证型为风寒郁结，阳明不降，治以祛风散寒为要，通降阳明。方选散偏汤加味治疗。

散偏汤出自清·陈士铎《辨证录》。其组成为川芎一两、白芷五分、白芍五钱、白芥子三钱、香附二钱，柴胡、郁李仁、甘草各一钱。可以疏风止痛、疏肝利胆。散偏汤主治偏头痛，或痛在左，或痛在右，时轻时重。川芎为"血中之气药"，散偏汤重用川芎祛风止痛，活血行气，是为君药；柴胡、香附疏利肝胆，和解少阳；白芷散寒止痛；白芥子理气化痰，通络止痛；白芍、甘草缓急止痛；郁李仁善治头痛，药性沉降，通利二便；甘草调和诸药。于是在散偏汤基础上开方。

处方：川芎 20g、柴胡 15g、白芷 10g、白芍 15g、郁李仁 10g、白芥子 10g、香附 10g、炙甘草 10g、延胡索 12g、枳实 10g、郁金 10g、瓜蒌皮 10g、炒栀子 10g、淡豆豉 10g、降香 10g、乌梅 10g。5 剂，水煎服，每日 1 剂。用法：大火烧开锅后换用小火煎煮 30 分钟。

本方用散偏汤疏风止痛、疏利肝胆，再加上延胡索、枳实、降香等可以通降阳明，解郁通络；瓜蒌皮、淡豆豉、郁金、降香开提上焦之气；乌梅收敛生津，且可避免津液受损。诸药合奏疏风散寒、通络止痛、通降阳明之效。

5 日后复诊，牙床及舌根部疼痛略有缓解。晨起张口闭口不疼痛，吃饭时仍旧疼痛。守方治疗。续服 10 日。

又 10 日后复诊，疗效显著，疼痛明显减轻。患者自述："连着吃了 15 剂，有显著效果，现在每天仍吃一片卡马西平，吃饭的时候只有一点感觉。"仍守前方治疗，续服 15 日。

半年后随访，一切安好，未有疼痛发生。

临床验案 2：左侧牙床疼痛 3 个月

杨某，女，64 岁，初诊，2021 年 3 月。

刻诊：患者左侧牙床疼痛 3 个月，说话、喝水、吃东西、受寒时疼痛严重，曾行左侧磨牙拔牙手术，牙疼仍未能缓解。伴有脾气急躁易怒，疲劳乏力，眠差，入睡慢，容易多梦，腰酸腰痛，大便干燥，便秘，舌红、苔白厚腻，两寸脉浮滑，关脉滑，尺脉弱。诊断：三叉神经痛。证型：风寒郁滞、肝火上炎、下焦亏虚。予以散偏汤加味治疗。

处方：柴胡 10g、白芷 10g、川芎 20g、生白芍 10g、生白芥子 10g、醋香附 10g、郁李仁 15g、生甘草 10g、瓜蒌皮 10g、郁金 10g、麸炒枳壳 10g、桔梗 10g、木香 10g、熟地黄 30g、生栀子 15g、制巴戟天 10g、大枣（擘开）1 枚。14 剂，水煎服，每日 1 剂，早晚分两次服用。

2 周后复诊，症状明显好转，仅在吃饭时还有痛感。因患者喜欢温热水，口苦口黏，略胃胀，大便一日数次，质偏稀。故于上方去枳壳，加干姜 6g，大枣改为 3 枚。以增强温脾化湿止泻的力度。续服 14 剂。

又 2 周后复诊，病症基本痊愈，仅在吃饭时略有痛感。因患者仍大便一日数次。故于初诊方去瓜蒌皮、枳壳、桔梗、木香，加茯苓 15g、丹参 15g、藿香 15g、升麻 10g、葛根 10g、大枣改为 3 枚。继续增强健脾止泻力度。续服 14 剂，水煎服，每日 1 剂。

1 个月后随访，患者病症痊愈。

【按语】

三叉神经痛常以牙痛为最初就诊症状，易被误诊，且常规镇痛药治疗无效。散偏汤是治疗三叉神经痛的有效方剂，方中川芎用量为一两。对于某些顽固性头痛，川芎用量宜大，可以用至 30～50g，如此则疗效明显。

清燥救肺汤治愈干咳

燥是秋季的主气。每于秋季易发生燥热。然而实际情况却是：一年四季均可以感受燥邪发病。比如在春末夏初，此时天气逐渐转暖，然而降水却较少，天气干燥，导致燥邪致病。再如北方冬季，也常常见到燥咳患者。因为北方冬季，人们足不出户，室内有空调、暖气，较少感受寒冷。但同时因为室内温度过高，空气干燥，易耗伤肺津，导致燥邪致病。故燥邪致病，非尽在秋季。

中医治病之法，贵在因时、因地、因人制宜。既明此理，则治疗燥邪之病，清燥救肺汤、桑杏汤、杏苏散等名方，一年四季皆可应用，而不仅仅局限于秋令。

例如清燥救肺汤是治疗温燥咳嗽的主要方剂，主治温燥伤肺，气阴两伤证。临床以干咳、痰少而黏、发热头痛、气逆而喘，咽喉干燥，心烦口渴、胸满胁痛，舌红少苔、脉虚数大为主要临床表现。笔者曾结合春末天气特点，以清燥救肺汤治疗一位患者的燥咳，疗效甚佳。

患者，女，64 岁，面色苍白，1 个月前因感冒出现干咳不已，略有白痰，难以咳出，咽干，口苦，无发热，无胸闷，入睡困难，每晚睡眠 2 小时，纳少，餐后腹胀，大便偏稀不成形。舌红，苔白厚腻，两脉浮滑弱。

干咳的声音，空空的，无痰，像是从胸骨剑突下发出来的。我知道这是燥热咳嗽，因为我刚经历过，就在一两周以前，我那时咳嗽也是空空的，胸中有燥热，这种燥热即使喝水也缓解不了。此乃燥热之邪损伤肺阴乃至血分，肝肾阴血亏损导致。

结合最近北京的天气状况：气温转暖，天气干燥，已经有一两个月未曾下雨了。从简单的望诊来看：佝偻着身躯，走路无力，面色苍白可以知道患者确实是身体很虚。且由于患者体质偏弱，燥热深入营血分，导致肝肾阴血亏损。故咳嗽属于燥热伤及肺阴，肝肾阴虚。当用清燥救肺汤加味治疗。

处方：炙麻黄 6g、生石膏（打碎）30g、党参 15g、桑叶 12g、蜜枇杷叶 12g、炙甘草 9g、杏仁 6g、黑芝麻 15g、当归 10g、知母 12g、麦冬 15g、白薇 15g、桔梗 9g、橘红 6g、茯苓 15g、干姜 10g、大枣（擘开）2 个。7 剂，水煎服，每日 1 剂。早晚分两次服用。

患者服药 7 日，疗效甚佳，咳嗽顿止。愈后数日又因不慎感冒，燥咳不已，续用本方即愈。

本方以炙麻黄宣肺止咳，配伍石膏辛甘而寒，清泄肺热；桑叶轻宣肺燥，透邪外出；知母泄肺热；枇杷叶、杏仁苦降肺气；麦冬甘寒，养阴润肺。当归、白薇、黑芝麻养血凉血、清血热、补肾阴，可助麦冬养阴润肺，肺得滋润，则咳嗽自宁；以橘红、茯苓化痰；桔梗、甘草祛痰利咽；干姜能温中化饮；党参合炙甘草、大枣益气补中，培土生金；且甘草可以调和诸药。诸药合奏宣肺止咳，润燥养阴，化痰止咳的功效。

【按语】

六淫致病常有明显的季节特点，例如春季多风，夏季多暑热，长夏多湿，秋季多燥，冬季多寒。但在实际生活中，往往一个季节可有多种邪气致病。例如春季中初春以风寒为主，晚春以风温或温燥为主。即使到了冬季以风寒为主，因为干燥，也会出现燥邪致病。

六淫致病常与地域密切相关。如西北高原地区多寒病、燥病；东南沿海地区多湿病、温病。

六淫更与个人的生活习惯息息相关。例如北方冬季城市中，往往室内温度较高，干燥无比，而出现温燥。再如夏季人们在室内开空调，室温很低，寒证也较为常见。如此种种，不胜枚举。

故临证需详问患者情况，仔细审察，灵活应变，以求周全。

小泻心汤与手部汗疱疹

　　我曾经在尝中药时喝下 10g 桂枝粉末，当晚凌晨 3 点左右手心剧烈刺痒而醒，不得不用力搔抓，但是丝毫无效。起床开灯才发现手心劳宫穴处出现密集小水疱，伴随心前区烦热感。最后不得不用针刺破小水疱，用力挤出黄色液体、血液，刺痒感才缓解。从此之后，双手心、指间便布满小水疱，非常痒，不得不时刻搔抓。我必须挤破这些小水疱，用疼痛感去压制瘙痒感。以前未曾见过这种疾病，自己也很茫然。查阅资料后发现，这种病叫做手部汗疱疹，又称为出汗不良性湿疹。

　　于是开始了自我治疗手部汗疱疹的历程。最初想到该病是手部湿疹，当用外用药，所以购买各种药膏，其中包括含有激素的药膏，但是用上之后没有效果。于是又开始用各种内服药物，例如栀子豉汤、三物黄芩汤、半夏泻心汤等，均无效。服用半夏泻心汤之后，手部汗疱疹反而加重了。如此经历将近一年，每日夜间被痒醒，痛不欲生。

　　于是，我开始认真反思得病的经过：服用 10g 桂枝粉后当晚发病，所以该病与桂枝的辛温有直接关系，病性为热。发病当晚，劳宫穴出现密集水疱，瘙痒难耐，逐渐出现心前区烦热，所以病位在心包及心包经脉。《素问·至真要大论》曰："诸痛痒疮，皆属于心。"该病应当是心包经火毒外发。服用半夏泻心汤后加重，是因为此方内有干姜、半夏等辛温之品加重了病情。接着，我又想起自己被烫伤和艾灸时被灼伤的经历。人被烫伤后会出现水疱，我吃桂枝粉后，手心劳宫穴也出现很多水疱，二者是否有关呢？

　　经过反复思考，以烫伤之象类比心包火邪导致的手部汗疱疹，得出了以内服小泻心汤治疗手心汗疱疹的方法。小泻心汤出自《辅行诀五脏用药法要》，由黄连、黄芩、大黄各三两组成，主治心包火热证，症见胸胁支满，心中跳动不安。

　　于是立即购买黄连 30g、黄芩 30g、生大黄 30g，放入碗中，倒入开水，浸泡 30 分钟后滤出药液，顿服。喝完药后两三分钟，就感觉到心前区一股清凉感，犹如一盆水扑灭了一团火，手心的瘙痒感立即消失。手心的水疱于第二日都干瘪了，只留下一些损害的角质层，一周后手部皮肤全部恢复正常。之后由于食用烤玉米、烤地瓜、腰果等复发过三次。但是每次只需要喝一次小泻心汤即可消除手部汗疱疹。从此之后，注意忌口，不吃辛辣发物，手部汗疱疹至今无复发。我把这些经历写成短文，发布到新浪微博。很多患者如法治疗，治愈了多年不愈的汗疱疹，说明此法疗效确切。

【按语】

我用小泻心汤治愈过很多人的手部汗疱疹。有些患者服用小泻心汤后腹泻，此时可将黄芩、黄连、生大黄的剂量调整为 5g，开水泡 15 分钟后，滤出药液，温度适口时服用。连续服用数日，即可见效。治疗期间必须严格忌口。中医认为心包别通于胃，任何暖胃、辛辣、烤炸的食物都会导致手部汗疱疹加重。对于汗疱疹后的皮肤损害，可以外涂维生素 E 胶囊的内容物，以促进皮肤修复。如果服用小泻心汤效果不明显，且舌苔厚腻者，多属于湿热，且湿重于热，可选用薏苡竹叶散治疗。

栀子豉汤与咳喘、胃胀

一、栀子豉汤治咳嗽

2018 年 4 月 1 日，诊所药房姜师傅来诊，自述：咳嗽时日已久，时不时会咳嗽一下。察其面色红，舌红，体质素来偏于热盛，咳嗽时力度较大，呈爆发式。

先来看看咳嗽的症状：呈爆发式，用力向外咳嗽。即肺气或肺热受到约束，不能外散，然后集结到一定程度，直到再也无法被约束，然后肺气或肺热呈爆发式向外喷散出来。

这种情形像什么？笔者觉得像地震。西周伯阳父说："夫天地之气，不失其序。若过其序，民乱之也。阳伏而不能出，阴迫而不能蒸，于是有地震。"

从象的角度来说，姜师傅咳嗽的机制与之相似。属于"阳伏而不能出，阴迫而不能蒸"。这里的"阳伏"即肺热在内，不得外散。舌红、面色红、呈爆发式咳嗽，均为肺热之征。这里的"阴迫"即为寒邪外束于肺，使肺气不能宣发于外。如此，则肺气升降出入失常，发为咳嗽。

因此，治疗咳嗽当外散风寒，内清里热。因病症较剧烈，故先以麻杏石甘汤加知母、生地、玄参，宣肺、泄热、止咳。服药一周后，姜师傅的咳嗽大为缓解，但在晨起时仍咳嗽声重、有力，面色发红。遂用栀子豉汤治疗，炒栀子、淡豆豉各 6g，泡水喝。连续服用一周，咳嗽即彻底治愈。

栀子豉汤出于《伤寒论》，本为治疗伤寒吐下之后虚烦不眠，心中懊恼，胸脘痞闷等病症者。例如失眠烦躁，即可用炒栀子、淡豆豉熬水喝治疗。笔者在临床上亦用于其他多种疾病。

栀子豉汤方

栀子（擘）十四个、香豉（绵裹）四合

上二味，以水四升，先煮栀子，得二升半，内豉，煮取一升半，去滓，分为二服，温进一服，得吐者，止后服。

二、栀子豉汤疗哮喘

记得郝万山老师曾讲过他年轻跟师学习时，一个用栀子豉汤治愈哮喘的病例。

这位哮喘患者病症很奇怪：每年 5 月份时开始哮喘，到 10 月份哮喘就好了，已连续多年。当问及哮喘病因时，患者说：当年参加红卫兵大游行时，徒步从郊区走到天安门。凌晨集合出发，一直到中午，当时是又累又热又渴，就"咕咚、咕咚"猛喝了一顿凉水。从此以后就开始哮喘，并且越来越严重。虽经多方求医，服用各种药物，哮喘却不得而治。

那位老师听后，仔细思考，就给患者开了两位药：栀子、豆豉。患者拿了药,心中似有不踏实,就问:这么少的药能治病吗?那位老师说,试试吧。一周后,患者复诊,言道没有好转。然后,那位老师仍是开了这两味药,栀子豉汤。患者见仍是这些药,又别无他法,只好试着吃药治疗。服药后一段时间,哮喘较前好转,于是续服栀子豉汤。

此后,患者复诊几次就不再来了。再后来,郝万山老师在医院偶然碰到这个患者,问及哮喘情况怎么样了。该患者讲,哮喘已经好了,这次是因为其他疾病来医院就诊。

郝万山求教于那位老师,为何用栀子豉汤,这么简单的两味药,就能治疗这么奇怪、这么久的哮喘。老师说:虽然以前少有人用栀子豉汤治疗哮喘,但是考虑到病因病机,就应该用。当时患者又热又累又渴,然后喝下那么多冷水。冷水凉,将全身的热给闭住了。热气郁在胸中就会导致哮喘。用栀子内清郁热,淡豆豉宣散气机,自然就痊愈了。一语点醒梦中人,把握病因病机,并予以恰当治疗,疗效自然就会非常好。

回过头来看,该患者哮喘不愈,其机制与"阳伏而不能出,阴迫而不能蒸"的地震亦非常相似。另外,患者每年 5~10 月哮喘发作,这是一年中阳气非常旺盛的时间,即肺中内伏的阳气非常重,为阴邪所迫,于是哮喘发生。故以栀子豉汤清除内里郁热,外散寒邪,病自痊愈。

三、栀子生姜豉汤愈胃胀

一个夏天的中午,一位老朋友打来电话:范大夫,家里老人上腹部胀满不适 3 周了,大便略难,该怎么治疗?我问了问病因。答道:这是因受凉而致,迄今为止已经 3 周。这 3 周吃什么都没有胃口,也没有食欲。

于是我考虑到:本次胃部胀满不适,发病是受凉之后,肯定有寒;出现了大便偏干,说明体内有热。这个机制不是和上面用栀子豉汤治疗哮喘的机制一样吗?

本病也是寒气闭塞脾胃气机,内有郁热所致。脾主升清,胃主通降,共同组成中焦气机升降的枢纽。若脾胃感受寒邪,则气机郁滞中焦,升降无常,出现痞满不适。故治疗当用生姜温胃且外散风寒,栀子内清里热，淡豆豉散邪，以恢复其升降功能。方用栀子生姜豉汤。

《伤寒论》76条："发汗后，水药不得入口，为逆。若更发汗，必吐下不止。发汗、吐下后，虚烦不得眠；若剧者，必反复颠倒，心中懊侬，栀子豉汤主之；若少气者，栀子甘草豉汤主之；若呕者，栀子生姜豉汤主之。"

栀子生姜豉汤方

栀子（擘）十四个、生姜五两、香豉（绵裹）四合

上三味，以水四升，先煮栀子、生姜，取二升半，内豉，煮取一升半，去滓，分二服。温进一服，得吐者，止后服。

于是告诉朋友用这个药方：炒栀子6g、淡豆豉6g、生姜4片。4剂。开锅后水煎10分钟，内服，每日1剂。

数日后患者亲至诊所复诊，告知此方效果甚佳，吃药当晚便觉食欲大增，腹胀亦消。

后来从朋友那里了解到，该患者起初并不相信，甚至不愿服药。因为该患者家在河北一带，经营着祖辈传下来的数百年的老药店。药店也聘请诸多大夫，他们对中药方剂也算是见多识广。该患者感觉这药方太简单，也从未见有人以此方治胃病，就没有吃。后来，熬不过女儿的反复劝说，就煮了一剂药吃，不料，效果却如此之好，不由得连呼神奇。数日后，胃脘部不适业已消失。

【按语】

学医廿年来，感悟治病不难，难在辨证。辨证不难，难在抓住病证的核心病因病机。想想以上治疗咳嗽、多年不愈的哮喘，乃至胃胀纳呆者，核心病机就四个字：阴迫阳伏。故治病之要，首先是要抓住病证的核心病因病机，这是大方向。治病方向对了，哪怕用的药材质量差一点，也会逐渐痊愈。若是治病的方向不对，犹如打靶时没有瞄准靶子，打得再多也不顶用。

甘露消毒丹与暑湿发热

人生病与季节变化有关。例如夏天天气闷热，湿热比较重。感冒发热、腹泻等病症都要考虑到感受暑湿热邪。

暑湿发热常见症状有发热较高，伴有头痛，身重体倦，肢体酸痛，脘痞胸闷，吐泻，微汗，口渴，心烦等。暑湿之邪郁遏气分，可见发热较高，伴有头痛，身重体倦，肢体酸痛，脘痞胸闷等。暑湿之邪阻滞中焦气机，则见吐泻，口渴，心烦等。若邪热炽盛，可致暑湿弥漫三焦，或困阻中焦，或壅滞肺络，变化复杂。正如《温热经纬》云："温湿蒸腾，更加烈日之暑，烁石流金，人在气交之中，口鼻吸受其气，留而不去，乃成湿温疫疠之病，而为发热倦怠，胸闷腹胀，肢酸咽肿，斑疹身黄，颐肿口渴，溺赤便闭，吐泻疟痢，淋浊疮疡等证。"常用药方为甘露消毒丹、桂苓甘露饮等。

甘露消毒丹为祛暑化湿剂，由滑石、淡黄芩、绵茵陈、石菖蒲、川贝母、木通、藿香、连翘、白蔻仁、薄荷、射干组成，具有清热利湿，化浊解毒的功效，善治湿温、时疫，邪留气分，湿热并重之证。王孟英说："此治湿温时疫之主方也……但看病人舌苔淡白，或厚腻，或干黄者，是暑湿热疫之邪尚在气分，悉以此丹治之立效，并主水土不服诸病。"

笔者亦在夏季暑湿热较重时，以甘露消毒丹治疗发热、荨麻疹等病症，每每获得良效。

临床验案：反复高热 3 日

患者，男，11 个月，2019 年 8 月 3 日就诊。反复发热 3 日，体温高至 39.9℃，无喷嚏、无鼻塞、无流涕，手足温，精神可，小便可，纳差，眠浅，大便偏稀，臭秽，每日 3 次，肛门不红，指纹浅淡，诊为暑湿热证。予以甘露消毒丹为主治疗。

处方：连翘 6g、藿香（后下）12g、滑石块 15g、石菖蒲 6g、茵陈 6g、生薏苡仁 15g、葛根 15g、炙甘草 6g、白豆蔻（后下）6g、桑叶 6g、陈皮 6g、茯苓 6g、金银花 6g、厚朴 6g、麦冬 9g、焦神曲 9g。1

剂，水煎服，两日 1 剂。用法：大火烧开锅后换用小火煎煮 25 分钟，放藿香、白豆蔻，再煎煮 5 分钟即可。

患者服药 2 日后，发热退，病症痊愈。

【按语】

甘露消毒丹是清代名医叶天士所创，最早载于《续名医类案》，后被王孟英收录于《温热经纬》，在《医效秘传》中亦有记载。甘露消毒丹在夏季暑湿之际应用非常广泛，常用于呼吸、消化、泌尿系疾病之属于湿热者。现代临床常用甘露消毒丹治疗肠伤寒、急性胃肠炎、黄疸型传染性肝炎、钩端螺旋体病、胆囊炎等证属湿热者，多有良效。

补中益气汤治顽固性湿疹

《素问·六微旨大论》曰："升已而降，降者谓天，降已而升，升者谓地。天气下降，气流于地，地气上升，气腾于天，故高下相召，升降相因，而变作矣。"

若人体气机当升不升而反下陷、当降不降而反上逆，则易生各种疾病。常见的有中气下陷所致胃下垂、脱肛、子宫下垂等疾病。《素问·至真要大论》亦曰："高者抑之，下者举之，有余折之，不足补之。"王冰曰："下者举之，济其弱也。"下，指下陷或下脱病证；举，是指升提的治法，即根据形象思维，对下陷者采用升举的方法治疗，可使中气充足，恢复上升的气机运动，以达到治疗疾病的目的。

补中益气汤是金元医家李东垣的代表名方，具有补中益气、升阳举陷的功效，是治疗中气下陷的有效方剂，临床常用于治疗泄泻、脱肛、肾下垂、子宫下垂等疾病。

除此之外，补中益气汤还可以治疗湿疹，尤其是顽固性湿疹。临床发现：治疗湿疹，凡是病久的、肥胖的、熬夜的、面色晦暗的、备感疲劳乏力、容易喘息之人，都应当以温补为主，清热利湿为辅。如果只是以清热利湿为主，则临床疗效不是很好，并且治疗的时间久了，病症反而会越来越缠绵难愈。此时若以补中益气汤为主加减治疗，疗效甚佳。

患者，女，39岁，患顽固性湿疹10余年，右侧下肢尤其严重，面积约一个成年人手掌那么大。颜色鲜红，皮肤粗糙破裂，甚至流一些渗出液，瘙痒。右肘、右侧踝关节上也有散发的湿疹。自幼喜欢吃辣。大便两日一行，时干时稀。纳可，多梦，经量少。两脉弱，舌质淡红，齿痕，苔白厚腻。患者10年来也是到处看湿疹，所用方法有清热祛湿、健脾利湿、苦寒燥湿、祛风除湿等，然疗效欠佳。

李东垣《内外伤辨惑论》曰："脾胃气虚，则下流于肾肝，阴火得以乘其土位……脾胃之气下流，使谷气不得升浮，是生长之令不行，则无阳以护其荣卫，不任风寒，乃生寒热，皆脾胃之气不足所致也。"患者湿疹日久，脉弱，不就是元气不足、阴火内生、湿热下注所致吗？脾胃气虚，脾不运化，水谷精微之气反化为水湿，湿热下注于两腿部，则成湿疹。于是诊断为脾胃元气不足，中气下陷，湿热下注，治宜补中益气、升提气血、升阳散火法，予以补中益气汤为主，加苦参、黄柏、茵陈等治疗。

处方：炙黄芪15g、麸炒白术15g、党参15g、茯苓12g、升麻12g、陈皮15g、柴胡6g、炙甘草6g、苦参10g、黄柏10g、茵陈10g、羌活5g、防风5g、黄芩10g、葛根15g、川芎10g。14剂，水煎服，每日1剂。早晚分两次服用。

本方以黄芪、白术、党参、茯苓、甘草温补脾胃，补中气，元气足则不致下陷，以绝病症反复不愈之根；再用川芎活血；清气下沉，用"气之轻而味之薄者"羌活、防风、升麻、柴胡、葛根，"引胃气以上腾，复其本位，便能升浮以行生长之令矣"；用陈皮行气理气；用苦参、黄柏、黄芩清散所郁结的湿热之邪；茵陈清利中焦湿热；诸药合奏升清气、补中气、清湿热的功效，达到治疗慢性顽固性湿疹的目的。

服药半月，效果明显。续服3周，病症基本痊愈。

【按语】

湿疹急性期多以邪气盛为主，治疗以祛邪为主。对于慢性湿疹，顽固性湿疹，可以根据病程长、正气亏虚的特点，采用补益正气，升阳举陷之法治疗，尤其是下肢湿疹，最为适宜。经曰："其高者，因而越之；其下者，引而竭之。"可以用补中益气汤升阳举陷，使元气充足，阳气升腾，去除湿热产生的根源；配伍清利湿热的黄柏、苦参、茵陈等，去除局部残留的邪气。如此标本兼治，可获良效。

芍药甘草汤与腓肠肌痉挛

腓肠肌痉挛是痛性痉挛中最常见的一种，其发病特点是：腓肠肌突发性的强直性痛性痉挛，牵掣、疼痛，持续数十秒至数分钟，非常痛苦。多见于游泳、局部受寒时，以及老年人等，发作时疼痛难忍，尤其是半夜抽筋痛醒，影响睡眠。

2011年我去看望给亲戚带小孩的母亲，才得知母亲每夜会因为"小腿肚子抽筋"而不得不从床上跳到地面，用力扳脚尖，以缓解疼痛。母亲告诉我："一直这样很多年了，也没当回事。"母亲说家里医生曾说是缺钙，于是就吃了钙片，但是没有效果，也就没再吃药。我立即为母亲诊脉并检查小腿部腓肠肌，发现脉紧而细，触诊患处发现承山穴皮温低，表明母亲的腓肠肌痉挛是沉寒与阴血不足导致的。

如何治疗母亲的腓肠肌痉挛呢？我想到了一个名字很形象的方剂——去杖汤，用于治疗腿部肌肉痉挛疼痛，须用杖行。患者服用去杖汤后肌肉痉挛解除，腿痛消失，就可以去杖而行了。这个处方源自《伤寒论》："伤寒脉浮，自汗出，小便数，心烦，微恶寒，脚挛急，反与桂枝汤，欲攻其表，此误也。得之便厥，咽中干，烦躁，吐逆者，作甘草干姜汤与之，以复其阳。若厥愈、足温者，更作芍药甘草汤与之，其脚即伸。"此处"脚挛急"即是腓肠肌痉挛，用芍药甘草汤治疗效果显著。

于是为母亲开了生白芍30g、炙甘草10g、威灵仙5g。5剂，每日

1剂，开水泡，频服。服药当晚母亲没出现腓肠肌痉挛。迄今为止9年中，母亲只是偶尔发生了几次腓肠肌痉挛，基本没有频繁发作。方中之所以用威灵仙，是因为母亲腓肠肌有沉寒。《唐本草》记载威灵仙："腰、肾、脚膝、积聚、肠内诸冷病，积年不瘥，服之效。"用威灵仙可去除腓肠肌多年积累的沉寒。

【按语】

芍药甘草汤治疗腓肠肌痉挛效果确切，可作为专病专方使用，实际运用时，可酌情加一两味中药，或者不做加减，均有效果。但需注意，不宜添加过多药物，以防喧宾夺主，影响疗效。

升阳散火汤与小儿抽动症

升阳散火汤是金元时期医家李东垣所创。《内外伤辨惑论》曰："升阳散火汤治男子妇人四肢发热，肌热，筋痹热，骨髓中热，发困，热如燎，扪之烙手，此病多因血虚而得之。或胃虚过食冷物，抑遏阳气于脾土，火郁则发之。生甘草（二钱），防风（二钱五分），炙甘草（三钱），升麻，葛根，独活，白芍药，羌活，人参（以上各五钱），柴胡（八钱）。"

升阳散火汤揭示了如何运用风药以治疗郁火。小儿抽动症的表现症状如频繁眨眼、清嗓子、颈部扭动等，都属于郁火。为什么属于郁火？因为儿童体质属于"稚阴稚阳"，容易受饮食、情志、天气等外界的影响。

现今家庭，儿童容易被饮食所伤。饮食寒凉、生冷、油腻、肉食、鱼虾海鲜等，则容易伤脾胃，"抑遏阳气于脾土"，如此则造成阳气郁滞的情况。儿童从生长阶段来说，属于肝木，宜条达舒畅，不宜郁滞。现今肝气欲要条达舒畅，却被脾胃寒湿、气滞、痰湿、积食等郁滞，肝气想条达却无法冲破郁滞，就表现眨眼、清嗓子、咧嘴等各种症状以解之。换句话说，眨眼、清嗓子、咧嘴等都是身体的自救行为，目的是使气血流通。

脾胃受损的小儿抽动症患者，多伴有面色发黄，口鼻周围颜色发青，眼睑呈紫红色或肿胀（眼袋大），精神不足，双目缺少神采，肌肉松软，容易疲劳乏力，喜欢安静，手足心热，容易烦躁，腹胀，纳呆，平素喜欢吃生冷食物或油腻肉食、鱼虾海鲜，大便或干或稀等。

脾胃为寒湿或积滞所伤，气血不足，不能濡养头目，则出现面色发黄，口周、鼻周颜色发黄发青，两目缺少神采。脾主肌肉，脾胃气不足，则肌肉松软无力。"劳则气耗"，活动太多容易使气血消耗太多，则喜欢安静以养气血。为什么容易烦躁，因为火热被寒湿等郁滞，火热在内，扰乱心神，则容易烦躁，手足心热。脾胃积滞则腹胀、纳呆，大便干稀不调。

对此，可以用升阳散火汤治疗。方中人参、炙甘草、生甘草补中气，培养脾土，助中焦之气以为根本；升麻、柴胡、葛根、羌活、独活、防风等有升发之性，以解除阳气郁结；白芍除热。总体而言，此方培补中气、升提阳气在先，再配合升发的药物来散郁火，去寒湿，健脾胃，疏肝气，以达治疗小儿抽动症的目的。

例如 2021 年 4 月接诊的一位小儿抽动症患者，男，6 岁，两眼眨眼频繁 2 年。

刻诊：两眼眨眼频繁，咽喉略有发声。脑电图略有异常。手足心热，面色略红，口周、鼻周略有发青，眼睑颜色紫暗。体型偏胖。舌红，舌苔薄白，两脉浮细滑。诊断：小儿抽动症。证型：脾胃伏火，体虚动风。予以升阳散火汤加减治疗。

处方：独活 6g、防风 6g、羌活 6g、紫苏叶（后下）6g、升麻 6g、党参 6g、葛根 9g、炒白芍 6g、生石膏（打碎）20g、豨莶草 6g、炒栀子 6g、连翘 6g、桔梗 6g、茯苓 6g、炙甘草 6g、广藿香（后下）6g、生姜 2 片。15 剂，水煎服，每日 1 剂，早晚分两次服用。

本方以升阳散火汤为主升脾胃阳气，且独活、防风、羌活亦可疏风止痉，治疗肝木动风之眨眼、点头等症状。加生石膏、豨莶草、栀子、连翘去其郁热。因患者久病，脾胃气血亏虚严重，故用茯苓、藿香以健脾益气，行气化湿。桔梗开提肺气，生姜温胃和胃。诸药合奏升阳散火、健脾益气、疏风止痉的功效。

半个月后复诊，2 年的频繁眨眼已经消失，口周、鼻周颜色恢复正常，面色较前红润，精力十足。因疗效甚佳，故续用前方，增加大枣 2 个，以增强健脾和胃的作用。续服 15 剂。

又半个月复诊，点头也已经消失，病症基本痊愈。嘱停吃中药，平时注意饮食，多活动，锻炼身体，增强体质，提高免疫力，多晒太阳。

1 个月后随访，未再复发，病症痊愈。

【按语】

很多儿童由于脾胃虚弱，过食冷物，容易损伤脾胃，阳气郁滞，从而形成小儿抽动症、夜眠不安、腹痛、便秘等各种病症。某些临床表现看似是有一派热证，但不能仅是清热、疏风、止痉治疗，尤应谨慎使用清热药物，过用反而会加重病情。这时采用升阳散火法治疗，寒气散、阳气通，内热自然解除。

曾遇到一位 5 岁儿童，哪怕是冬天，晚上睡觉也只穿一件秋衣，从来不让盖被子，甚至连薄薄的单子也不让盖，如果盖了就左右翻滚，满头大汗。以至于每天早上醒来，孩子的身体都一片冰凉。同时孩子还有鼻塞，容易烦躁，大便干结、数日一行的症状。从表象看，穿衣较少，不让盖被子，一盖被子就容易满头大汗等似是一派热证，但从身体冰凉、鼻塞等表现判断，该病实际上却是寒证。患者便秘亦为寒结便秘，因寒结便秘常见表现为腹胀、腹痛，腹部皮肤温度偏低，大便颜色偏于暗黑。正如《医碥·大便不通》曰："有寒结，冷气隐于肠胃，阴凝不运。津液不通，故结也，脉沉迟，不能食，腹痛。即仲景所谓阴结也。"以升阳散火汤为主酌情加减，药用防风、羌活、独活、荆芥、辛夷、白芍、升麻、葛根、柴胡、栀子、鸡屎藤、生白术、炙甘草等，仅服用半剂，当晚能盖两床厚被子，不再踢被子，连续睡眠 12 小时，鼻腔通气，睡眠质量好。

防风、羌活、独活、荆芥、苏叶、白芷、桂枝、辛夷、苍耳子等，不能只把它们看作解表药来用，它们还有升阳气的作用。比如肝胆气不足，升发不畅，就容易出现四肢抽动、眨眼、胸闷、憋闷、头晕、目眩、颈项部不适，乃至疲劳乏力、记忆力减退等。此时可以用荆芥、防风、羌活、独活等来治疗。常用方剂有小补肝汤、升阳散火汤、大补肝汤等。其中，小补肝汤中的桂枝、干姜、五味子倾向于对肝气不足，肝阳偏虚，形寒怕冷，容易感冒鼻塞者，较为适宜。升阳散火汤对肝气不足，脾胃气虚者，尤为适宜。

第五章

中药篇

长养性命
主病应地

竹茹化痰

竹茹是取新鲜竹子的茎，除去外皮，将稍带绿色的中间层刮成丝条，或削成薄片，捆扎成束，阴干而成。竹茹具有清热化痰、除烦止呕的功效，常用于治疗痰热咳嗽、胆火夹痰、惊悸不宁、心烦失眠、中风痰迷、舌强不语、胃热呕吐、妊娠恶阻、胎动不安等病症。如《本草纲目》载竹茹可以治"伤寒劳复，小儿热痈，妇人胎动"。

《任之堂医经心悟记》曾有如下描述：有位老中医给我讲，观竹之形态，中空而直，从头至根，看似节节受阻，气机实属相通，就好比人之体腔，被隔膜分为胸腔、腹腔、盆腔，好似竹之三节，看似不通，其实经三焦上下贯穿，内外相连，竹之内质为竹茹，清热化痰，贯通竹之全身，借用于人，实能贯通人之三焦。竹茹非简单的化痰之品，实为清化痰热，使痰热自三焦水道而出。竹沥为竹之精，其通利三焦，化三焦痰热最速。三焦与心包互为表里，凡心包受痰热所困，心神不宁者，用竹沥皆有捷效。

痰湿容易蒙蔽脑窍，出现癫狂。竹茹可以化痰通脑窍，使神志恢复正常。《重庆堂随笔》指出竹茹："清五志之火，祛秽浊之邪，调气养营，可塞血窦，胎前产后，无所不宜。"

数年前，老家一人昏昏昧昧，不识家人，神志不清，烦躁易怒，动辄打骂，夜不能寐。遂入当地医院，以脑萎缩、二氧化碳中毒等诊断住院治疗多时，仍不缓解。奈何当地好中医难寻，后问我看有何好办法。中医将这种病称之为癫狂。察其舌质红，苔白厚腻，知为痰热扰心。须化痰清热、宁心安神。予以黄连温胆汤加味治疗。

处方：竹茹、黄芩、茯苓、郁金、降香、黄芪、陈皮各15g，黄连、枳实、丹皮各12g，胆南星6g，法半夏、炙甘草各10g，麦冬、生地各18g，西洋参6g，生姜6片，大枣（擘开）3个。15剂，水煎服，每日1剂。早晚分两次服用。

治疗半个月后，病症好转。一天之中能有半天精神较好，神志正常。随后又调整药方，加减变化，继续治疗。连续治疗大约 2 个月后，神志恢复正常。迄今为止，多年过去，一切安好。

竹茹亦可用于治疗痰火扰心之证。《药品化义》强调："竹茹体轻，轻可去实。性凉，凉可去热。味苦，苦能降下。专清热痰，为宁神开郁佳品。主治胃热噎膈，胃虚干呕，热呃咳逆，痰热恶心，酒伤呕吐，痰涎酸水，惊悸怔忡，心烦躁乱，睡卧不宁，此皆胆胃热痰之证，悉能奏效。此一味名竹皮汤，疗阴阳易，古人已验之奇方。"如曾以竹茹治疗入睡困难 2 年余的患者。

患者，女，30 岁，入睡困难 2 年余，睡不实，多梦，醒后头重头胀晕沉，心悸，精神状态差。此中上二焦湿热，予三香汤加味。

处方：瓜蒌皮、降香、郁金、藿香、炒栀子、淡豆豉、茯苓、白芍、竹茹、芦根、生姜各 15g，党参 25g，枳壳、桔梗、防风、炙甘草各 10g，通草 5g。5 剂，水煎服，每日 1 剂，早晚分两次服用。

服药 5 剂后，睡眠如常。

竹茹还可用于治疗痰湿所致胸闷。《本经逢原》认为竹茹"性虽寒而滑，能利窍，可无郁遏容邪之虑"。故以之治痰湿，使湿邪得利，郁结得散，经络得通，则胸闷、胸痹自愈。如一患者，男，60 余岁，胸闷数日。观其舌苔白厚，舌质淡，两脉濡。诊为痰湿阻滞。予以小半夏合茯苓汤加竹茹。服药后，全身出汗，顿觉好转。患者言：以前都是每天沿着公园、路边走，加上晒太阳，觉得身体出出汗特舒服。最近因事未能运动出汗，出现胸闷。好多天没有像这样出汗了，现在真轻松。

【按语】

张隐庵曰："此以竹之脉络，而通人之脉络也。人身脉络不和，则吐逆为热矣。脉络不和，则或寒或热矣。充肤热肉，淡渗皮毛之血，不循行于脉络，则上吐血而下崩中矣，竹茹通脉络，皆治之。"

以核治核

植物能入中药者，有花、枝、叶、茎、身、根等部位。中药材入药部位不同，所起到的作用也不尽相同。张志聪在《侣山堂类辩·药性形明论》中有"皮以治皮，节以治骨，核以治丸，松节、杉节及草根之多坚节者，皆能治骨病，荔核、橘核之类治睾丸之疾，子能明目，蔓藤者治经脉，血肉者治血肉，各从其类"的精彩论述。

古人"仰则观象于天，俯则观法于地，观鸟兽之文与地之宜"。天有春夏秋冬四时变化，人有生长壮老已，药有寒热温凉四性。人体有上中下三焦，表里内外等部位的划分，药物有花、枝、叶、茎、身、根、皮等部位的区别。进而将不同用药部位与人体相应的部位联系起来。

一、橘核

橘核是橘子里面的果核（种子），性微温、味苦平，具有理气散结、消肿止痛的作用，常常用于治疗各种结节病，例如甲状腺结节、乳腺结节、乳房肿痛、疝气、腰痛等疾病，并有良好的效果。如《本草纲目》曰："橘核入足厥阴，与青皮同功，故治腰痛、疝在下之病，不独取象于核也。"

1. 前列腺增生 前列腺是男性生殖系统的附属腺，为不成对的实质性腺体，位于膀胱与尿生殖膈之间，包绕尿道根部，其形状和大小均似稍扁的栗子。其形象犹如种子之核，故常用橘核、荔枝核等来治疗。前列腺增生是中老年男性常见疾病之一，该病主要症状包括尿频、尿急、尿失禁，以及夜尿增多、排尿不尽、尿后余沥等表现，严重者有血尿。名老中医朱良春善用橘核、荔枝核，并配伍浙贝母、牡蛎、土茯苓、白花蛇舌草、刘寄奴、皂角刺、王不留行、怀牛膝、枸杞、菟丝子、车前草治疗前列腺增生，多有较好效果。

2. 乳腺增生 乳腺增生为乳房内硬结，肿块，亦可用橘核来治疗。如橘核茶：橘核5g、橘络1g。用法：开水泡，代茶饮。

3. 急慢性睾丸炎，局部疼痛者　常用方：橘核 15g、荔枝核 15g、乌药 10g、小茴香 10g、怀牛膝 12g、白花蛇舌草 30g。水煎内服，有较好的消肿止痛作用。

临床验案：小儿急性睾丸 - 附睾炎。

患儿，男，7 岁半。突然睾丸肿痛，阴囊肿大，两腿并拢则疼痛加重，分开痛减。伴有低热，37.2～37.5℃。检查淋巴细胞偏高，显示附睾炎与病毒感染有关。家长拒绝手术，遂从医院拿抗感染药回家治疗。患者配合服用中药治疗。中医诊为子痈。肝经风热，循经内犯，结于宗筋，宗筋气血不畅则肿，热盛肉腐则为痈。故见睾丸肿痛，肿大，伴有发热等表现。当疏散肝经风热，止痛消肿，凉血消痈。

处方：川楝子 6g、橘核 15g、荔枝核 15g、柴胡 15g、当归尾 10g、金银花 10g、连翘 10g、败酱草 15g、蒲公英 15g、浙贝母 10g、炒白术 10g、炙甘草 6g、车前子（包煎）15g、防风 5g、白芷 5g、陈皮 9g、生姜 1 片、大枣（擘开）1 个。4 剂，水煎服，每日 1 剂。用法：大火烧开锅后换成小火煎煮 30 分钟即可。

服药后 2 日，发热退，疼痛减轻。家长自述这两晚睡觉没痛醒，前几个晚上都因痛醒来，难以入睡。嘱咐家长继续服药治疗。4 日后复诊，疼痛基本缓解，仍有轻微疼痛，于是在上方基础上再加行气疏肝止痛的小茴香 10g，乌药 10g，续服 10 剂。十余日后睾丸、附睾无疼痛，无肿大，基本痊愈。

4. 乳房提前发育出现硬结肿块　女孩在 8 岁前出现第二性征发育，即乳房发育，有硬结或疼痛等症状者为性早熟。治疗性早熟之乳房硬结、疼痛也可以用橘核、荔枝核等药物。

临床验案：性早熟。

患儿，女，8 岁，2019 年 12 月 15 日初诊。已有提前发育的迹象，特别是乳房发育有硬结，如一元钱硬币大，按压时疼痛。纳可，大便 1～2 日一行，精神可，小便黄。诊为肝胆火旺，当清泻肝胆实火、软坚散结。

处方：盐橘核 6g、荔枝核 9g、柴胡 6g、炒栀子 9g、牡丹皮 9g、夏枯草 9g、赤芍 9g、玄参 9g、昆布 9g、海藻 9g、木香 6g、陈皮 6g、麸炒枳壳 6g、茯苓 6g、川芎 6g、酒当归 6g、生姜 6g、大枣（擘开）1个。14 剂，水煎服，每日 1 剂。并注意长期饮食：不要喝豆浆，不要吃蜂蜜、蜂王浆，禁食巧克力、蛋糕等高能量食品，禁食辛辣、肉食、鱼虾、海鲜等食物。连服 14 日后，乳房硬结消失。

二、川楝子

川楝子为楝子树的果实，也是一种很坚硬的核类中药。川楝子又名金铃子，性寒、味苦、有小毒，归肝、小肠、膀胱经，具有疏肝泄热、行气止痛、杀虫的作用，常用于治疗胁痛、淋证、胃痛等病症。

1. 乳痈 即急性乳腺炎，可以用川楝子 20g，加水 500g，水煎，然后放红糖适量，黄酒半两，早晚分两次服用，连续 3 日。注意：川楝子有小毒，须谨慎用药。不可多服久服。

2. 头癣 川楝子 20g、凡士林 50g。将川楝子去核，焙干，研成极细末，然后用凡士林将川楝子调成膏状，擦洗头部，每日一次，连续 1～2 周。

【按语】

张杲《医说》云："古今论病，多取象比类。"根据药物的形态、生长特征、颜色味道等，可以适当用取象的方法来推断其作用和功效。比如核类药与睾丸、甲状腺结节、脂肪瘤等的形状相像，故常用于此类疾病的治疗。同时亦需注意药物之间的差别，并需要验之于临床，避免空想漫谈。

蝉蜕与夜啼

小儿夜啼是指小儿经常在夜间啼哭不眠，甚至通宵达旦，或每夜定时啼哭，白天如常者。本病多见于半岁以内的婴幼儿，也有五六岁儿童仍会出现夜啼者。患此症后，持续时间少则数日，多则经月，也有数年不愈者。儿童长期夜啼，会影响自身的生长发育，造成发育迟缓，出现身高长得慢、体重不达标等情况，需及早治疗。

夜啼以脾寒、心热、惊骇、食积等为发病原因。因儿童心火肝火常有余，或乳母平日恣食辛辣肥甘，传至儿童，则容易邪热乘心，心神不宁，神志不安，致夜间烦躁啼哭。故由于心肝火旺所致的小儿夜啼甚为常见。笔者常用蝉蜕治疗小儿夜啼，证属心肝火旺者。夜啼其他证型者，亦配伍使用蝉蜕，多获良效。

蝉蜕性寒、味甘，归肺、肝经，具有疏风热、透疹、明目退翳、息风止痉的作用。常用来治疗小儿夜啼不安，感冒发热，温病初起，咽痛音哑，麻疹不透，风疹瘙痒，目赤翳障，急慢惊风，破伤风证。如《本草纲目》曰："治头风眩晕，皮肤风热，痘疹作痒，破伤风及疗肿毒疮，大人失音，小儿噤风天吊，惊哭夜啼，阴肿。"《药性论》曰："治小儿浑身壮热惊痫，兼能止渴。"《本草衍义》曰："治目昏翳。又水煎壳汁，治小儿出疮疹不快。"

一位同事问我：自己家孩子晚上睡不好，说梦话，不安稳，怎么办？我说：用蝉蜕6g，煮水喝。同事问：为什么？答曰：蝉蜕专治夜里不安。你看蝉，都是白天鸣叫，夜里不叫，天热的时候叫，天凉的时候不叫。若给孩子用，也会让孩子白天热的时候好好玩，晚上凉的时候像蝉一样安静，睡眠好。

笔者以蝉蜕治疗夜啼或睡眠不安者，其原因有二。

首先，在于取蝉之象，即"昼鸣而夜息也"。如李时珍曰："蝉乃土木余气所化，饮风吸露，其气清虚。故主疗一切风热之证。古人用身，后人用蜕。大抵治脏腑经络，当用蝉身；治皮肤疮疡风热，当用蝉蜕，各从其类也。又主哑病、夜啼者，取其昼鸣而夜息也。"

其次，取蝉蜕可以调和阴阳之象。蝉蛹在地下数年属阴。随后夏天破土而出，爬上树枝，蜕掉外壳，属阳。故蝉蜕可以调和阴阳之气。正如《要药分剂》说："（蝉蜕）味咸甘，性寒，无毒。禀水土之余气成形，其飞鸣又得风露之清气，可升可降，阴中阳也。""阳出于阴则寤，阳入于阴则寐。"故以蝉蜕调和阴阳，则可以调节睡眠。

临床验案 1：夜啼半年余

患儿，5 岁，夜间哭闹不休半年余，每天晚上哭闹十几次，持续 2～3 小时，伴有咽喉肿痛、惊慌恐惧等，舌红，舌苔白厚腻，两脉浮滑数。诊为心肝火旺、阴不敛阳、脾胃痰湿。

处方：生龙骨（先煎）12g、生牡蛎（先煎）12g、生酸枣仁 10g、桔梗 5g、炙甘草 6g、黄连 2g、蝉蜕 6g、连翘 6g、茯苓 5g、党参 5g、黄芪 5g、肉桂（后下）2g、麦冬 9g、浮小麦 6g、赤芍 6g、丹参 6g、生姜 5 片、大枣（擘开）5 枚。6 剂，水煎服，每日 1 剂。早晚分两次服用。

患儿服药数日，夜啼痊愈。3 个月以及半年后随访，睡眠一直很好，未再发作。另外，家长反馈，患儿身体素质比以前更好了。

临床验案 2：小儿夜啼 10 余日

患儿，男，2 岁半，夜啼 10 余日，每于凌晨 1～3 点钟突然坐起，哭闹不休，家里人无法休息。纳差，指纹浅淡。诊为心肝火旺，当清心肝火、镇静安神。

处方：蝉蜕 4g、竹茹 4g、茯苓 5g、炙甘草 4g、炒枣仁 6g、竹叶 3g、乌梅 4g、钩藤（后下）4g、怀山药 10g、淮小麦 6g、生龙骨（先煎）9g、炒山楂 6g、炒神曲 6g、生姜 1 片、大枣（擘开）3 个。3 剂，水煎服，每日 1 剂。

服药 2 日后，夜啼止住，睡眠安好。

【按语】

脾寒、心热、惊骇、食积等是夜啼的常见原因，蝉蜕是治疗小儿夜啼的常用有效药物，无论夜啼属于何种证型，均可配伍使用。

心肝火旺者可以配伍夏枯草、菊花、钩藤、龙骨、牡蛎、淡竹叶等，以清心肝火、镇心安神；食积者配伍茯苓、山楂、莱菔子、稻芽、谷芽、神曲、枳壳、连翘、薏仁、钩藤等，以消食化积、祛邪安神；惊骇者配伍生龙骨、生牡蛎、钩藤、丹参、酸枣仁等镇静安神、养心安神；脾寒者配伍干姜、茯苓、白术、炙甘草、肉桂等以温补中焦、补益气血、养心安神；胆郁痰扰者配伍竹茹、茯苓、陈皮、半夏、枳壳、生姜、大枣、甘草等，以理气化痰、和胃利胆、清心宁神。然临床亦可见到一病而多证相兼者，需多方合用或酌情加减。

石榴皮与腹泻

石榴，亦名安石榴。《本草纲目》："《博物志》云：汉张骞出使西域，得涂林安石国榴种以归，故名安石榴。又按《齐民要术》云：凡植榴者须安僵石、枯骨于根下，即花实繁茂。则安石之名义或取此也。"

石榴成熟后变成大型而多室、多子的浆果，每室内有多枚子粒。李时珍曰："榴者瘤也，丹实垂垂如赘瘤也。"药用其皮，故名石榴皮。

石榴之象"丹实垂垂如赘瘤"。石榴皮呈圆形或瓢状，大小不一，内有隆起并呈凹坑，以包裹石榴籽，故石榴皮之象则为能包裹物质，不使之溢出。

石榴皮味酸、涩，性温，归大肠经。功能涩肠止泻，止血，驱虫。用于久泻，久痢，便血，脱肛，崩漏，带下，虫积腹痛等病症。如《本草汇言》曰："石榴皮，涩肠止痢之药也。能治久痢虚滑不禁，并妇人血崩、带下诸疾，又安蛔虫。盖取酸涩收敛下脱之意，与诃子肉、罂粟壳同义。"《医钞类编》治脱肛："石榴皮、陈壁土，加白矾少许，浓煎熏洗，再加五倍子炒研敷托上之。"

现代研究石榴皮含有根皮碱，对伤寒杆菌、痢疾杆菌均有抑制作用。石榴皮还能使肠黏膜收敛，分泌物减少，有效治疗腹泻、痢疾等病症。

古用石榴皮虽有"闭门留寇"之说，然笔者在临床辨证治疗腹泻、便血、脱肛等病症中配伍石榴皮，每获良效，并无不妥。

临床验案 1：腹泻 1 周余

患者，男，66 岁，2020 年 3 月 15 日就诊。腹泻 1 周余，大便偏稀，夜间较重。春节前后曾多次腹泻，腹泻急迫，无腹痛。曾自服苋菜、黄连素胶囊数日，无效。无鼻塞、流鼻涕、喷嚏，纳食正常，舌苔黄厚腻。此乃脾胃湿热，治以清利脾胃湿热。

处方：石榴皮 15g、黄连 15g、乌梅 10g、法半夏 9g、炙甘草 6g、防风 6g、炒白芍 10g、炒白术 15g、葛根 15g、陈皮 12g、厚朴 12g、通草 6g。6 剂，水煎服，每日 1 剂。用法：大火烧开锅后换用小火煎煮 30 分钟。多注意防寒保暖，早睡早起，别熬夜。少吃辛辣、油腻刺激、肉食、鱼、虾、海鲜等食物。

复诊：腹泻已愈，无其他不适，胃口甚佳，病告痊愈，但仍有舌苔黄厚腻。因患者不欲服药，故以茶饮方调理，具体如下：荷叶 3g、苍术 3g、陈皮 3g，泡茶喝，以善其后。

临床验案 2：腹泻 2 日

患儿，男，6 岁。突然腹泻 2 日，每日腹泻 3 次，水样便，曾于肚脐贴腹泻灸（以前每次腹泻贴一次就管用）乏效，最近晚上易夜惊，半夜突然哭喊，平素容易盗汗，自汗，容易遗尿，纳差，肛门不红，无腹痛，舌红苔薄白。此为湿热泻，以经方葛根黄芩黄连汤为主加味治疗。

处方：石榴皮 10g、葛根 30g、黄芩 9g、黄连 5g、炙甘草 6g、陈皮 6g、炒山楂 6g、炒神曲 6g、蝉蜕 6g、车前子（包煎）9g、茯苓 6g、乌梅 6g、生姜 3 片。3 剂，水煎服，每日 1 剂。用法：大火烧开锅后换用小火煎煮 30 分钟。

患儿服用半剂药，腹泻即止。

【按语】

石榴皮、诃子等收涩药多用于虚证泄泻，对于实证泄泻，因惧怕"闭门留寇"，常不被使用。然笔者在临床实践中发现，在辨证治疗腹泻的基础上，酌加石榴皮、诃子等药，无论虚实，每每获得良效。

病有标本缓急，其治有治标与治本。辨证治疗直接针对病证根本，以治其本；石榴皮、诃子等对症治疗，涩肠止泻，可使症状快速解除，以治其标。对证治疗配合对症治疗，则标本兼治，使病症迅速解除，相得益彰。

木贼与扁平疣

一位女性患者，35岁，患有颈部扁平疣。予以处方：木贼20g、紫草20g、银花20g、大青叶20g、红花20g、生薏苡仁20g。10剂，水煎后，药温适合时，用纱布浸泡药液分批、分次、逐个在疣的表面稍用力来回外擦，擦到皮疹表面发红为度。一日2次，一剂药可用2日。20日为一个疗程。忌食辛辣，忌油腻，忌发物。20日后，患者反馈说用完药后扁平疣全部消失。患者的姑姑也患有同样的扁平疣，我开了同样的药物外用。半个多月后，她颈部的扁平疣也痊愈了。为了方便记忆，我还把这个外用验方编写了一个趣味记忆法：**青红贼薏紫金银，外擦扁疣消失尽**。

现代医学认为扁平疣是由人乳头瘤病毒感染所引起的皮肤扁平丘疹样疾病。患者皮肤出现肤色或粉红色的扁平丘疹，多见于面部和手背，常无明显的自觉症状。中医学称扁平疣为"扁瘊"，认为扁平疣的病机多为气血失调、卫表不固、热毒凝聚，因此应以清热解毒、凉血活血、软坚散结等法治之。

当初为什么给患者开外用药呢，是因为幼时的一个经历启发了我。读初中时，父亲请了两个木匠来我家做木床。每日放学后我就看木匠锯木头、磨床板。等到床快做好的时候，木匠用砂纸在床头打磨床板。有时砂纸快用完了，木匠会拿来一些草，捆绑起来打磨床板。我很好奇，也跟着用那种草打磨两下，发现床板被草擦过后很光滑，那些粗糙的、刺手的部位都变得非常顺滑。木匠告诉我这叫"锉刀草"，以前砂纸贵，老师傅都用锉刀草打磨这些木头。后来上了大学才知道锉刀草又称木贼，多用于治疗眼疾，特别是肝木所主眼睛的角膜疾病。

古代人们将专食苗节的害虫称之为贼："食根曰蟊，食节曰贼"。《嘉祐本草》称木贼："草干有节，面糙涩，制木骨者用之，礋搓则光净，犹云木之贼，故名。"《本草正义》："木贼，以摩擦木器得名。虽有坚木，擦之则粉屑错落，而草不损，其伐木之性甚强，故以治疗肝胆木邪横逆诸病，能消目翳，破积滞，皆消磨有余之用也。"

扁平疣凸起于皮肤，属于不光滑的部位，是否可以用木贼"打磨"皮肤，让皮肤变光滑呢？于是检索文献，发现这种推测已经有人验之于临床了。治疗扁平疣的外洗方药，大多是以木贼为主药，例如单用一味木贼煮水外洗，或者木贼配香附煮水外洗，或者木贼、红花、乌梅，抑或木贼、大青叶等。

扁平疣是皮肤凸起性病灶，属于不平滑因素。取木贼打磨之象，外治扁平疣，确实取得显著疗效，可作为外治扁平疣的主药。同时，中医因木贼打磨木骨之象，用于治疗肝木横逆之肝风，如肠风下血（肝别通于大肠）、目赤肿痛、角膜云翳等。

【按语】

中医治疗扁平疣有很多方法，内服药多以薏苡仁为主，可用温水冲服生薏苡仁粉治疗，也可内服麻杏苡甘汤。外洗药则多以木贼为主，取其打磨物体使之平滑之象。方中又加入大青叶、金银花、红花、紫草等，是参考现代医学对扁平疣的认识。现代医学认为扁平疣多为病毒感染所致，故方中加入可抑制病毒的中药，从多角度入手，形成合力，快速治愈疾病。

蜂胶与花粉热

2019 年春季，一位妈妈带着 5 岁的儿子来求诊。患儿主要症状是花粉季开始后，鼻痒、喷嚏频繁。我告诉这位妈妈，这是花粉热，又称为枯草热，也叫花粉症，主要是患儿机体对于花粉反应敏感，所以在每年的花粉季出现以上症状。这位妈妈说她知道是这个病，但是每年发作，怎么治疗也不好，所以来问问我有什么好办法。

其实这个病的治法可分为两步，即急则治其标、缓则治其本。治标是消除症状，可以用中医方剂过敏煎为主，并佩戴能过滤花粉的口罩，避免花粉对鼻腔的刺激，每日冲洗鼻腔控制症状。治本，则需要从长计议：买真蜂胶滴剂，每日滴入热水中3~5滴饮用，连续饮用6个月以上。

蜂胶在2005年就被正式载入《中华人民共和国药典》（简称《中国药典》），成为一味法定的中药。《中国药典》2020版记载："本品为蜜蜂科昆虫意大利蜂ApismelliferaL工蜂采集的植物树脂与其上颚腺、蜡腺等分泌物混合形成的具有黏性的固体胶状物。多为夏、秋季自蜂箱中收集，除去杂质。性味与归经：苦、辛，寒。归脾、胃经。功能与主治：补虚弱，化浊脂，止消渴；外用解毒消肿，收敛生肌。用于体虚早衰，高脂血症，消渴；外治皮肤皲裂，烧烫伤。"虽然《中国药典》2020版没有记载蜂胶可以治疗花粉症，但是我通过取象思维，发现蜂胶可以用于花粉热的治疗。

人生活在地球上很多年了，已经适应了某地区的春夏秋冬，只要注意饮食、穿着、情绪等，一般不会生病。但是，有一些人每当花粉季就开始强烈的不舒服，这是人与花粉之间产生了不和谐：花粉导致某些人难受，迫使这些人开始躲避花粉。但是，花粉弥散在空气中，很难躲避，那应该怎么办？这时便需要把花粉症患者与花粉的关系调和平衡。

花粉症患者惧怕花粉，但是有一种动物喜欢亲近花粉，这种动物就是蜜蜂。如果把蜜蜂亲近花粉的"偏性"用于纠正患者对花粉惧怕的"偏"，以偏纠偏，就可以治愈花粉症了。因此，治疗花粉热要从蜜蜂身上找突破。

用蜜蜂去平衡患者与花粉的关系，这就是调和阴阳。如果直接去吃蜜蜂不太现实，但是可以吃蜜蜂的"产品"。蜜蜂产品有：蜂蜜、蜂胶、蜂蜡、蜂王浆等。经过临床观察，发现患者服用蜂胶后花粉症逐渐好转，因此就把蜂胶作为治疗花粉症的首选。

到了秋季，这位妈妈给我发了微信，说很感谢我给她儿子推荐的蜂胶疗法，她儿子现在很少感冒，花粉季也没有不舒服了，而且蜂胶滴剂喝起来很方便：只要往杯子里滴上3~5滴，喝下去，就可以了。

【按语】

很多人认为蜂胶是一种保健品，其实蜂胶作为中药使用已有很长的历史，而且《中国药典》2020 版已经收录了蜂胶，明确记载了蜂胶的性味归经，功效主治。我们临床可以把蜂胶作为中药使用。蜂胶一般可用于黏膜损伤性疾病，例如咽痛、鼻黏膜敏感等的治疗。用蜂胶治疗花粉热需要在花粉季之前开始服用，一直服用到花粉季结束。持续服用数月，可望改善鼻黏膜对于花粉的敏感性。

橘络与经络病

橘络别名橘丝、橘筋、橘瓣上丝、橘瓣上筋膜等，为内果皮与橘瓣之间的网络状纤维束群。橘络在夏秋之季采收，从果皮或果瓣上剥取筋络，晒干，生用或炒后用。橘络性微温，味甘苦平，归肺、脾经，具有通络、理气、化痰的功效，善于治疗咳嗽、咳痰、胸痹胸痛、乳腺增生、醉酒呕吐、脂肪瘤等，并有辅助降血糖的作用。如《本草崇原》曰："橘瓣上筋膜，治口渴吐酒，煎汤饮甚效，以其能行胸中之饮，而行于皮肤也。"

从药物的外在形态，可知与其功效或作用的相关性。正如《荀子·劝学》曰："施薪若一，火就燥也；平地若一，水就湿也。草木畴生，禽兽群焉，物各从其类也。"橘络为网状的纤维管束，正如十二经脉和三百六十五络在人体上的分布，左右相贯，上下交通，内外相连，从而形成一个如同网状的经络系统。故形状相似的橘络可入络脉，祛除络脉病邪。如《纲目拾遗》曰："通经络滞气、脉胀，驱皮里膜外积痰，活血。"笔者临床治疗脏腑经络疾病常配伍橘络。

橘络可以治疗咳嗽日久，病久入络者疗效尤好。肺脏本身气管、支气管密布，如同网状结构，末端连接肺泡，其象与橘络相似。橘络也密布于橘子中，并包绕橘瓣。故取其象，用以治疗肺病咳嗽，尤其对久咳、病久入络者，用之皆宜。肺病咳嗽可以用橘络粳米粥。组成：橘络 10g、生姜 1 片、粳米 100g。用法：可以将橘络用纱布包住，和生姜、粳米一起熬煮成粥。然后将橘络去掉，食粥。如《四川中药志》载："化痰通络，治肺痨咳痰、咳血及湿热客于经隧等症。"

橘络可以治疗乳房疾病。乳房小叶在乳房中如同网络般密布，并结于乳头。其象与橘络相似。故取其象，用以治疗乳房胀痛、乳腺增生等病症，多有佳效。《纲目拾遗》曰："橘丝专能宣通经络滞气，予屡用以治卫气逆于肺之脉胀甚有效。"《本草问答》曰："橘络、瓜蒌皆能治胸膈间之结气，取橘之筋络，蒌之膜瓢，有似人胸中之膜膈，故治之也。"

临床验案：乳房胀痛

患者，女，34 岁，2018 年 12 月 12 日就诊。乳房时时胀痛，刺痛，容易腹泻，肩颈痛，腰痛，舌质红，舌苔白厚，两脉弱。诊断：肝郁化火，气血不足。予以行气疏肝、清热凉血、补益气血法治疗。

处方：橘络 10g、柴胡 10g、炒栀子 12g、片姜黄 10g、炙黄芪 30g、茯苓 12g、薄荷（后下）12g、全当归 12g、酒白芍 12g、牡丹皮 12g、桑寄生 30g、炙甘草 10g、佛手 10g、醋青皮 10g、麸炒枳壳 10g、麸炒白术 12g。

服药半月余，病症痊愈。近 2 年内患者每遇此等胀痛，皆时时服之。2 年后随访，未再复发。

【按语】

《素问·痹论》曰："病久入深，荣卫之行涩，经络时疏。"清代名医叶天士提出"久病入络""经主气，络主血"，并在继承前贤的基础上，开拓了络病的治疗思路。

然笔者认为"初病亦可在络"。如出血性疾病，无论新久，皆血络损伤。经络分布于全身各处。唐容川曰："阴络者，谓躯壳之内，脏腑、油膜之脉络……阳络者，谓躯壳之外，肌肉、皮肤之脉络。"故脏腑肢体病证必然会导致经脉及络脉损伤。肺脏、乳房病症，无论新久，皆可配伍橘络。然亦须随证治之。

介石药与畜鱼置介法

《素问·生气通天论》曰："阳气者，烦劳则张，精绝，辟积于夏，使人煎厥。目盲不可以视，耳闭不可以听，溃溃乎若坏都，汩汩乎不可止。"此言人体阳气在过度烦劳之时，容易导致下焦阴精亏损，真阳亢盛，浮越于上。若此情形反复出现，则使人煎厥，两目昏暗不能视物，两耳闭塞不能听音，又使得人体阳气如江河决堤而不能固护，急流奔泻而不能停止。

对阴精亏损，真阳上浮之证，可用畜鱼置介法。畜鱼置介法出自喻嘉言《寓意草·金道宾后案》："畜鱼千头者，必置介类于池中，不则其鱼乘雷雨而冉冉腾散。盖鱼虽潜物，而性乐于动，以介类沉重下伏之物，而引鱼之潜伏不动，同气相求，理通玄奥也。故治真阳之飞腾屑越，不以黿鳖之类引之下伏，不能也。"其意为畜养很多鱼，必须在鱼塘中放置介类，否则鱼会在雷雨时随其游散。鱼虽潜伏水中，但喜欢游动，因与介类同气相求，故用介类引鱼潜伏于下。

喻嘉言认为肾为水脏，而真阳居于其中，并以肾水为宅，潜伏于肾水中，足够人身百年之用。但若是纵欲无度，肾水亏耗，真阳无法潜藏，则浮越于外，可以见到阳热外浮，汗液外泄之征，即大汗淋漓、面颊潮红，乃至神魂飘荡。"故每岁至冬而发，至春转剧。盖无以为冬水收藏之本，无以为春木发生之基。以故腰脊牵强，督脉缩而不舒，且眩掉动摇，有风之象，总由自伐其生生之根耳。

喻氏认为，须用三法救治，"一者以涩固脱；一者以重治怯；一者以补理虚。缘真阳散越于外，如求亡子，不得不多方图之，服之果获大效。于是为外迎之法以导之，更进而治其本焉。""涩""重""补"三法，体现了畜鱼置介法的基本原理。

这里的"重"主要是指介石类药，即贝壳类中药（如蛤壳、牡蛎、珍珠母、石决明等），矿石类中药（如花蕊石、紫石英、赤石脂、寒水石、代赭石、磁石、炉甘石、生石膏、滑石、朱砂），矿物加工类中药

（如芒硝、轻粉等），古生物化石类中药（龙骨、琥珀、龙齿等），鳞甲类中药（鳖甲、龟甲、穿山甲等）。

介石类药多具有重镇潜阳、收敛固涩、安神定志的功效，能使浮越的阳气下潜，从而达到阴平阳秘的状态。此类中药对身体的气、血、津液、神志都有一定的重镇作用。例如朱砂、珍珠母、琥珀重镇安神，可以治疗失眠、惊悸等病症；鳖甲、龟板、龙骨、牡蛎镇肝息风、平肝潜阳，可以治疗肝阳上亢之头痛、眩晕等病症；生石膏、寒水石、滑石重镇清热，可以治疗发热等病症；代赭石重镇降逆，可以治疗吐血等病症。

一、镇无形之气

《素问·宝命全形论》曰："天地合气，命之曰人。"气弥漫于全身各个脏腑、经络等组织器官。各脏腑组织气机保持升降出入的平衡与协调。若因过劳，或气血虚弱，或郁滞则气逆于上，则为病矣。肝气逆则头痛、眩晕；肺气逆则咳嗽；胃气逆则呕恶。故《素问·生气通天论》曰："阳气者，大怒则形气绝，而血菀于上，使人薄厥。"介石类药可将人体无形之气，如肝气、肺气、心气、胃气等重镇降逆，以使之不上逆。如龙骨、牡蛎镇肝息风，抑制肝阳，可以治疗眩晕、头痛等病症。

临床验案 1：头晕（天旋地转）

患者，女，63 岁，2018 年 2 月 24 日初诊。头晕，自感天旋地转，睡眠不安，时常失眠，纳呆，容易憋气，心烦，舌质红、苔白厚，两脉弦细滑。诊断：眩晕，证属心脾两虚、肝气郁结、略有痰湿。

处方：生龙骨（先煎）15g、生牡蛎（先煎）15g、党参 15g、茯苓 15g、牡丹皮 15g、炒栀子 15g、柴胡 12g、麦冬 15g、法半夏 9g、佛手 20g、川芎 12g、燀桃仁 15g、炙甘草 10g、全当归 12g、生黄芪 15g、陈皮 12g、贡菊花 9g、生姜 6 片。7 剂，水煎服，每日 1 剂，早晚分两次服用。

复诊，2018 年 3 月 17 日。头晕明显好转，仍心烦，失眠，容易嗝气，舌质红、苔白厚，两脉弦细涩。诊断：眩晕，证属肝郁化热、心血不足、瘀络阻窍。

处方：党参 20g、茯神 15g、玄参 15g、柴胡 12g、燀桃仁 12g、红花 12g、川芎 12g、赤芍 12g、丹参 12g、醋五味子 6g、生薏苡仁 20g、陈皮 15g、金银花 30g、焦神曲 15g、麸炒苍术 15g、大枣（擘开）5 个。7 剂，水煎服，每日 1 剂，早晚分两次服用。

患者服药后持续好转，又续服复诊方 2 周后，心烦失眠痊愈。

临床验案 2：咬手指

3 岁余患儿，喜咬手指，拇指、中指等多个指头可见脱皮、干裂。此木盛土虚、肝风乘脾。须重镇肝风、扶土抑木。

处方：生牡蛎（先煎）、生龙骨（先煎）各 20g，炒山药 15g，乌梅、炒山楂各 12g，钩藤（后下）9g，白疾藜、枸杞、生甘草、茯苓、炒白术、藿香（后下）各 6g，蝉蜕、苍术、薄荷（后下）各 5g。3 剂，水煎服，两日 1 剂。

服药 6 日后恢复良好，手指皮肤无干裂，无脱皮，咬手指行为大幅度减少。

二、镇无形之神志

心藏神，肝藏魂，脾藏意，肾藏志，肺藏魄。人体的魂神魄意志，必有所依舍，而后能安。如龙骨、牡蛎、珍珠母、琥珀能镇静安神。夜间精神亢奋，夜不能眠，心慌，心跳等多属心阳亢奋，阳气不能敛藏，故可用龙骨、牡蛎、枣仁、麦冬等药潜阳滋阴以治之。《名医别录》曰琥珀："主安五脏，定魂魄，消瘀血，通五淋。"《古今医统》用赭石等治五痫："代赭石一两，明矾二两。为末，糊丸如梧桐子大。每服三十丸，水下。"《医学衷中参西录》治癫狂失心、脉滑实之荡痰汤："生赭石二两（轧细），大黄一两，朴硝六钱，清半夏三钱，郁金三钱。煎服。"

临床验案 1：惊悸 2 月余

一老年患者，每逢夜里惊慌、害怕、紧张 2 月余，时而出现心律不齐，心率偏快。家人安慰，让其别担心，别紧张。但患者却不能自已，仍惊慌、害怕、紧张。于当地医院诊治效差，甚至一度想去精神病院做治疗。余察其舌质淡、苔白腻，两脉沉滑濡弱，诊断为水饮凌心，当温阳化饮、安神定悸。予桂枝甘草龙骨牡蛎汤加减。

处方：桂枝20g、生甘草15g、生龙骨（先煎）30g、碎牡蛎（先煎）30g、茯苓30g、生白芍15g、当归15g、酒黄芩10g、柴胡10g、桑寄生20g、法半夏15g、黄连10g、姜厚朴15g、川芎15g、党参20g、陈皮20g、生姜20g、大枣（擘开）6枚。7剂，水煎服，每日1剂。

一周后复诊，患者惊悸消失，伴有失眠。遂以前方为主，去掉黄芩、桑寄生，将桂枝改为9g、茯苓改为18g、陈皮改为15g，加酸枣仁30g、枸杞30g、丹皮15g、熟地15g、浮小麦30g，以养心补肾。续服7剂。

又一周后三诊，失眠好转，续服二诊方一周，以善其后。

临床验案2：夜间23～1点易醒一周

患者，女，约40岁。2020年4月18日初诊。一周前因喝炒米水后半夜23～1点钟（平素22点睡觉）感觉燥热醒来，翻来覆去不易入睡，平素便秘，便干难解。脚踝瘙痒，甚至挠破出血结痂才休。此为阳明热盛、心肝火旺。当通降阳明、清心肝火。方选白虎汤加减。

处方：生石膏（打碎）30g、知母10g、炙甘草10g、川芎10g、茯神15g、党参15g、生酸枣仁15g、连翘10g、合欢皮15g、玄参15g、五味子6g、丹参15g、生大黄（后下）4g、枳实10g、柴胡6g、竹叶6g、生姜2片、大枣（擘开）2个。5剂。水煎服，每日1剂。用法：大火烧开锅后换用小火煎煮25分钟，放生大黄，再煎煮5分钟即可。

2020年4月22日，患者反馈：晚上11～1点热醒的毛病有所好转，但现在解大便以后有点心慌，嘱前方去生大黄。

2020年4月30日，患者反馈：喝药以后3天，上半夜烦躁基本痊愈，半夜不会再醒。

三、镇有形之体液

人体体液如汗、涕、唾、精液、血液、尿等与各个脏腑有关。若脏腑功能失常，气机上逆，或失于敛藏，则体液外泄。此时也可以采用重镇法治之。

如《太平惠民和剂局方》花蕊石散治疗妇人产后败血不尽。白虎汤治疗阳明热盛之汗液大出；滑石、寒水石等可以用于湿热泻；生龙骨、生牡蛎镇心安神，可以用于自汗、盗汗；赤石脂禹余粮汤治疗便血。

如代赭石重镇降逆，平肝潜阳，凉血止血，可以治疗呕吐、吐血等。《伤寒论》中论旋覆代赭汤曰："伤寒发汗、若吐、若下，解后，心下痞硬，噫气不除者，旋覆代赭汤主之。旋覆花（三两）、人参（二两）、生姜（五两）、代赭（一两）、甘草（炙，三两）、半夏（洗，半升）、大枣（擘，十二枚）。"

张锡纯先生治疗吐衄方竟有 6 首均用代赭石，张公云："治吐衄之证，当以降胃为主，而降胃之药，实以代赭石为最效。然胃之所以不降，有因热者，宜降之以赭石，而以瓜蒌仁、白芍药诸药佐之；其热而兼虚者，可兼佐以人参；有因凉者，宜降以赭石，而以干姜、白芍药诸药佐之；其凉而兼虚者，可兼佐以白术；有因下焦虚损，冲气不摄上冲，胃气不降者，宜降以赭石，而以生山药、生芡实诸药佐之；有因胃气不降，致胃中血管破裂，其证久不愈者，宜降以赭石，而以龙骨、牡蛎、三七诸药佐之。无论吐衄之症，种种原因不同，疏方皆以赭石为主，而随证制宜，佐以相当之药品，吐衄未有不愈者。"因代赭石性凉重镇，故虚人、孕妇谨慎使用。代赭石作镇降之用宜生用，用量宜 30～50g；作补血、止血用时，宜煅用，用量在 15～20g。

临床验案：盗汗十余日

患者，男，33 岁，2020 年 2 月 28 日初诊。近十余日盗汗严重，汗量多，甚至头发和床单都会湿透。且睡前自觉后背灼热，出汗后常会醒来，腰酸背疼，饮食可，二便正常，无乏力，余无不适。舌红，苔白厚腻。诊为盗汗，阴亏火旺证。予以滋阴泻火法治疗。

处方：生石膏（打碎）30g、黄芩 10g、生地 15g、玄参 15g、黄柏 10g、怀牛膝 15g、苍术 12g、浮小麦 30g、陈皮 12g、茯苓 12g、竹叶 10g、知母 10g、淫羊藿 12g、炙甘草 6g、生姜 3 片。5 剂，水煎服，每日 1 剂。用法：大火烧开锅后换用小火煎煮 30 分钟即可。

服药 5 日后，患者睡觉出汗症状好转，白天睡觉不出汗，晚上有时出汗多，有时出汗少。续服 5 日后，盗汗大为好转，睡眠甚佳。

生石膏虽清热泻火，然亦为重镇之药，可以重镇肺气、清肺热，治盗汗。

【按语】

历代医家将重镇药用于临床，积累了很多宝贵经验，如《黄帝内经》有用生铁落治癫狂的记载，仲景用旋覆代赭汤治噫气、桂枝甘草龙骨牡蛎汤治烦躁等，皆取代赭石、龙骨、牡蛎重镇之能。重镇类药物的使用总以脏腑功能失常，气机上逆，或失于敛藏，津液外泄，阳气浮越，或心不藏神，神志不宁为主要病机。然亦须注意部分药物具有毒性，不可久服，用量不宜太重。且重镇类药物容易耗气伤胃，故须配合补气益气药（如黄芪、党参、白术等）及消食化积药（如神曲、山楂、麦芽、稻芽、谷芽等）。

芽类中药治纳呆

纳呆是小儿常见疾病，即胃纳呆滞，是胃受纳和腐熟食物的功能减退，进而出现消化不良、食欲不振，进食后有饱滞之感等症状表现的一种病症。纳呆有虚有实，与脾胃关系最为密切。实者，因气滞、痰湿、食积、热盛等扰动，胃气不降；虚者，正气不足，即脾胃气血亏虚，如陈修园在《医学实在易》中说："不能食者，胃中元气虚也。"脾胃虚弱，进而出现纳呆食少。

芽类中药，如麦芽、稻芽、谷芽等，在小儿纳呆的临床用药中，占据了重要地位。

临床验案 1：纳呆 4 个月

一小儿，10 个月大，纳呆 4 个月，大便颜色偏绿，指纹浅淡，诊为纳呆，小儿积滞。予以生麦芽 6g、焦麦芽 6g、焦山楂 6g、焦神曲

6g、怀山药 6g、乌梅 3g、生甘草 4g。水煎服，连续服用一周，病症痊愈。

临床验案 2：纳差 1 周

患儿，男，2 岁，2020 年 3 月 28 日初诊。纳差 1 周余，面色发黄，甚至呕吐。舌质略红，舌苔白厚，两脉略浮滑。诊断：食欲不振，证属脾胃虚弱、饮食积滞。予以生薏苡仁 5g、焦山楂 5g、焦神曲 5g、生稻芽 5g、淡竹叶 3g、钩藤（后下）3g、生甘草 4g、山药 10g、蝉蜕 5g、生姜 1 片、大枣（擘开）1 枚、甜菊叶 3g。7 剂。水煎服，每日 1 剂，早晚分两次服用。1 周后复诊，食欲恢复。

为何多用芽类中药治疗小儿纳呆呢？

第一，芽类中药禀受生长、上升之气，具有生命内在的活力。

稻芽炮制方法：选取饱满禾稻颗粒，在 25℃温水中浸泡 36 小时后放置在竹筐内，每隔 6 小时翻筐一次，随时观察筐内温度、湿度，待禾稻顶端裂开，须根长出约 1cm 时，摊撒在竹垫上晒干即成。稻芽呈扁长椭圆形，两端略尖，外稃黄色，有白色细茸毛，气微淡。稻芽和中消食，用于腹胀口臭，脾胃虚弱，不饥食少。

麦芽、谷芽的炮制方法与之类似。取芽入药，自然禀受生长、上升的气机。故用芽类中药能促气机运行，恢复脾胃气机升降。其中，生麦芽气味俱薄，善生发肝气以助胃气上升，动脾气而滋健运。且升发肝气，亦顺应春季气机升发的特性。如《神农本草经读·卷四》记载："凡物逢春萌芽而渐生长，今取干谷透发其芽，更能达木气以制化脾土，故能消导米谷积滞。推之麦芽、黍芽、大豆黄卷，性皆相近。而麦春长夏成，尤得木火之气，凡怫郁致成膨胀等症，用之最妙。人但知其消谷，不知其疏肝，是犹称骥以力也。"

脾胃之气健旺，升降自如，则能纳能化。如叶天士曰："纳食主胃，运化主脾，脾宜升则健，胃宜降则和。又云：太阴湿土，得阳始运；阳明燥土，得阴自安，以脾喜刚燥，胃喜柔润也。脾胃之病，虚实寒热，宜燥宜润，固当详判，其于升降二字，尤为紧要。脾气下陷固病，即不下陷，但不健运，已病矣。胃气上逆固病，即不上逆，但不通降，亦病矣。"

第二，芽类中药与小儿生长特性相符合。明代万密斋在《育婴家秘》中曰："儿之初生曰芽儿者，谓如草木之芽，受气初生，其气方盛，亦少阳之气方长而未已。"即表明小儿初生直至成年，其生长特性与草木之芽相符合。

第三，芽类中药多能健脾开胃，消食化积。如炒稻芽：取稻芽置锅内，用文火炒至表面深黄色，微微鼓起时，取出，晾干即成。炒稻芽健脾消食，用于脾虚食少。《本草问答》云："用芽者，取其发泄。如麦本不疏利，而发芽则其气透达，疏泄水谷，以谷本不能行滞，因发为芽，则能疏土，而消米谷。"炒麦芽有升脾胃之气的作用，尤其适合脾胃气机停滞的病证，如纳呆、胃胀、腹泻、脱肛等。大麦芽还可消食除胀，宽中下气，醒脾开胃，益气补虚。为补中有利、利中有补的良品，尤其擅长消米面食积，又能通乳、回乳等。炒麦芽能增强开胃消食功能。焦麦芽消食化积作用更强，兼能补气健脾止泻，并能通乳。据《本草纲目》记载大麦："消渴除热、益气调中……补虚劣、壮血脉、益颜色、实五脏、化谷食……平胃止渴、消食疗胀满。久食，头发不白。宽胸下气、凉血、消积进食。"故可主治小儿食积，症见腹胀、腹痛、食少、纳呆、不欲食、口苦等。且其较为平和，老少皆宜。

第四，芽类中药药性温和，适宜小儿。"四象五行皆藉土。"脾胃位居中焦，为后天之本。脾胃健运，则诸病易愈；脾胃一伤，则诸病难愈。小儿脏腑娇嫩，不耐药力，故用药始终要固护脾胃。芽类中药炒过以后，药性温和，可以减少对胃部的刺激，又可减少金石刺激，有效保护脾胃。

第五，芽类中药具有向外的膨胀性，可促使气机运动起来。正如徐洄溪曰："药之用，或取其气，或取其味，或取其色，或取其形，或取其质，或取其性情，或取其所生之时，或取其所成之地。各以其所偏胜而即资之疗疾，故能补偏救弊，调和脏腑，深求其理，可自得之。"

【按语】

治疗纳呆常用的芽类中药有麦芽、稻芽、谷芽等。历代医家对之应用较多，或炒用，或生用，或单用，或合用，其主治不一（如麦芽生用可以疏肝、消食，炒用可以消食开胃、回乳，焦麦芽偏于治疗食积泄泻或脾虚泄泻）。其用量，或多或少，少则 5～10g，多则 30～60g，甚至100g 以上。然在具体应用上，仍宜因时、因人、因病、因证等用药，以彰显药力。

夏枯草与亚急性甲状腺炎

现代医学认为亚急性甲状腺炎多为病毒感染所致，但是确切病因不明。本病多见于中年妇女，每年夏季为发病高峰，多用解热镇痛药、激素治疗，很多患者需要连续服用数月。

一位 30 岁的女性患者，于 2020 年夏季来求诊。诉颈前、颈侧皮肤疼痛 1 个月。曾外用药膏无效，去医院检查已排除带状疱疹。查 C 反应蛋白：13.54mg/L（参考值 0～10mg/L）；B 超：甲状腺多发低回声区。平时饮食多辛辣、烤炸、海鲜等。睡眠晚，入睡困难，二便正常。双脉弦数有力，舌质鲜红。诊断为亚急性甲状腺炎，厥阴经火热证。

这种皮肤痛应该如何选方用药呢？清朝名医徐灵胎曾言："一病必有一主方，一方必有一主药。"所以对于该病的治疗，要选主药，再定处方。因为亚急性甲状腺炎的发病高峰期为夏季，本例患者发病时间也在夏季，于是很自然地联想到有一味药可承担"主药"的角色：夏枯草。

夏枯草的命名是来自于它到夏至即枯的特性。夏至而枯，正是与"夏""热"有密切关系。其枯从最上方的花开始，逐渐向下，直到整株草全部干枯，这正是降火之性。与甲状腺在人体正上部，完全对应。

经过古人的临床检验发现，夏枯草是非常好的清热散火药，尤其对于颈部火热、火毒有很好的效果。《神农本草经百种录》："夏枯草，味苦辛寒。主寒热，瘰疬，鼠瘘，头疮，火气所发。破癥散瘿结气，火气所结……凡物皆生于春，长于夏，惟此草至夏而枯。盖其性禀纯阴，得少阳之气勃然兴发，一交盛阳，阴气将尽，即成熟枯槁。故凡盛阳留结之病，用此为治，亦即枯灭，此天地感应之妙理也。凡药之以时候荣枯为治者，俱可类推。"

于是为患者处方：夏枯草 30g、桑叶 9g、杭白菊 9g、升麻 12g、生甘草 6g、连翘 9g。5 剂，水煎服，每日 1 剂，分两次饭后服用，忌辛辣、烤炸、海鲜、牛羊肉等发物。患者服药后复诊时说，服药一剂即感觉到颈部清凉，疼痛减轻。喝完药以后，颈部皮肤疼痛完全消失。但是因为陪朋友出去吃了一顿海鲜粥，当天夜间感到颈前皮肤有些针刺样疼痛，但是比服药前疼痛程度小。我告诉她"吃药不忌口，坏了医生手"，吃药时不可吃加重病情的食物。于是又处原方 5 剂，继续服用，并严格忌口。患者这次服药以后颈部皮肤疼痛消失，睡眠亦好转。遂去医院复查，显示 C 反应蛋白在正常范围内，B 超未见异常，红细胞沉降率正常，疾病痊愈。

人禀天地之全气，草木禀天地之偏气。中医认为，人患病时，人体某些部位出现偏盛、偏衰等"偏气"，需要取草木的偏气去纠正。该患者之"偏气"，在于甲状腺部火气偏旺。亚急性甲状腺炎多发生于夏季，且颈前部位在躯干正上方，属于火行、夏季等的对应部位，所以选药时从夏至即枯的"象"入手，以夏枯草清解甲状腺的火热之邪。

【按语】

中国地域辽阔，南热北寒。南方有一种特色地域性饮料——凉茶，而北方则没有凉茶。这与南方属火，与心对应，容易心火旺盛有关，人们多用凉茶去除多余心火，夏枯草就是南方凉茶配方中常用的原材料。笔者对于不方便服药的亚急性甲状腺炎患者，多用含有夏枯草的凉茶饮料治疗，例如嘱患者购买一箱配方中含有夏枯草的凉茶放在办公室，每日早中晚，用开水与凉茶按照一比一的体积混合均匀，慢慢饮用，疗效也很好。有些患者服用夏枯草膏的效果不如汤药，我常建议他们以汤剂口服为主，这是因为汤者荡也，可以快速涤荡邪气而取效。

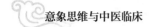

丝瓜络与经络疾病

丝瓜络为丝瓜成熟的纤维管束，又名天萝筋、丝瓜网、丝瓜壳、瓜络、絮瓜瓢、天罗线、丝瓜筋、丝瓜瓢、千层楼、丝瓜布等。

丝瓜络，味甘性平，归胃、肺、肝经，具有祛风通络、活血利水、通经下乳等功效，常用于治疗痹痛拘挛，胸胁胀痛，乳汁不通，乳痈肿痛。《本草纲目》曰："能通人脉络脏腑，而祛风解毒，消肿化痰，祛痛杀虫，治诸血病。"如《医林纂要》曰："凉血渗血，通经络，托痘毒。"

从药物的外在形态，可知与其功效或作用的相关性。如《本草纲目》论丝瓜："丝瓜老者，筋络贯串，房隔联属。故能通人脉络脏腑，而祛风解毒，消肿化痰，祛痛杀虫，治诸血病。"笔者常以丝瓜络治疗人体经络疾病。

一、颞下颌关节炎

临床验案：左侧颞下颌关节疼痛 15 日

患者，男，2020 年 4 月 11 日就诊。因咀嚼粗硬食物时出现左侧颞下颌关节疼痛 15 日，每当咀嚼食物时疼痛加重，不吃东西就不疼。诊为颞下颌关节炎。吴鞠通云："定痛之药，无不走络，走络之药，无不定痛。"故采用舒筋通络、清热散结法治疗。

处方：威灵仙 15g、羌活 10g、荆芥 10g、丝瓜络 10g、黄芩 15g、赤芍 15g、炙甘草 15g、川芎 10g、芦根 20g、玄参 15g、连翘 15g、怀牛膝 15g、生姜 2 片。4 剂，水煎服，每日 1 剂。用法：大火烧开锅后换用小火煎煮 20 分钟即可。

数日后，病症痊愈，下颌关节活动自如。

二、类风湿关节炎

赵绍琴教授治疗类风湿关节炎常常配伍丝瓜络。赵老认为该病病初关节尚未肿大，可按一般痹证辨治；若关节肿大一旦形成，则应从痰论治，凡关节肿大疼痛多属有形之邪留滞其间，痰浊、水饮、瘀血，皆其类也。治当以涤痰通络之法，选用五子涤痰汤（苏子、莱菔子、冬瓜子各 10g，白芥子、皂角子各 6g）；游走性疼痛，为痰饮流注，欲作窠穴，加祛风胜湿通络药，如秦艽、威灵仙、丝瓜络、桑枝等；疼痛明显可以加海风藤、络石藤、天仙藤；阳气衰微，寒痰凝滞可以加干姜、附子、吴茱萸；肾阳不足，腰膝酸软，神疲乏力可以加杜仲、续断、补骨脂；后期出现关节变形，肌肉萎缩，可以加生黄芪、地龙，酌情配伍乳香、没药、桃仁、红花、赤芍、当归、茜草等。

三、肺络湿热咳嗽

在夏季湿热旺盛之季，常有肺络湿热咳嗽。湿热之邪入肺络所致咳嗽，症状表现不太明显，病邪特点为部位广泛（表里内外、脏腑经络、卫气营血皆有），位置深浅均有，数量小，程度轻，外邪种类多而夹杂（风、寒、湿、热、燥、食积等）。《温病条辨》曰："咳，热伤肺络也。身不甚热，病不重也。渴而微，热不甚也。恐病轻药重，故另立轻剂方……既曰余邪，不可用重剂明矣，只以芳香轻药清肺络中余邪足矣。倘病深而入中下焦，又不可以浅药治深病也。"

对于邪入肺络咳嗽，笔者常以丝瓜络为主，兼以清散之轻剂治疗。因丝瓜络大的中空管道犹如气管或支气管，小的网状络，形似肺络。故丝瓜络可以通肺络，治疗邪入肺络咳嗽。方药主以清络饮（丝瓜络 6g、荷叶 6g、金银花 6g、白扁豆花 6g、西瓜翠衣 6g、竹叶 6g）。

临床验案 1：咳嗽 2 月余，伴有呕吐 1 日

患儿，男，4 岁，咳嗽 2 月余，伴有呕吐 1 日。咳嗽声音浊，略沙哑，每于晨起或睡后咳嗽加重，痰黄黏稠。略微腹痛，略有喷嚏、鼻塞，大便 2～3 日一行，小便黄，舌淡红，苔薄白而干，两脉弱。诊为邪入肺络咳嗽，为久病体虚，病邪留恋而不去所致。证为邪入肺络，肺有微热，肺阴略伤，外有微寒，痰湿阻滞，略有积食。其治宜轻不宜重，药方以清络饮加味治疗。

处方：丝瓜络 6g、金银花 4g、连翘 4g、竹叶 4g、白扁豆 6g、荷叶 6g、炒杏仁（后下）4g、荆芥 5g、辛夷（包煎）5g、麦冬 6g、枇杷叶 4g、茯苓 6g、炒山楂 10g、黄芪 5g、炒栀子 5g、生姜 4 片。5 剂，水煎服，每日 1 剂。早晚分两次服用。

服药 5 剂后，症状大为好转，再服 5 剂，病症痊愈。

临床验案 2：咳嗽 24 日伴有咽痛

5 岁半患儿，咳嗽 24 日，伴有咽痛。察舌红苔黄腻，咳久，诊为湿热入肺络。咽痛为湿热郁结所致。治以化湿清热，利咽止咳。

处方：生薏苡仁、生姜各 15g，金银花、郁金、丝瓜络、厚朴、黄芩、藿香（后下）、桑叶、淡豆豉各 6g，茯苓、滑石、麦冬、杏仁、射干各 9g，通草 4g，梨 1 个。

服药 4 日，咳止。

【按语】

以络治络是中医治病用药的常用方法。事实上，所有疾病均可配伍通络治疗，尤其是久病、经络病证以及网络状的脏腑组织（如肺脏、乳房、视网膜、肾脏、脑、腹膜、胸膜、血管、淋巴、神经等）疾病。

对于邪入肺络咳嗽，所用方药宜轻剂不宜重剂。这里的轻剂是指剂量要小，不是药材质地轻。因此，轻剂可以用质地轻的药（如金银花、连翘等），也可以用质地重的药（如茯苓、麦冬，甚至代赭石等）。重剂，指的是剂量重，如金银花用二三十克以上，质地虽轻，也属重剂。

藤类药与筋骨疼痛

植物药中藤类药有很多种，根据药物性味，将其分为寒凉、性平、温热三大类。寒凉类：忍冬藤、络石藤、钩藤等；性平类：青风藤、大血藤等；温热类：海风藤、夜交藤、鸡血藤、天仙藤等。《本草便读》云："藤蔓之属，皆可通经入络。"根据药物法象，藤类植物枝条蔓延屈伸，颇似人体四肢、经络，故而有通经入络、祛风除湿之功效。

在实际临床中，若是善用藤类药，对常见的各种筋脉、筋骨等经络疾病的治疗，具有很好的效果。忍冬藤主寒热身肿（《名医别录》）；络石藤治腰髋痛，坚筋骨，利关节（《名医别录》）；钩藤治一切手足走注疼痛，肢节挛急，又治远年痛风瘫痪，筋脉拘急作痛不已者（《本草述》）；青风藤对一切历节麻痹皆治之（《本草便读》）；大血藤治筋骨疼痛，追风，健腰膝（清代《植物名实图考》引罗思举《简易草药》）；海风藤治腿膝痿痹，关节疼痛（《浙江中药手册》）；夜交藤能行经络，通血脉（《本草再新》）；鸡血藤能活血补血、调经止痛、舒筋活络，为强壮性之补血药，适用于贫血性神经麻痹症，如肢体及腰膝酸痛，麻木不仁等，又用于妇女月经不调，月经闭止等，有活血镇痛之效（《现代实用中药》）；天仙藤能祛风利湿，走经络，兼治腰腿肿疼（《本草再新》）；鸡屎藤能祛风活血、止痛解毒、消食导滞、除湿消肿，用于治疗风湿疼痛、腹泻痢疾、脘腹疼痛、气虚浮肿、头昏食少、肝脾肿大、瘰疬、肠痈、无名肿毒、跌打损伤（《中药大辞典》）。

临床验案 1：类风湿关节炎 3 年余

初诊：患者女，33 岁，患类风湿 3 年余，2015 年因双膝、双腕、双手关节肿痛初次住院，治疗后好转。2016 年 5 月因感冒病情加重再次住院（肺间质改变，双手指退行性变），经口服塞来昔布、白芍总苷、硫酸羟氯喹片、甲氨蝶呤、钙片治疗，好转出院，出院后未按西医正规治疗，口服中药半年余，控制良好。2018 年 4 月，查类风湿因子67.9IU/ml，未引起重视，在当地因不孕而口服中药，近一周双肩关节、颈、背、腰部疼痛，功能活动受限，双手指、双足趾出现疼痛肿胀，夜间为甚，情绪波动，易哭。诊为痹病，证属阳虚寒湿、经络阻滞。治以温阳散寒、通络止痛。

处方：羌活 10g、桂枝 10g、姜黄 10g、海桐皮 10g、黑附片（先煎）6g、干姜 5g、葛根 30g、赤芍 15g、当归 15g、熟地 15g、黄芩 15g、黄连 6g、黄柏 6g、生黄芪 30g、玄参 15g、泽泻 15g。7 剂，水煎服，每日 1 剂。

一周后复诊，晨起时晨僵、疼痛、肿胀感等症状明显缓解，夜间凌晨4~5点因燥热而易醒来。大小便正常。此寒象减轻、燥热内生，当去羌活以减散寒力度，去黄柏、泽泻之燥湿利湿，去当归，加穿破石15g、鸡血藤30g、忍冬藤15g，以增强活血、通络、止痛的力度。续服一周。

三诊：各症状继续好转，仍夜间凌晨4~5点因燥热而易醒来。大小便正常，余可。患者燥热明显，遂以二诊方去黄连之燥湿，加乌梅20g，熟地改为生地20g。续服一周。

四诊：患者明显好转，晨僵、疼痛、燥热好转明显，双足小趾活动后红肿疼痛，全身关节游走性疼痛，肩部稍感不舒，咽干，大便干，小便正常，睡眠佳。此患者出现胃肠燥热，遂去海桐皮及升提之葛根，加生大黄、蝉蜕以清泄阳明胃热。续服2周。

2周以后，患者自觉全身无不适，诸证好转，类风湿因子从300IU/ml降到了100IU/ml以内。疗效甚佳。

临床验案2：类风湿关节炎3年余

患者，男，50岁，反复游走性关节疼痛、肿胀3年余，尤其是双手腕、手指、肩、腰膝关节疼痛厉害，甚至持续1~2天，每间隔2~3天发作一次，严重影响生活，伴腰背不舒，疲劳乏力，大小便正常。

处方：桂枝9g、羌活9g、独活9g、秦艽9g、当归12g、赤芍12g、细辛3g、芦根15g、冬瓜皮30g、桑寄生30g、金银花30g、连翘12g、生黄芪30g、鸡血藤30g、土茯苓30g、生杜仲10g。水煎服，每日1剂。

经治疗1周后，效果显著，疼痛明显缓解，偶有小痛，无间歇性发作，大小便正常，睡眠正常，精神状态佳。

临床验案3：膝关节疼痛半年余

患者，女，54岁。2019年9月14日，初诊。膝关节疼痛半年余，伴有左侧头痛1周，现膝关节难以屈伸，脚腕疼痛，右脚跖趾关节、小指掌指关节肿大变形，尿检白细胞（＋）、潜血（＋＋），舌红苔白厚腻，两脉浮弦滑。诊断：痹病。证型：风湿热结、气滞血瘀。予以疏风清热、活血化瘀、通络止痛之法。

处方：海风藤 12g、络石藤 15g、金银花 12g、连翘 12g、黄芩 15g、川芎 10g、炙甘草 10g、芦根 15g、防风 10g、羌活 10g、炒白芥子 10g、炒紫苏子 10g、炒莱菔子 10g、生黄芪 30g、陈皮 12g、茯苓 12g、生姜 1 片、大枣（擘开）1 枚。7 剂，水煎服，每日 1 剂。早晚分两次服用。

复诊：2019 年 9 月 21 日。头痛减轻，两腿较前有力气，舌红苔白厚腻，两脉浮弦滑。于上方将海风藤改为 15g、茯苓改为 15g，去掉陈皮，加伸筋草 15g、独活 10g、川牛膝 20g、延胡索 12g，以增强通络止痛作用。14 剂，水煎服，每日 1 剂。早晚分两次服用。

三诊，患者膝关节疼痛大幅度好转，屈伸自如，脚腕灵活，多个关节疼痛均减轻。续服复诊方 14 日。

半年后随访，全身关节无疼痛。

【按语】

藤类药多具有通经活络、活血祛瘀、舒筋缓急、止痛的功效，故筋骨疼痛多配伍藤类药。如沈金鳌《要药分剂》所言："络石之功，专于舒筋活络，凡病人筋脉拘挛，不易屈伸者，服之无不获效。"《药性解》载钩藤："舒筋活血……兼主气血，故于经络靡所不入。"

藤类药亦须辨病辨证使用。如海风藤用于风寒湿痹，以及跌打损伤，并有一定的安胎作用。青风藤用于风湿痹证，且可利小便，善于治疗腰椎间盘突出症、水肿、脚气、胃痛、皮肤瘙痒。丁公藤有小毒，善于发汗祛风湿，身体虚弱及孕妇慎用。络石藤可凉血止血、化瘀消肿，适于喉痹、痈肿、吐血、外伤出血。钩藤、夜交藤具有清热、平肝功效，用于高血压、中风昏迷，且夜交藤可以养血安神，常用于血虚证及失眠的治疗。鸡屎藤可以消食化积、解毒消肿，尤其适于胃肠积滞，气机不降，便秘者。雷公藤止痛效果好，适于风湿顽痹、麻风、顽癣等，但有大毒，用量要小。

藤类药亦须注意使用剂量。筋骨疼痛久病，多病位较深，藤类药可以酌情增加使用剂量。如钩藤、络石藤、海风藤等可以用到 20g 以上；

鸡血藤、夜交藤等可用到 30～60g；鸡屎藤用量宜稍大，可以用到 30～100g。

因藤类药耗气，久用需要配合健脾益气、消食化积之品以顾护脾胃，如黄芪、白术、山楂、稻芽等。

骨碎补治牙齿松动

诊所的前同事给我发信息，索方治疗他牙齿松动的问题。作为医生经常碰到这种咨询，因为是熟人，不好意思拒绝，开方的话需要有效且安全才行。思忖良久，想到了一味药：骨碎补。于是建议他每日用骨碎补免煎颗粒 75g，温水化开，一半内服，一半用于刷牙、漱口。很快收到了他的反馈：用药两次牙齿松动即好转。服药一周，牙齿已恢复如常。

牙齿松动是固定牙齿的力量缺失或者减弱导致的。一般认为牙齿的支持组织包括牙槽骨、牙龈、牙周膜和牙骨质。牙周组织的结构是由牙周膜、牙槽骨和牙龈三部分组成，其主要功能是支持、固定以及为牙齿提供营养。牙周膜是一种致密的纤维组织，一端连入牙骨质，一端连接在牙槽骨。可以理解为牙齿通过牙周膜被牢牢固定到牙槽窝里，像一块骨头一样牢固。而且，牙周膜具有适度的弹性，可缓冲牙齿传来的咬合力，类似于关节。牙槽窝是牙槽骨包围在牙根周围的颌骨突起部分。牙根直立于牙槽窝中，使牙齿和牙槽骨紧紧地连接在一起，不可松动。以上是牙齿周围组织固定牙齿的方式。

牙齿松动多是由慢性牙周炎造成的。牙周炎早期并不引起牙齿松动，随着疾病的进展，包绕牙根的牙槽骨发生慢性吸收，当牙槽骨吸收后，牙根缩短到正常状态的 1/2 时，支持、固定牙齿的力量大幅度减弱，则出现明显的牙齿松动。

中医认为肾主骨，齿为骨之余。随着年龄的增长，肾气亏虚的时候，牙齿也会出现松动。即牙齿与牙槽骨之间的稳固连接被削弱了，属于骨病。当意识到这一点时，自然会想到骨碎补这味药。《本草新编》云："骨碎补，味苦，气温，无毒。入骨，用之以补接伤碎最神。疗风血积疼，破血有功，止血亦效。同补血药用之尤良，其功用真有不可思议之妙；同补肾药用之，可以固齿。"因此，我治疗同事的牙齿松动，用了骨碎补免煎颗粒内服加刷牙、漱口的方法，取得了良好的效果。

【按语】

牙齿松动多指成年人的恒牙松动，而不是指儿童的乳牙松动。对于换牙期的儿童，如果乳牙出现松动，可能是要换牙，不必使用骨碎补进行治疗。但是，如果换牙期，儿童乳牙不松动，恒压长不出来，则属于肾气不足的表现，可用补肾中药治疗，以补益肾气，恢复患者换牙的正常进程。成年人的牙齿松动多见于40岁以上人群，因为"年四十，而阴气自半也"，故易出现肾虚导致的牙齿松动。

指甲烟与顽固呃逆

呃逆，又称为膈肌痉挛，是临床常见的一种病，治法很多。我常用的方法是鼻吸指甲烟。

2011年的冬季，我饭后外出活动，可能迎风走路时说话多，当晚开始呃逆。最初觉得喝点热水就可以解决问题，但是喝了三四杯热水依然呃逆不止。于是自己点穴——攒竹穴、足三里、太渊穴等，又用憋气法、取嚏法等都无效。这时已经将近凌晨，但是呃逆仍然无减轻趋势。此时突然想到曾从书上看到过用火烧人指甲的烟治疗呃逆。于是如法治疗，我把自己的手指指甲剪下来一条，放到不锈钢勺子里，用燃气灶火烤勺子底部，指甲开始变黄、变黑、冒出黑烟。我用鼻子吸入后，当时呃逆立即停止，然后打了一个类似饱嗝的嗝气，排出一口冷气，自此，呃逆未再发作。这个经历让我记忆深刻。

有了这个经验后，我在临床上开始使用指甲烟治疗顽固呃逆。2014年接诊了一位男性顽固呃逆患者，32岁，主诉：呃逆5天。病因是在工作时遇到紧急事情，心情着急时吃饭，饭后出现呃逆。呃逆导致无法睡眠、无法吃饭，只能偶尔喝点水。来门诊时已经无力走路，面部大汗淋漓，呃逆不止，由爱人搀扶进入诊室。我嘱患者平卧在诊床上后，查双脉虚数。先针刺双侧翳风穴，快速捻针，呃逆暂时停止。但是拔针后，呃逆复发，持续不止。这时我想到烧指甲烟的疗法。于是剪下患者手指甲数片放于钢勺内，用酒精灯烤勺子底部，让患者闻指甲烟。患者闻到烟味后，呃逆立即停止，并嗝气一次，从胃中排出一些气体。随访两周，呃逆无复发。

2019年的一个周末，同诊所的另一位医生介绍了一位顽固呃逆患者来找我诊治。这位患者56岁，来京求医。患者顽固呃逆数月，睡眠时呃逆暂时停止，醒后依然呃逆，已经尝试了多种疗法，均无效。我提出使用他自己的指甲烧烟治疗。患者同意后，剪下其手指甲末端，把剪下来的指甲条放到不锈钢勺里，用酒精灯在勺底加热。当被加热的指甲条冒出黑烟时，患者用力吸入指甲烟。但是，患者吸入指甲烟后，仍然呃逆。这时患者说："我鼻子做过手术，嗅觉丧失很多年了，会不会无效？"以前从未遇到嗅觉丧失患者闻人指甲烟的情况，所以没经验，就告诉患者："嗅觉丧失，应该效果不好。"但是，过了两周我收到一份感谢信，信中说我治好了这位患者的顽固呃逆。虽然闻指甲烟当时呃逆没有停止，但是患者走出诊所后呃逆慢慢缓解，并逐渐停止，截至写感谢信时，呃逆无复发。

吸指甲烟治疗呃逆的原理可以用中医的理论解释：肝主疏泄，其华在爪。指甲烟进入肺中，疏泄气机。肺经循行为："肺手太阴之脉，起于中焦，下络大肠，还循胃口，上膈属肺……"（《灵枢·经脉》）经脉所过，主治所及。指甲烟作用于肺，疏泄肺经气机，治愈膈肌痉挛。

【按语】

现代医学把呃逆称为膈肌痉挛，传统中医则称之为"哕"。《灵枢·杂病》曰："以草刺鼻，嚏，嚏而已；无息，而疾迎引之，立已；

大惊之，亦可已。"说明中医治疗呃逆的方法有很多。据我临床经验，发现以下疗法有效：按压攒竹穴、按压太渊穴、按压膈俞穴、毛发刺激鼻孔取喷嚏、激怒患者、惊吓、弯腰喝温水、循带脉一圈逆时针提捏皮肤、口服血府逐瘀汤、威灵仙水煎药液、旋覆代赭汤及闻人指甲烟等。患者可根据自身状态、条件，选用适合自己的疗法。如果一种疗法无效，则可以换用其他方法。

以根治根治下焦湿疹

药物不同部位对应于人体相应的部位。如汪昂《本草备要·药性总义》云："药之为物，各有形性气质。其入诸经，有因形相类者，如连翘以心入心，荔枝核似睾丸而入肾之类……有因质相同者，如药之头入头，干入身，枝入肢，皮行皮……"

药物的部位不同，如花、叶、枝、梢、茎、身、根、皮等，其作用也不相同。如《汤液本草》曰："凡根之在上者，中半以上，气脉上行，以生苗者为根。中半以下，气脉下行，入土者为梢。当知病在中焦用身，上焦用根，下焦用梢。经曰：根生梢降。"认为植物根的上半部分具有生苗的功能，故其气上行，可以治疗上焦病症。中焦病变用根的中间部分，对应人体中部。下焦部分用根的梢部，因为根梢向下生长，其气下行，对应人体下部。《汤液本草》以防风、当归、麻黄为例诠释："防风……身，去身半以上风邪；梢，去身半以下风邪……当归……头能破血，身能养血，尾能行血。用者不分，不如不使……麻黄……能泄卫实，发汗……根节能止汗。"

人体以部位来分，膈以上为上焦，膈以下、肚脐以上为中焦，肚脐以下为下焦。下焦部位的湿疹，从象的对应关系来看，多以植物根部的药来治疗，即以根治根。笔者曾以此法为主，治疗一例下腹部干性湿疹半年余的病例，疗效甚佳。

患儿，男，11岁，2018年10月7日，初诊。下腹部湿疹半年余，波及腹股沟及阴囊处，皮肤瘙痒。近半年来，越来越重，遂来求诊。刻诊：下腹部及腹股沟出皮肤红疹，干燥，瘙痒半年余，体型偏胖，舌质红，苔薄白腻，两脉沉濡弱。诊断：干性湿疹。证型：湿热下注，伤阴。予以清热燥湿法治疗。

处方：蝉蜕6g、苦参6g、白鲜皮9g、炙甘草5g、黄芩6g、黄柏6g、土茯苓15g、丹参10g、生薏苡仁15g、麸炒苍术10g、川牛膝10g、芦根10g、白茅根10g、泽泻6g、生黄芪15g、生姜2片。7剂，水煎服，每日1剂。早晚分两次服用。

一周后复诊，患者半年多的湿疹已大部分痊愈，唯留下零星、散在的皮疹。刻诊：下腹部及腹股沟大部分好转，散在湿疹，略有恶心。舌质红，舌苔白厚腻，两脉沉濡弱。诊断：干性湿疹。证型：湿热伤阴、痰湿。继续予以治疗。

处方：苦参6g、白鲜皮9g、炙甘草6g、黄芩6g、黄柏6g、土茯苓15g、丹参10g、生薏苡仁15g、麸炒苍术10g、川牛膝10g、芦根10g、白茅根10g、泽泻9g、生黄芪15g、焦神曲10g、柴胡9g、甜叶菊3g。7剂，水煎服，每日1剂。早晚分两次服用。

患者服药后，病症基本痊愈。

下腹部、腹股沟部、会阴部等属下焦，为人体躯干下部。以植物为喻，相当于植物的根部，故会阴部病症也需要以植物的根部药来治疗。在两次治疗的方药中，黄连、黄芩、苍术、牛膝、土茯苓、芦根、白茅根、黄芪等皆以根入药；黄柏也是植物树皮，虽非根药，但也属于树干部位；薏苡仁为种子。笔者也曾用清热解毒药，如银花、连翘、蒲公英、陈皮等治疗下焦部位湿疹，虽有疗效，但总有祛邪不尽、病有残留之感，且易反复发作。可知以根药治之，确为正解。

笔者仍以此法治愈一例阴囊根部干裂瘙痒的患者。

首诊，2019年10月24日，患儿2岁半，阴囊根部干裂，瘙痒，时好时坏，用淡盐水清洗后可暂时缓解，后又如之前的表现，此为湿热伤阴所致。需要清热利湿、养阴生津。方药：黄连2g、川牛膝4g、黄柏 4g、苍术 4g、生薏苡仁 6g、赤芍 5g、乌梅 5g、炙甘草 5g、黄芩 2g、天冬 4g、生姜 1 片、大枣（擘开）1 个。5 剂。每日 1 剂，水煎服。用法：大火烧开锅后换用小火煎煮 30 分钟即可。煎煮出来一碗，大约 100ml 药液，每次服用 30ml，每日服用 3 次。

复诊，2019 年 11 月 10 日，问其家长："感觉怎么样？还好吗？"家长回答说："效果很好，基本痊愈了，就是药有点苦，需要采取诱惑的方法才肯喝。"

【按语】

徐洄溪曰："药之用，或取其气，或取其味，或取其色，或取其形，或取其质，或取其性情，或取其所生之时，或取其所成之地。各以其所偏胜而即资之疗疾，故能补偏救弊，调和脏腑，深求其理，可自得之。"

生麦芽提升精子活力

大学毕业后，我去了河北省一家中西医结合医院生殖医学科工作，每天接诊的主要是不孕不育患者。有一段时间在精液分析室做精液分析工作，每日用全自动精液质量计算机辅助分析系统（CASA）以及显微镜检测几十份精液标本，其间看到国外一篇报到说精子是有"意识"的，这篇报道让我觉得很新奇。

没有证据，也不能立即否定这篇报道。所以，我就用闲暇时间，开始了对精液标本中精子的研究。主要的研究方法是观察温度、精液动静态对精子游动方向和速度的影响。因为有 CASA 设备可以录像、拍照，于是积累了很多影像资料。

通过研究发现，精子在温度较低时，例如 10℃，游动速度比较慢；在 37℃时，游动速度显著增快；在 39℃时，精子疯狂地四处游动；温度再高的话，很多精子就会失去游动能力，像煮熟了的鱼一样，漂在那里不动。这个特点具有可重复性，基本所有能运动的精子都是这样的表现。所以，我得出了一个初步结论：精子活力对温度比较敏感，精子在正常人体温度下活力较好，温度过低则精子活力低，温度过高则精子活动异常躁动，温度再高则精子会死亡。

研究完精子活力与温度的关系后，又研究了精液静态、动态对精子运动方向的影响。为什么研究这个呢？因为做精液分析，取一滴精液滴到载玻片上，在盖上盖玻片时，精液不会立即静止不动，而是会扩散流动。此时观察精液，会看到精子的运动有一个共性：逆着精液流动方向游动。但是，当精液静止时，精子游动的方向就会呈现无明显规律的随机游动。后来我有意识地用探针去按压载玻片的一侧边缘，人为地让精液流动，此时发现精子会立即逆着精液流动的方向游动。随着研究的深入，发现精子还有逆输卵管液浓度游动性等特点（当时的专业书籍已经记载了这个现象）。我逐渐开始赞同那篇说精子有"意识"的国外报道了。

经过在精液分析室的实践，总结出了精子的特性：①喜 37℃，恶低温、高温；②逆精液流动方向的游动性；③逆输卵管液浓度游动性。这些知识为我在门诊探索治疗顽固弱精症提供了重要的依据。

在生殖医学科门诊，常见的疾病基本就是男性不育症和女性不孕症。男性不育症的焦点集中在弱精症、少精症、畸精症、无精症、精液不液化等，其中弱精症最常见。我每日接诊大量的弱精症患者。由于我所在的科室是当地唯一一家拥有试管婴儿助孕资质的单位，所以接诊的患者基本上都是该地区经过长期治疗无效的弱精症患者。

这群患者基本上把治疗弱精症的常见药物都吃遍了，却没有疗效。我称之为顽固弱精症。对于这些患者，我只能另辟蹊径，另觅他方，因为我所能用的药物已经被之前的医生用遍了。正是因为患者用了无效，才来找我解决问题，自然不能重蹈覆辙。那么该如何治疗呢？

这时，就想到了精子三特性：①喜体温；②恶低高温；③逆向游动性，即逆输卵管液浓度游动性。把这三个特性与中医辨证论治结合起来，我找到了治疗顽固弱精症的新方案。

一般来说，顽固弱精症的患者有几个特点：①内裤穿得紧；②久坐；③运动少；④睡眠晚；⑤每日面对电脑或者高温；⑥服药多种，时间久，疗效差。针对这些问题要各个击破。

如果男性穿的内裤太紧，则阴囊散热差，容易导致睾丸温度升高。睾丸产生精子的温度在35.5℃。如果阴囊温度升高到37℃，那么睾丸产生精子的能力将会受损。精子的储藏和成熟场所在附睾，附睾在睾丸的一侧。所以在精子没排出体外时，需要35.5℃的温度。一旦排出体外，才需要37℃的最佳游动温度。这两个温度一定要区分开，不能混淆。曾询问一位死精症的患者病史和治疗情况时，他说有人让他用热水泡睾丸，他泡了两周，结果却让精子失去游动能力了。这就是不明白睾丸、附睾的生精、储精温度，与射精后精子的最佳游动温度导致的。

对于穿太紧内裤的患者，首要措施就是把内裤脱了，不穿内裤或者穿宽松平角内裤，以保证阴囊的散热，但是不能太冷，太冷又会走向另一个极端。久坐的男性，会导致前列腺被压迫。前列腺长期被压迫，则容易水肿，进而产生炎症，导致分泌的前列腺液减少，前列腺液中液化酶减少、白细胞增多。液化酶分泌减少，可直接导致精液不液化；白细胞增多，可导致精子活力下降和精子受损、受精能力下降。很多研究表明，睡眠晚的男性，精子活力会直线下降。电子雾是各种电子设备，如空调机、电子计算机、电冰箱、彩色电视机、激光照排及电热毯等，在使用中产生的不同波长和频率的电磁波。每日面对电脑，则精子容易被电脑周围的电子雾损伤。每日接触高温，例如烧烤、烧玻璃、做饭、泡桑拿等都可以导致睾丸温度升高，从而影响精子质量和活力。

对于以上几点可采取如下措施：①不穿内裤或者穿平角内裤，以保证阴囊正常散热。②不久坐，每坐1小时就起来走动5分钟。如果实在没有时间起身走动，则可以用一个痔疮垫当作坐垫使用，使会阴部悬空，避免压迫前列腺。③早睡。④用笔记本电脑代替台式机。⑤避免高温环境工作，不泡热水澡。⑥停服已经用过的无效药物。

经过以上措施后，少部分顽固弱精症患者在1个月后有一定效果，但是大部分患者仍旧无效。这就让我不得不用中药干预，单刀直入，解决问题。考虑到精子有逆向游动性，我首先想到了产卵季节的鱼，逆流而上去产卵；又想到了植物的生长特性，把种子埋到土壤里，无论种子位置、方向如何，种子的芽总会逆重力向上生长。这种"象"叫作"逆"象，这不正与精子的"逆"一致吗？于是我想到治疗顽固弱精症的主药一定在"芽"类中药里。常用的芽类中药有麦芽和谷芽，但是这两种消食药，能够治疗弱精症吗？到底该用麦芽还是谷芽呢？又考虑到中医的"东方生风，风生木，木生酸，酸生肝""东方青色，入通于肝……其谷麦"。中医认为睾丸属于肝经所络，睾丸问题属于肝。所以，就选定了"生麦芽"。

经过这种"意象"思维，取象比类以后，我把生麦芽用于治疗顽固弱精症，在临床上取得了很好的疗效。随着实践的增多，又结合中医的辨证论治，总结出了一首治疗顽固弱精症的有效方剂：**麦芽强精汤**，亦可作散服。其组成为：生麦芽 200g、黄精 30g、荷叶 30g、升麻 12g、柴胡 9g、干姜 12g、苍术 12g、炒白术 15g、党参 20g、生黄芪 30g、女贞子 15g、枸杞子 15g。

用法：上药打细粉末（去除无法成粉的药渣后剩余约 320g），早晚饭前温水冲服 6g，20 日为一个疗程。

方解：此方中生麦芽为主药，占整个组方重量的 1/2，其提升精子活力的作用是最强的，为君药；荷叶、升麻、柴胡，提升清气，助麦芽提升精子活力共为臣药；黄精、干姜、黄芪、党参、苍术、炒白术，可温补脾胃之气，提升中气，为佐药；女贞子、枸杞子入肝肾，以子益（精）子，为使药。全方十二味药，共同发挥提升精子活力的作用。

注意：本方须用粉末剂，不宜用汤剂，用汤剂则效果差。

临床验案：患者，男，32 岁，意大利人。发现精子活力低下 2 年，精子活力：A（快速前向运动 %）：0%，B（慢速前向运动 %）：5.3%，C（非前向运动 %）：35.4%，D（极慢或不动 %）：59.3%。多方治疗乏效。查：舌淡红，苔白，脉细软。诊断：重度弱精症。予上方治疗。服药一疗程后精子活力 A 为 15%，B 为 10%。继续服用一个疗程后，精子活力 A 为 30%，已经完全符合《WHO 人类精液检查与处理实验室手册》第四版精子活力标准（当时已经推行《WHO 人类精液检查与处理实验室手册》第五版标准，但是大多数机构仍采取第四版报告模板）。半年后，其爱人（中国河南人）发来手机短信，说其已经怀孕，正在河南老家养胎。

【按语】

传统中医认为生麦芽味甘，性平，归脾、胃经，具有行气消食、健脾开胃、退乳消胀的功效。民国时期张锡纯认为生麦芽有疏肝解郁的作用，是对生麦芽功效认识的重大进步。通过意象思维，我发现生麦芽粉末具有提升精子活力的作用。有些人认为，这是因为生麦芽粉末中含有大量维生素 E。维生素 E 被称为"生育酚"，具有提高生殖能力的作用。针对这个观点，我特意把生麦芽粉与天然维生素 E 胶丸对精子活力提升的功效做了比较，发现生麦芽粉末效果更好。且临床使用生麦芽粉治疗顽固弱精症，使用的是复方，其效果会更优。

为了便于记忆，我把麦芽强精汤编成方歌如下：弱精治用强精汤，麦芽黄精升荷苍；柴胡党参黄芪贞，枸杞白术同干姜。

鸡屎藤与疳积

一位妈妈带着 7 岁的女儿来找我诊治。妈妈代述病情：女儿 5 岁时吃了一个粽子，之后就出现胃胀、食欲低下，进而出现体重下降，面色萎黄，发育迟缓。曾去北京多家大医院诊治，服药数月，效果不明显。又去几家小儿推拿机构接受推拿数月，仍然乏效。

详细诊察病情后发现，患儿面色萎黄，身瘦，全身肤色暗黑，头发干枯。虽然 7 岁了，发育程度看上去像 5 岁孩子一样。追问病史得知，患儿自 5 岁时吃粽子后消化不良，至今未愈。平时大便不多，且大便的气味不同于正常人，有种说不上来的味道：酸中带着腐臭。患儿还患有舌舔唇炎。查双内关皮温较其他部位皮肤高。右脉滑数，寸脉滑大，左脉滑数。舌质红，舌苔中后部黄腻，舌下络脉粗。诊断：①疳积；②舌舔唇炎。证型：胃肠积滞证，兼夹心包火旺。

该患儿发病两年，直接原因是难以消化的粽子伤及脾胃，导致脾胃气滞，久治不愈，出现脾胃亏虚、心火等。她有一个明显的疾病特点：大便的气味与正常人不同。所以，必定是胃肠系统功能异常，也就是中医所称的脾胃病。心包别通于胃，胃气壅滞，郁而化热，波及心包，则导致心火内盛，内关穴热，进而出现脾火，以致口周瘙痒，频繁舔舌，出现舌舔唇炎。

该病的治疗以消积化滞，清解心脾热邪为主。虽然患病初期为胃气壅滞，但是久则虚实夹杂，所以在消导的同时，当健运脾胃。在选药时，我脑海里浮现了一个气味很有特色的药：鸡屎藤。鸡屎藤，因叶子揉碎以后有鸡屎的味道而得名，也是一道非常有名的南方菜。虽然有鸡屎味，但是味道甘甜，非常适用于儿童。《上海常用中草药》："鸡屎藤，甘酸，平。"具有祛风活血，止痛解毒，消食导滞等功效，可用于小儿疳积。《名老中医之路》中《医学生涯六十年》一文有："同乡有李姓草医，祖传疳积秘方，以其简便验廉，远近求治者不少。该医视为枕中之秘。为学习伊之长处，乃与其结交至好，并于医道共同切磋，久之情深，伊知我乃方脉医，非卖药为生，渐去戒心。偶于醉后道出真言，曰：一味鸡屎藤研末即是。"

于是为患儿处方：鸡屎藤 15g、竹茹 12g、茯苓 9g、炒神曲 6g、太子参 6g、生白术 6g、炙甘草 6g、柴胡 6g、蜜桑白皮 6g、炒麦芽 6g、蜜百部 6g、炒栀子 6g。5 剂，水煎服，每日 1 剂，早晚分两次饭前服用，禁五辛，早睡（夜 8～10 点）。睡前，口周皮损处抹紫云膏（紫草膏），每夜 1 次，连续用 3～5 天。

用药 5 日后，这位妈妈携患儿复诊，诉舌舔唇炎已愈，食欲、食量等仍无明显好转，但是大便气味开始改变。查右脉滑数、左脉细，舌质淡红、舌苔后部薄黄。药已中病，但病程太久，病重药轻，尚不能显效。于是改为中药粉末剂。

处方：鸡屎藤 80g、焦神曲 15g、焦麦芽 15g、醋鸡内金 50g、焦谷芽 15g、太子参 15g、麸炒白术 15g、茯苓 15g、生山药 15g、醋莪术 15g、陈皮 12g、麸炒枳壳 9g。1 剂，打细粉，冲服，一日两次，每次 5g，加蜂蜜后用开水冲服。

1 个月后患儿复诊，妈妈诉患儿食欲好转，食量增加，每天容易感到饥饿，主动索要食物，大便正常。体重增加了 3 斤，身高似乎有所增长，但是因没有测量，无法确定。

【按语】

因为现代社会，人们物质条件丰富，家长在喂养孩子的观念上，容易以"多多益善、营养丰富"为指导。殊不知，小儿吃太饱则脾胃不能运化，久成疳积。疳，从字的组成可以看出，甘——脾胃，疒——病，即脾胃病了。疳，音干（gān），是指因为饮食过多甘味导致的干枯性疾病：身体干瘦，毛发干枯，身热烦躁，舌质瘦干红等。积，即"积滞"，是指胃肠里食物积累，不向外排，所以可见到大便干燥，数日一解等。鸡屎藤可消食导滞，是一味非常适合疳积患者的药物。

半夏、夏枯草：调和阴阳治失眠

半夏在夏天七八月份采收，七八月份正是夏至之后，一阴生的时机。故半夏得至阴之气而生，能调和阴阳。正如清代邹澍《本经疏证》所云："半夏味辛气平，体滑性燥，故其为用，辛取其开结，平取其止逆，滑取其入阴，燥取其助阳。而生于阳长之会，成于阴生之交，故其为功，能使人身正气自阳入阴……则《内经》所谓卫气行于阳，不得入于阴为不寐，饮以半夏汤，阴阳既通，其卧立至是也。"如《灵枢·邪客》曾以半夏治疗目不瞑："今厥气客于五脏六腑，则卫气独卫其外，行于阳，不得入于阴。行于阳则阳气盛，阳气盛则阳跷满，不得入于阴，阴虚，故目不瞑。黄帝曰：善。治之奈何？伯高曰：补其不足，泻其有余，调其虚实，以通其道，而去其邪。饮以半夏汤一剂，阴阳已通，其卧立至。黄帝曰：善。此所谓决渎壅塞，经络大通，阴阳得和者也。愿闻其方。伯高曰：其汤方以流水千里以外者八升，扬之万遍，取其清五升煮之，炊以苇薪，火沸，置秫米一升，治半夏五合，徐炊，令竭为一升半，去其滓，饮汁一小杯，日三，稍益，以知为度。故其病新发者，复杯则卧，汗出则已矣；久者，三饮而已也。"

夏枯草出自《神农本草经》，于夏季见其果穗棕红或发枯时采收，然后晒干。此草夏至后即枯，故名夏枯草。夏枯草得夏天至阳之气而长，后世多以之治疗失眠。如《本草纲目》曰："夏枯草治目疼，用砂糖水浸一夜用，取其能解内热，缓肝火也。楼全善云，夏枯草治目珠疼至夜则甚者，神效，或用苦寒药点之反甚者，亦神效。盖目珠连目本，肝系也，属厥阴之经。夜甚及点苦寒药反甚者，夜与寒亦阴故也。夏枯草禀纯阳之气，补厥阴血脉，故治此如神，以阳治阴也。"再如《重庆堂随笔》云："夏枯草，微辛而甘，故散结之中，兼有和阳养阴之功，失血后不寐者服之即寐，其性可见矣。陈久者尤甘，入药为胜。"

失眠一症，中医认为是阴阳不相交通导致。半夏、夏枯草二药伍用，调和肝脾，交通阴阳，顺应阴阳变化规律，可治疗失眠，尤其是痰热内扰者，更为有效。《冷庐医话》引《医学秘旨》云："一人患不睡，心肾兼补之药，遍尝不效，诊其脉，知为阴阳违和，二气不交。以半夏三钱，夏枯草三钱，浓煎服之，即得安睡。"陆定圃并作解释云："盖半夏得阴而生，夏枯草得至阳而长，是阴阳配合之妙也。"

朱良春老中医盛赞半夏、夏枯草配伍之佳，常以二药治失眠。朱老并谓："若加珍珠母30g入肝安魂，则立意更为周匝，并可引用之治疗多种肝病所致之顽固性失眠。"朱老曾治一男性患者，42岁，工人。慢性肝炎已延三载，肝功能不正常，经常通宵难以交睫，眠亦多梦纷纭，周身乏力，焦躁不安，右胁隐痛，口苦而干，溲色黄。舌尖红，苔薄黄，脉弦微数，迭进养血安神之品乏效。此厥阴郁热深藏，肝阴受戕，魂不守舍使然也。亟宜清肝宁神，交通阴阳。遂予：法半夏、夏枯草、柏子仁、丹参各12g，珍珠母（先煎）30g，琥珀末（吞服）2.5g，川百合20g。连进5剂，夜能入寐，口苦、胁痛诸恙均减。仍予原方，共服 20 余剂，诸恙均释，复查肝功能已正常。

笔者亦遵调和阴阳之意，每于失眠或心神不安者，以半夏、夏枯草为主方，或以辅药用之，多可取得良好效果。

临床验案 1：睡前哭闹不止数日

一位小患者睡前哭闹数日，数日前有急性腹泻，一日腹泻数次，较为严重，其家长曾自己学习中医，自用理中汤和八珍汤将腹泻治好，随后就出现睡前哭闹不止，面色发黄，手足偏凉。然后诊为阴阳不调，当调和阴阳。

处方：夏枯草 4g、法半夏 4g、炒枣仁 5g、淮小麦 5g、淡竹叶 3g、生姜 1 片，大枣（擘开）1 枚。

服药 3 剂，病症痊愈。

临床验案 2：低热 10 余日，失眠 2 日

患者，女，27 岁，2020 年 1 月 5 日，初诊。低热 10 余日，失眠 2 日，伴有胃痛。半个月前因得流感出现头疼反胃，每天低烧，不超过 38℃，伴咳嗽、咽喉痛、有白痰。现头疼、反胃严重，连续失眠 2 天，甚至彻夜不眠，由此引发心情很差，对失眠的焦虑远甚于低热。平素脾胃虚寒，每用凉药就反酸反胃，尤其是半夜时。然后予以甘草干姜汤合半夏、夏枯草加味。

处方：干姜 9g、炙甘草 12g、法半夏 9g、夏枯草 9g、射干 9g、桔梗 9g、川芎 9g。3 剂。水煎服，每日 1 剂。用法：大火烧开锅后换用小火煎煮 30 分钟。

患者服用 1 剂药后即退热，反胃减轻。服药 3 剂药后无胃痛，睡眠正常，无发热。本方主要用来治疗发热、胃痛和失眠，故咳嗽、头痛仍未痊愈，继续治疗。

为何用甘草干姜汤？困扰患者的问题为低烧、失眠，而失眠因胃寒胃痛所致，故须用温法散寒止痛，且患者流感余热未清，正好符合甘草干姜汤治疗里虚寒证之象。且患者有口渴喜饮热水、失眠、心烦、焦虑不安等症，皆与甘草干姜汤相符合。半夏、夏枯草，可调阴阳治睡眠。故用之治疗，疗效显著，药仅数剂，即热退、眠安、胃痛止。

【按语】

治疗失眠有多种方法，或养心安神，或清心肝火，或交通心肾，或调和阴阳，或镇静安神，或通降阳明，或开窍宁神，或化湿清热，或温胆和胃，等等。然调和阴阳，引阳入阴为治疗失眠之共法。即任何治疗失眠的方法中，均可以配合调和阴阳，引阳入阴法。半夏、夏枯草为调和阴阳的重要药对。故凡是失眠，若配合半夏、夏枯草治疗，则疗效益增。

半夏治失眠疗效显著，并不弱于酸枣仁、夜交藤、合欢花之类。其诀窍有二：

一是半夏重用。对严重的失眠患者，可以重用半夏，并且是生半夏，用量在 60~120g，效果好。吴鞠通有"一两和胃，二两安眠"的论述，观《吴鞠通医案》用半夏治疗失眠，少则一二两，重则四两。因半夏有毒，故药典对半夏用量规定是 9g。但半夏的毒性，可以水煎 1~2 小时缓解。临床用药，亦可先从 9g 开始，逐渐增加，并观察患者情况，若有中毒现象，及时处理并减少用量。

二是晚上服用，即晚上服用 1 次，临睡前 1 小时再服用 1 次。

绿豆与口腔溃疡、孕妇便秘、新生儿痤疮

绿豆具有良好的清脾胃热的作用，对于脾胃伏火、脾胃湿热等引起的口唇溃疡具有较好的效果。绿豆甘、凉，入心、胃经，具有清热解毒、解暑、利水消肿的作用，主治暑热烦渴、水肿、泻痢、丹毒、痈肿等病症。《本草汇言》云："清暑热，静烦热，润燥热，解毒热。"日本医家摄扬下津曰："绿豆解阳明经毒，制胃火也……易简而便，理胃开食，治于童稚，其为神巧矣乎。"

但据笔者观察，煎煮绿豆时间长短不同，功效也不相同。"生者气锐而先行，熟者气钝而和缓"，清代柯琴在《伤寒来苏集》中如是说。

故绿豆煎煮时间短，汤绿，则清热力度较强，且其气走上焦，偏于清上焦热。反之煎煮时间久，汤红，"气钝而和缓"，则偏于入中焦，祛湿力度较强。常须识此，勿令误也。

煎煮绿豆 1~5 分钟，呈现清绿色汤，绿豆尚未开裂，此时清热效果最佳，解暑化湿力度次之，善于治疗各种热盛之证，如痈疡、口腔溃疡。治疗人体上焦疾病、皮肤疾病，甚至可以"生研绞汁服"。如《开宝本草》曰："主丹毒烦热，风疹，热气奔豚，生研绞汁服。"《普济方》治痈疽亦云："赤小豆、绿豆、黑豆、川姜黄。上为细末，未发起，姜汁和井华水调敷；已发起，蜜水调敷。"

煎煮时间 15~20 分钟，绿豆微微开裂，汤绿且有些混浊，甚至变红，此时清热解暑化湿力度最佳。

煎煮时间 30 分钟以上，绿豆开裂全开花了，此时作用以化湿为主，解暑清热次之。主治湿气脚肿等病症。《开宝本草》："亦煮食，消肿下气，压热解毒。"此处用于治疗下焦病症。

曾遇到一位口腔溃疡男性患者，口唇部溃疡已经十余日，每日晚上有渗出液而后形成的结痂，次日因洗漱、饮食等，结痂脱落，并出血疼痛。

口唇部溃疡，让人很难受。我自己就曾经有过类似经历，深有体会。怎么治疗呢？就对患者说：绿豆 30g，大火烧开锅，再用小火煎 5 分钟，内服。

数日后，患者反馈："我喝了您说的绿豆熬水，当天下午已经好了大半，后来又喝了一次，完全好了！感谢！"

什么道理呢？口唇溃疡多与脾胃有关，因脾开窍于口，其华在唇，脾经和胃经均环绕口唇。故对口唇的溃疡用绿豆清解脾胃之热，自然可奏全功。

又曾以此法治疗一位孕妇便秘。该孕妇孕中期出现便秘，干结难解，心烦意躁，时有呃逆，且腹部肌肉有抽搐感。此为阳明热结，气机不能下行，反而上逆，导致时时呃逆；热邪沿胃之大络上扰心神则心烦意躁；下焦热结，灼伤津液，营血不荣筋脉则下腹部肌肉有抽搐感。因患者不愿服药，遂予以绿豆 150g，水煎 5 分钟。服绿豆汤 2 大碗，约 1 500ml。服后约两三小时即排便。连服数日，排便基本恢复正常，同时心烦意躁、呃逆、腹部肌肉抽搐感均随之缓解。

本病例中用绿豆解阳明热毒之后，腹部肌肉抽搐感亦缓解。由此让我更深刻地体会到苦寒坚阴的道理。因为热邪结聚，导致灼伤津液。此时当用寒法，去热散结，保存阴液，以使津液稳固、坚固。阴液得以保存，濡养肌肉，则抽搐缓解。

需要注意的是：绿豆水煎 5 分钟后，需要将所有的绿豆汤全部倒出来，不要放在锅里待凉。根据实际经验来看，立即倒出来，颜色清亮，此时清热效果最好；若是放在锅里，颜色往往会变得混浊、暗红，清热作用会减弱。

又以绿豆治疗一新生儿痤疮，疗效甚佳。一位小儿，在刚刚出生第八天，就满脸长满疱疹，面部皮疹密集，皮肤发红。该患儿 2021 年 10 月 26 日发病，2 日后病症加重，疹子顶头有白色脓点，甚至影响进食和情绪。家长甚是着急且不愿给新生儿服药。于是选用安全、无毒副作用的绿豆汤。选用绿豆 150g，加水 2 000ml。大火烧开锅后马上停火，然后取绿豆汤 10ml，放在奶瓶里，与 60ml 奶粉混合均匀，服用，每天 2～3 次。此外，再用毛巾蘸绿豆汤敷一敷，每次 1～2 分钟。连续 3 天，新生儿痤疮基本痊愈。疗效甚佳。

【按语】

中药的煎煮时间对临床疗效具有重要影响。明·李时珍指出："煎药者鲁莽造次，水火不良，火候失度，则药亦无功。"徐灵胎亦曰："煎药之法，最宜深讲，药之效不效，全在乎此。"

有的药煎煮时间宜短。吴鞠通曰："治上焦如羽，非轻不举。"故对上焦病症，如感冒、发热、咳嗽、鼻炎、口腔溃疡等，一般需要辛散轻扬之品，不宜久煎，以免耗散药性，作用减弱。例如《温病条辨》对银翘散记载："鲜苇根煎汤，香气大出，即取服，勿过煎。"具体的煎煮时间以 5～10 分钟为宜。有研究表明，银翘散在水沸后 5～6 分钟，清热解表作用最强。

　　有的药煎煮时间宜长。有研究表明，党参合理的煎煮时间为 120 分钟，即大火烧开锅后换用小火煎煮，头煎 60 分钟，然后再次加水，水沸后再用小火煎煮 60 分钟。如此药效成分可以最大限度地煎出，即党参药效最好的煎煮时间是 120 分钟。

　　除了煎煮时间，同时也要注意火候。文火即小火，武火即大火。清·石寿棠指出，应根据治病需要来选文火和武火，即"欲其上升气达，用武火。欲其下降内行，用文火"。张洁古也认为因病位上、下不同，方药煎煮火候也不同。明·楼英《医学纲目》曰："（洁）病在上为天，煎药宜武，宜清服，宜缓饮，制度宜炒酒（洗浸）。病在下为地，煎药宜文，宜浓服，宜急饮。"

第六章

四季篇

四时阴阳

万物根本

每到春季流鼻血

《素问·四气调神大论》曰:"春三月,此谓发陈,天地俱生,万物以荣;夜卧早起,广步于庭;被发缓形,以使志生;生而勿杀,予而勿夺,赏而勿罚,此春气之应,养生之道也。逆之则伤肝,夏为寒变,奉长者少。"

春季多风,风性开泄,易伤精气。风性开泄,是指风容易使身体的毛孔打开,使人体气血向外散发。若散发太过,则在一定程度上导致人体免疫力或抵抗力下降。《素问·生气通天论》曰:"是以春伤于风,邪气留连,乃为洞泄。"这里的洞泄不仅是指腹泻无度,若引申来看,其意义为人体精气外泄无度之意。故《素问·金匮真言论》曰:"夫精者,身之本也,故藏于精者,春不病温。"《温病条辨》曰:"不藏精三字须活看,一切人事之能摇动其精者皆是,不专主房劳说,即冬日天气应寒而阳不潜藏,如春日之发泄,甚至桃李反花之类亦是也。"

在临床中,常常见到每到春季伤精失血的患者。如《素问·金匮真言论》曰:"故春善病鼽衄,仲夏善病胸胁,长夏善病洞泄寒中,秋善病风疟,冬善病痹厥。"其原因有内因,也有外因。内因多为冬季不能敛藏,肾精肾气不固。外因则与春季风性开泄,易伤精气,精血外泄有关。故在临床治疗此类患者时,多以温补肾精、肾阴、肾阳,稳固下焦为主,以防精血外泄,脏腑空虚;以疏散风热,清上焦热,清热凉血止血为辅。常用熟地黄、白芍、当归补精血;黄柏、知母泻下焦虚热;淫羊藿、蛇床子、巴戟天等助肾阳;金银花、连翘、黄芩、白茅根、赤芍、玄参、生地黄等清上焦热、凉血止血;白豆蔻、砂仁、甘草、陈皮、党参等补益中焦,以使气机斡旋,上下升降如常。

临床验案 1:每到春季流鼻血

患者,男,32 岁,2019 年 3 月 17 日初诊。患者自述流鼻血数日,每年到春天就流鼻血,并持续很长时间。每次都是左鼻孔流血,现今还有右侧腰痛。两脉濡,右寸脉浮。曾在各大医院检查、治疗,效果不佳。

此乃下焦肝肾亏损。人体督脉沿后背正中上颠顶，再到达鼻部。到了春天，督脉的阳气升，虚火上炎，火热浮越于上，阳热有余，迫血妄行，就流鼻血。同时由于腰为肾之府，若肾中阴血亏虚，不足以濡养筋骨，不荣则痛。故出现腰右侧痛。予补肝肾阴、温肾助阳、凉血清热法治疗。

处方：黄柏10g、知母6g、蛇床子10g、淫羊藿10g、熟地黄18g、当归12g、白芍12g、赤芍12g、黄芩15g、白茅根10g、芦根10g、桑寄生30g、砂仁（后下）6g、炙甘草6g、陈皮10g、佛手10g。7剂，水煎服，每日1剂。

1周以后随访，诸症解除，无流鼻血，无腰痛。

临床验案2：每逢春天流鼻血

2019年3月20日，门诊遇到一位五六岁的小姑娘，每逢春天即流鼻血。仍予凉血清热、补肾阴、清下焦虚火的方法治疗。

处方：荆芥4g、苏叶4g、金银花6g、连翘6g、赤芍6g、白茅根6g、芦根6g、黄芩5g、黄柏4g、淫羊藿5g、熟地4g、当归4g、炙甘草6g、砂仁（后下）5g、焦山楂6g。6剂。水煎服，每日1剂。用法：大火烧开锅后换用小火煎煮15分钟后放砂仁，再煎煮5分钟即可。

连续服药1周，流鼻血痊愈。

【按语】

人体与四时阴阳变化维持一个动态平衡。平衡一旦打破，就会导致疾病的发生。《素问·咳论》曰："五脏六腑皆令人咳，非独肺也……五脏各以其时受病。"论述了咳嗽与四季变化有关。事实上，疾病的产生与五脏六腑、四时变化都有着密切的联系，比如流鼻血也与季节变化有关。《素问·四时刺逆从论》："是故邪气者，常随四时之气血而入客也。"指出人体气血因四时的变化而有盛衰。邪气则随着这种变化侵犯人体，从而导致疾病的产生。而春季流鼻血，则为又一印证"冬不藏精，春必温病"之语也。

春季雨水节气与腹泻

二十四节气较为准确地反映了自然节律变化，是上古先民顺应农时，通过观察天体运行，认知一岁中时令、气候、物候等变化规律所形成的知识体系，在人们日常生活中发挥着极为重要的作用。例如雨水节气标示着降雨开始，适宜的降水对农作物的生长十分重要。

中医认为天人相应，人体疾病也与二十四节气的变化息息相关。故李梴《医学入门》曰："人身任督，与天地子午相为流通，故地理南针不离子午，乃阴阳自然之妙用。"

雨水节气前后，如有降雨发生，属"应至而至"。适宜的降水会滋润空气，更适宜人体。在人体，任脉总任一身之阴经，为"阴脉之海"，调节阴经的气血，有"总任诸阴"之说。任脉（与督脉、冲脉）起于胞中，行于腹中，且任脉的络脉尾翳下鸠尾、散于腹。《灵枢·经脉》："任脉之别，名曰尾翳，下鸠尾，散于腹。实则腹皮痛，虚则痒搔，取之所别也。"故腹痛、腹泻病症均与任脉有一定联系。从经脉气血运行来看，任脉气血到了雨水节气就较为充足，发挥阴血的濡润作用，濡润全身脏腑，包括脾胃、肺、肝、肾、胞宫。如若不然，雨水节气没有降水，属"应至而不至"，水液不足，则容易津少化燥，化热化火。人体也容易出现燥热化火的情况，例如心烦意躁，夜间睡不踏实，为心肝血燥阴亏，常用酸枣仁汤、黄连阿胶汤等治疗；若大便干涩难解，为肠胃血燥，常用增液汤、麻子仁丸等治疗；若口干舌燥，咽喉疼痛，眼睛干涩，多为燥热化火，可以用翘荷汤等治疗。若干咳、痰少、咳声空空，多为燥邪伤肺，肺阴不足，用清燥救肺汤、桑杏汤等治疗；若脾气急躁、经血量少、颜色鲜红，多为胞宫血燥，可以用加味逍遥散、四物汤等治疗。

虽然应至而至，也会因人而异出现病症。比如对于脾胃虚弱者，或寒湿太过，则容易出现腹泻、腹痛。因立春后，阳气上升，趋于表，则容易造成脏腑及人体下部阳气亏虚。雨水节气出现腹泻、腹痛也与任督二脉有关。任督二脉总督一身之阴阳二气。阳气上升之际，但对年龄偏大、阳气虚弱者来说，阳气上升而下焦阳气不能得到有效补充则出现亏虚。由此导致阳气对脏腑经络温煦作用减弱。加上雨水节气，任脉运行作用加强，任脉主人体阴血，主濡润。但是阳气不足则易化寒化湿。如此则腹部寒湿加重，故容易出现腹泻、腹痛。素有痰湿者，如果在雨水节气，很可能会出现湿气重，而有头晕，头沉，头脑不清醒等疾病，常用半夏白术天麻汤、升阳散火汤等治疗。

此时宜温养阳气，散寒化湿。如《备急千金要方》曰："春冻未泮，衣欲下浓上薄，养阳收阴，继世长生。"《老老恒言》亦云："春冻未泮，下体宁过于暖，上体无妨略减，所以养阳之生气。"如某年雨水节气前后，笔者就在门诊遇到不少腹泻患者，均是以温脾散寒、化湿止泻法治疗，方选痛泻要方、一加减正气散、理中汤、附子理中汤、健固汤等，疗效显著。临床亦可酌情添加温补督脉阳气之药，如鹿茸、淫羊藿、巴戟天、仙茅、附子、肉桂等。

临床验案：腹泻伴有腹痛 2 日

患者，男，47 岁，腹泻伴有腹痛 2 日，舌红苔白厚腻，两脉濡弱。该患者素来脾胃虚弱，很容易腹泻，尤其是在喝酒、受凉、紧张时出现。这次在雨水节气后无明显诱因突然出现腹泻腹痛。遂诊为脾胃虚弱，感受寒湿。当温脾散寒、化湿止泻，以痛泻要方加味治疗。

处方：白芍 12g、陈皮 10g、防风 9g、炒白术 15g、党参 15g、生黄芪 15g、茯苓 10g、甘草 10g、黄连 3g、柴胡 6g、升麻 10g、葛根 15g、石榴皮 10g、淫羊藿 10g、通草 3g、木香 6g。7 剂，水煎服，每日 1 剂。

1 周后复诊，患者腹泻痊愈。

本方以痛泻要方白芍、陈皮、防风、炒白术健脾柔肝，止泻止痛；因脾胃素虚，故用四君子加黄芪，补益脾胃；黄连小剂量使用，2～3g，具有止泻功效，即使是脾胃虚寒证，也可运用；木香醒脾化湿止泻；柴胡、升麻、葛根，升提中焦脾胃之气。淫羊藿温补肾阳，以助脾阳；石榴皮止泻；通草可以利水湿从小便而走；诸药合奏温阳健脾、化湿止泻的功效，以达治疗腹泻、腹痛的目的。

【按语】

腹泻与个人体质、季节、气候、情志等密切相关。例如素体痰湿盛者，容易出现寒湿腹泻；素体湿热者容易出现湿热泻；春季容易出现脾胃寒湿，夏季容易出现暑湿腹泻，秋季容易出现小儿秋季腹泻，冬季容易出现脾肾寒湿腹泻；肝气郁者容易出现肝郁脾虚腹泻，等等。故在临床诊断、治疗腹泻，乃至善后调养，亦需考虑这些因素的影响。故若要健康无恙，则"必顺四时而适寒暑，和喜怒而安居处，节阴阳而调刚柔，如是则僻邪不至，长生久视。"（《灵枢·本神》）

春季阳气升发与阴道瘙痒

春季，从立春开始阳气升发。天人相应，立春以后，人体阳气也开始升发。《备急千金要方》言："凡气冬至起于涌泉，十一月至膝，十二月至股，正月至腰，名三阳成。"此言正月之时，人体之气从涌泉上至腰骶部。

因任督二脉总督人体阴阳二气，故阳气升发一般从督脉开始，男子始于会阴，女子始于胞宫，沿着督脉上行，经尾闾关、夹脊关、玉枕关等上行到头。其中尾闾关就是阳气最先难以通过的关口。所以督脉阳热之气，集聚于此，就容易出现阳热太盛而成热邪，从而出现下焦郁热的病症，如阴道瘙痒、下阴湿疹、皮肤瘙痒、痔疮、便血、尿道炎等疾病。正如《素问·骨空论》言督脉："此生病，从少腹上冲心而痛，不得前后，为冲疝。其女子不孕，癃、痔、遗溺、嗌干。"此督脉病症女子不孕即指妇科、前阴诸疾，癃、遗尿即指肾、膀胱、尿道诸疾，痔即指肛门诸疾。《脉经·平奇经八脉病》亦言："苦少腹绕脐，下引横骨，阴中切痛。"明确指出任脉病时可以见到"阴中切痛"。对此当温补督脉阳气，升阳气，补肾精，以使阳气充足，迅速通过尾闾关，同时配伍清散郁热之品，将局部多余的热邪祛除。

在春季，临床凡是遇到阴道瘙痒患者，一般就从督脉阳气不能升发入手治疗。《素问·骨空论》曰："督脉生病治督脉，治在骨上，甚者在脐下营。"因督脉阳气虚而致不能升发者，常用淫羊藿、仙茅、巴戟天、鹿茸等温补肾阳、肾精。因感受寒湿而致不能升发者，则需温阳散寒化湿，如干姜、桂枝、附子、肉桂、小茴香等；因元气不足，湿热下陷所致阳气不能升发者，则需黄芪、白术、升麻、葛根、人参、陈皮、当归等补益元气、益气升提；因肾阴亏损，阴虚火旺所致不能升提者，则需用百合、知母、黄柏等清热坚阴。

如2021年春，曾治愈一位阴道瘙痒1月的患者。该患者，女，24岁，阴道瘙痒1月。我查了查其发病日期，大约为立春前后。该患者伴有两侧少腹反复湿疹1年半，白带发黄，略有胃痛。形体较为肥胖，工作较为劳累。舌红舌苔白厚，两脉寸关滑尺弱。诊为阴道瘙痒，阳气不足、湿热下注、阴气亏损证。

处方：淫羊藿12g、巴戟天12g、知母12g、黄柏12g、白芍12g、覆盆子15g、车前子（包煎）15g、五味子6g、枸杞子10g、白果仁3g、生栀子12g、柴胡6g、青蒿（后下）10g、茯苓10g、川木通6g、木香10g。7剂，水煎服，每日1剂。

本方以淫羊藿、巴戟天温补肾阳，温润肾中精血，待精血充足、阳气充满，升腾于上，发挥其温煦身体，温阳益气之功效，不致下陷而成邪热。以知母、黄柏清下焦热，燥湿化湿。白芍、枸杞子、覆盆子、五味子补益阴血。车前子、柴胡、青蒿、茯苓、川木通、木香、生栀子清利肝胆湿热。白果通任脉。诸药合奏温阳益精、清热利湿的功效，从而达到治疗阴道瘙痒的目的。

服药一周，病症明显好转。阴道瘙痒消失，持续1年半的少腹部湿疹竟然也消失的无影踪了，白带亦无异常。现因工作紧张繁忙而略微有些疲劳乏力，两腿酸胀。故于上方去白芍、青蒿、木香，加羌活、荆芥、陈皮。续服2周，病症痊愈。

【按语】

在治疗妇科疾病时，选择合适药物入奇经八脉，尤为重要。沈柏台医师认为：督脉统帅诸阳，补肾阳药物如鹿茸、鹿角胶、淫羊藿、补骨脂、肉桂多入督脉等。任脉统帅诸阴，补肾阴的药物多入任脉，如龟甲、紫河车、续断、地黄、枸杞子等。冲为血海，肝藏血，入肝之药多入冲脉，例如阿胶、白芍、何首乌、山萸肉、牡蛎等。带脉系于腰脐间，腰脐之气与脾胃之气相关，故入脾胃之药，多入带脉，如白术、山药、芡实、建莲子、白果（也入任脉）、白扁豆等。

人体有经脉和络脉，经脉有十二经脉和奇经八脉，人体气血在经络、脏腑中运行。这种气血运行的规律，有年规律、季节规律、月规律、日规律等，还需要进一步探索，以求能为治疗疾病提供更好的思路和方法。

春季多风与神经性皮炎

神经性皮炎又称慢性单纯性苔藓，是以阵发性皮肤瘙痒和皮肤苔藓化为特征的常见慢性皮肤病。本病初发时仅有瘙痒感，而无原发皮损，由于搔抓及摩擦，皮肤逐渐出现粟粒至绿豆大小的扁平丘疹，圆形或多角形，坚硬而有光泽，呈淡红色或正常肤色，散在分布。本病好发于颈部两侧、项部、肘窝、腘窝、骶尾部、腕部、踝部，亦见于腰背部、眼睑、四肢及外阴等部位。皮损仅限于一处或几处为局限性神经性皮炎；若皮损分布广泛，甚至泛发全身者，称为泛发性神经性皮炎。

春季多风，风气通于肝。如《素问·阴阳应象大论》曰："东方生风，风生木，木生酸，酸生肝。"《素问·六节脏象论》曰："肝者，罢极之本，魂之居也。其华在爪，其充在筋，以生血气，其味酸，其色苍，此为阳中之少阳，通于春气。"《灵枢·刺节真邪》："虚邪之中人也，洒淅动形，起毫毛而发腠理。其入深，内抟于骨，则为骨痹……抟于皮肤之间，其气外发，腠理开，毫毛摇，气往来行，则为痒。"是以当受风以后，会出现皮肤瘙痒。

故每到春季风气侵袭人体，则容易引起皮肤炎症。正如《诸病源候论》曰："此由游风在于皮肤，逢寒则身体疼痛，遇热则瘙痒。"初春风邪多包含风热之邪与风寒之邪。故对其治疗，当温散风寒与疏散风热之法并用，方可取得良好疗效。晚春天气逐渐燥热，应天之变，故风邪多有化火之象，对此治疗则以疏风清热为主。

一家长诉："去年春季在您这配神经性皮炎的药，吃完好了。今年（2020 年）春天又有点复发的迹象，开始痒了。不过没有去年的严重。麻烦您再给孩子治一治？"我查了查之前的病例。详细信息为：患者，男，11 岁，两手及肘部皮肤瘙痒，不挑食，体瘦，个子长得慢，易流鼻血，容易生气，晚上睡觉磨牙。诊为局限性神经性皮炎，证型为风热侵袭肌表。

处方：荆芥 6g、金银花 6g、连翘 6g、麦冬 6g、生地 6g、黄芩 6g、川木通 6g、党参 9g、苍术 6g、炙甘草 6g、竹叶 6g、当归 6g、生薏苡仁 15g、陈皮 6g、焦山楂 6g、生姜 2 片。7 服，水煎服，每日 1 剂。用法：大火烧开锅后换用小火煎煮 20 分钟即可。服药 1 周，即告痊愈。

2021 年春季，患者再次出现神经性皮炎，仍以此法治之，服药 1 周，病症复又痊愈。

【按语】

中医治疗神经性皮炎疗效肯定，见效快，治愈率高。临证亦须结合季节、体质等特点随证治之。也可配合梅花针叩刺、针刺、艾灸、外敷等外治法。少数患者在治愈后出现复发，究其原因，多数医家认为与精神因素（急躁、易怒、忧虑等），饮食辛辣、油腻肉食、鱼虾海鲜等有关。故神经性皮炎患者平素应保持心情调畅，饮食清淡。

春季风温与流行性腮腺炎

流行性腮腺炎，俗称疹腮，由腮腺炎病毒感染所致。临床以起病急、发热、耳下腮部弥漫性肿胀疼痛为特征，严重者可以并发脑炎（高热、神昏、抽搐）或睾丸炎。多发生在 3～8 岁小儿，青少年也可见到。本病一年四季均可发病，但以冬春季节多见。

本病中医称之为疹腮、蛤蟆瘟、鸬鹚瘟、大头瘟等，如《温病条辨》曰："温毒咽痛喉肿，耳前耳后肿，颊肿，面正赤，或喉不痛，但外肿，甚则耳聋，俗名大头温、虾蟆温者。"

人与四季相应，故春季生病也与其气候特点有关。春天来了，天气渐暖。春季特点为风中夹温，易患热病。正如吴鞠通所述："风温者，初春阳气始开，厥阴行令，风夹温也……温为阳邪，此论中亦言伤风，此风从东方来，乃解冻之温风也，最善发泄，阳盛必伤阴，故首郁遏太阴经中之阴气，而为咳嗽、自汗、口渴、头痛、身热、尺热等证。"

中医认为春天多风，风气通于肝，故本病多为风温和邪毒疫疠之气，由表入里，蕴结于少阳经脉所过的耳下腮腺所致。如《外科正宗·疹腮》曰："疹腮乃风热湿痰所生，有冬温后，天时不正，感发传染者，多两腮肿痛，初发寒热。"临床上多以清热解毒、消肿散结为治疗大法，方选《外科正宗》柴胡葛根汤。本方可以清热泻火、疏风散热，主治流行性腮腺炎，局部红肿坚硬作痛者。

临床验案：两侧腮部肿胀疼痛

患者，女，7 岁，2018 年 1 月 18 日就诊。两侧腮部肿胀疼痛，边缘不清，触之痛甚，咀嚼不便，无咽痛，无发热，舌红苔白厚，两脉浮缓滑。此为温毒在表，须疏风清热、散结消肿，方用柴胡葛根汤加味治疗。

处方：柴胡 9g、葛根 9g、黄芩 9g、连翘 9g、生石膏（打碎）20g、桔梗 6g、甘草 6g、升麻 9g、牛蒡子 6g、夏枯草 9g、荆芥 9g、玄参 9g、天花粉 9g、陈皮 9g、焦山楂 9g、生姜 5 片。5 剂。水煎服，每日 1 剂。用法：大火烧开锅后换用小火煎煮 20 分钟即可。

服药 5 日后，腮部肿痛消失，病症痊愈。

【按语】

痄腮是感受风温邪毒，壅阻少阳经脉而引起的一种时疫性疾病，临床以发热、恶寒、头痛、咽痛、一侧或两侧耳下腮部漫肿无边为特征。现代医学称为流行性腮腺炎。故其治疗是以清热解毒、疏解少阳为主，柴胡葛根汤是治疗痄腮的常用有效方剂。本方以柴胡、葛根、连翘、牛蒡子疏风解表，透邪外出；生石膏、升麻、黄芩清泄阳明热邪；天花粉甘寒润燥、解毒消肿；若兼有湿邪酌加藿香、紫苏；风寒表证明显酌加荆芥、羌活；局部肿胀疼痛明显为热毒壅盛，可酌加清热解毒之黄连、玄参、马勃、板蓝根；兼有恶心呕吐者，多有痰湿，酌加三子养亲汤；小儿宜固护脾胃，酌加焦三仙等消食化积。

春季多风与过敏性结膜炎

过敏性结膜炎又称为变态反应性结膜炎，是结膜对外界过敏原产生的一种超敏反应。主要包括Ⅰ型变态反应及Ⅳ型变态反应，其中以Ⅰ型变态反应所致的过敏性结膜炎最为常见，多与季节性变应原，如花粉、草类和室外真菌等有关。

春季是过敏性结膜炎的高发季节，临床常见眼痒、结膜充血、畏光流泪、灼热感及分泌物增加等，有时甚至出现视力下降。

春天多风，风气通于肝。如《素问·阴阳应象大论》曰："东方生风，风生木，木生酸，酸生肝，肝生筋，筋生心，肝主目。"肝开窍于目。如《素问·五脏生成论》曰："诸血者皆属于心……故人卧血归于肝，肝受血而能视。"故每到春季风气侵袭人体，则容易引起过敏性结膜炎，出现眼睛、鼻子、咽喉等部位奇痒无比。

中医认为过敏性结膜炎属于感受风邪所致。初春风邪包含风热之邪与风寒之邪。故对其治疗，当温散风寒与疏散风热之法并用。方可取得良好疗效。例如一位患者，女，42岁，时而喷嚏，流涕，眼鼻发痒，流泪，怕光，咳嗽，咽喉略红肿不适，诊断：过敏性结膜炎、鼻炎。证型：风邪袭表。

处方：荆芥穗15g、紫苏叶（后下）15g、羌活15g、防风15g、金银花10g、连翘10g、桑叶10g、薄荷（后下）10g、大青叶15g、芦根15g、白茅根15g、蒲公英20g、炒栀子12g、淡豆豉10g、玄参15g、生甘草6g、生姜6片、大枣（擘开）1枚。7剂，水煎服，每日1剂。早晚分两次服用。

经过1周治疗，即获得明显效果。续服1周，病症基本痊愈。

晚春天气逐渐燥热，应天之变，故风邪多有化火之象，对此治疗则以疏风清热为主。又曾治疗一患儿频繁眨眼2周余。该患儿去医院检查，诊为慢性结膜炎，滴了眼药水两星期有所缓解，仍然频繁眨眼。此为春季风热，风邪化火所致。予以翘荷汤加味治疗。

处方：连翘6g、薄荷（后下）6g、炒栀子6g、桔梗6g、炙甘草5g、菊花6g、蒲公英9g、夏枯草6g、蝉蜕6g、丹皮6g、焦白术6g、茯苓6g、陈皮6g、焦神曲9g、防风6g、生姜3片。7剂，水煎服，每日1剂。早晚分两次服用。

连续服药1周以后，频繁眨眼痊愈。

春季过敏性结膜炎为风寒风热并存。虽然很多患者表现为一派风热之象，但此时仍要适当疏散风寒，故其用药以疏风散寒与清热解表同用。疏风散寒药有紫苏叶、荆芥、荆芥穗、防风、羌活、白芷等；清热解表药有金银花、连翘、桑叶、菊花、薄荷、蝉蜕、竹叶等。病症重者可以用大青龙汤为主加减治疗。本病治疗宜适当补益正气，调和脾胃，选方如桂枝附子汤等。

【按语】

本病用药宜轻剂不宜重剂。结膜炎病位在眼睛，位置较高，病邪以风邪为主，"治上焦如羽"，故当用轻清上浮之品。用药体现在两方面：

一方面，药品剂量要小，不宜用药剂量过重。比如我们在上方所用药物剂量多在 10g 及以内。若用药剂量偏重，则药所走的部位偏于里，反而效果会差。另一方面，药品质地要轻，比如选用荆芥、防风、羌活、苏叶、金银花、连翘、牛蒡子、独活等。

春天气机变化与春季食疗方

冬去春来，天气由寒逐渐转暖。人体的阳气也会顺应季节变化，从冬季的闭藏状态，开始由内而外，逐渐过渡到春季的生长升发状态。如《素问·四气调神大论》曰："春三月，此谓发陈，天地俱生，万物以荣，夜卧早起，广步于庭，被发缓形，以使志生；生而勿杀，予而勿夺，赏而勿罚，此春气之应，养生之道也。逆之则伤肝，夏为寒变，奉长者少。"

春季气候虽然逐渐变暖，但是风寒仍然未去。春天的天气变化剧烈，冷热无常。故儿童身体难以适应，最容易生病，出现如感冒发热、咳嗽哮喘、流行性腮腺炎、过敏性结膜炎等疾病。叶天士先生谓："暴暖忽冷，先受温邪，继为冷束，咳嗽痰喘最多。"

笔者结合多年临床，自拟一道食疗方，经多方反馈，效果还不错，现介绍给大家：

春季食疗方

组成：生姜 3 片、大枣（擘开）5 个、白芍 6g、炙甘草 6g、枸杞 6g、菊花 6g、陈皮 6g。

功效：温散风寒、养肝补肾、润燥止咳。

主治：春季所出现的感冒、发热、咳嗽等病症。

加减法：咽喉痛加牛蒡子、玄参、生地各 6g；鼻塞流涕、打喷嚏加防风、苏叶、白芷各 6g；口干鼻干、舌红口渴加麦冬、天花粉各 6g；咳嗽加杏仁 6g；肺热重加黄芩 6g；腹痛者多是有寒，加木香、川椒、干姜各 6g；食积者加炒山楂、炒麦芽、炒神曲各 10g。

用法：最好选用陶瓷锅（也可以用不锈钢锅代替），将药一起放入锅中，加水 800ml，先泡半小时以上，用大火烧开后再换用小火煎煮 10～15 分钟出锅（不要久煎）。只煎一次。煎煮出来大约 500ml，然后放入冰糖，代茶饮。

事实上，每到春季，我就以本方为主方，广泛用于春季感冒、发热、咳嗽等病症，尤其是轻症患者，效果很好，往往数日即可退热、止咳。

为什么春季食疗方这么好用呢？原因是本方基于季节特点，能够对应春季的气机变化。天地相感，寒暖相移，春夏秋冬，更胜更替。《素问·厥论》曰："春夏则阳气多而阴气少。"

1. 春季生长生发，以温为主。故以生姜、大枣温肺暖脾，温助阳气，温散风寒。

2. 春季多风，容易伤津化燥，故用菊花凉散肝肺余热，白芍、炙甘草酸甘化阴，滋阴润燥。

3. 水生木，春季生长必赖冬季养藏之少阴，故以枸杞养肝肾阴。

4. 脾胃为后天之本，故用陈皮行气健脾化湿，用生姜温脾胃。

或问：为何要温脾？答曰：春季草木生长赖土地温暖，在人体，脾胃为后天之本，宜温，以健运水谷，长养身体。

【按语】

从自然的变化中体悟治疗疾病的道理。《素问·脉要精微论》："春日浮，如鱼之游在波；夏日在肤，泛泛乎万物有余。"春季天气回暖，春光明媚。若仔细体会，在春季白天，室外温度上升很快，阳光温暖，室内却显得阴冷。人身阳气的运行也与之相应。春天阳气出于外，而内部寒冷，则需要温补在内的脏腑。正如张志聪在《黄帝内经素问集注》中说："春夏之时，阳盛于外，而虚于内。秋冬之时，阴盛于外，而虚于内。故圣人春夏养阳。秋冬养阴。"故须以生姜、大枣、炙甘草、陈皮等温补脾胃，行气化湿，枸杞、白芍补益肝肾，佐以菊花凉散余热。本方酸甘辛并进，寒热并用，邪正兼顾。

若将春季食疗方中白芍易为乌梅，生姜易为桂枝、干姜、附子、细辛、花椒，菊花易为黄连、黄柏，白芍、甘草、大枣易为当归、人参，则成为乌梅丸。故本方实与乌梅丸制方有异曲同工之妙。

夏季暑湿与暑疖

暑疖是指发生于暑天的小疖肿。多为痱子搔抓后感染而成的化脓性疖肿，又称"痱毒"或"热毒"。此症以小儿及新产妇为多见，好发于头面、颈部，多见于夏季，相当于西医的多发性汗腺脓肿。

暑疖好发于头面、颈、背、臀部，单个或多个成片，患处皮肤潮红，继之发生疖肿。疖肿轻者根脚很浅，范围局限在1寸左右，有黄白色脓头，疼痛加剧。2~4日后自行破溃，流出黄白色脓液后疼痛减轻，有的不治自愈，有的伴有轻度发热、全身不适等症状，舌苔薄黄，脉浮数。重者疖肿少则几个，多者数十个，部分簇生在一起，状如星布，破溃后脓水淋漓成片，并发浸淫疮。

汗出不畅暑疖生。《素问·生气通天论》亦云："汗出见湿，乃生痤痱。"夏天出汗实为将暑湿热之气以出汗的方式向外排出。当暑湿热之气不能正常向外透发，郁积于皮肤，就会产生暑疖。故其病机为夏季暑湿热严重，汗泄不畅，暑湿热蕴于肌肤，日久化毒，毒壅血瘀，热肿生腐，形成暑疖。如《外科启玄》曰："是夏月受暑热而生。大者为毒，小者为疖，令人发热作脓而痛，别无七恶之症。"

暑疖偏于热者，局部潮红胀痛，伴全身不适，发热头痛，口苦咽干，心烦胸闷，便秘溲赤，苔黄脉数等。宜用五味消毒饮加味治疗。

暑疖偏于湿者，多见抓破流脓水，伴心烦，胸闷，口苦咽干，便秘，溲赤，舌红，苔黄而腻，脉滑数等。宜用六一散、甘露消毒丹、桂苓甘露饮等治疗。

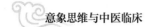

临床验案：暑疖 6 日

患者，女，约 6 岁，面部疖肿红热、胀痛 6 日，加重 3 日。舌红苔白厚腻，两脉滑。诊为暑疖。予以清热利湿治疗。

处方：金银花 6g、连翘 6g、藿香（后下）6g、滑石块 6g、茵陈6g、厚朴 6g、葛根 12g、生薏苡仁 12g、竹叶 6g、郁金 6g、茯苓 6g、香薷 6g、玄参 6g、生地 6g、麦冬 6g、生姜 5 片。5 剂，水煎服，每日1 剂。用法：大火烧开锅后换用小火煎煮 15 分钟后放藿香，再煎煮 5分钟即可。

该方金银花、连翘辛寒，具有清热解毒、消肿散结之功效。滑石、茵陈、生薏苡仁、茯苓甘寒，清热利湿，泻火泻毒。葛根、麦冬养阴生津，且可解肌透疹。玄参、生地清热凉血。郁金、竹叶清心安神，且可导湿热之邪从小便而走。藿香、厚朴温化中焦水湿。香薷、生姜可以发汗解表，温化水湿，使湿邪从汗而走。诸药合奏清热养阴，化湿透疹之功。

患者服药 5 剂后，暑疖痊愈，面部光洁平整。

【按语】

暑疖发生于夏季，是一种季节性皮肤疾病，其发生与暑气的变化有关，即湿热蒸腾于上，或因于寒，或因于滞，使湿热之气郁结于皮肤而发。故其治疗宜清热凉血、利湿解毒，透疹。具体用药中宜酌情加香薷、生姜等反佐药，其效益佳。

夏季暑湿与湿疹

夏天炎热难耐，七八月份更是降水多，湿气重，天气潮热。夏季的特点与湿疹的发生有密切关系。特别是七八月份，常常是大雨和暴雨的集中期，空气湿度很高。暑湿之邪容易乘虚而入，侵袭身体，伤及脾胃，脾虚生湿，泛于肌肤，发为暑湿湿疹。

故暑湿湿疹和季节气候有关系，一般在夏天暑湿比较重的时候出现，湿疹多形态细小，分布密集，多在出汗部位。治法为清暑利湿、透汗解表。常用方剂为六一散。

临床验案 1：暑湿湿疹伴腹泻半月余

患儿，男，1岁，2015年7月1日初诊。湿疹伴腹泻半月余。整个面部湿疹，皮疹形体较小，面部皮肤滑腻水湿，腹泻，每日2次，肛门无红肿，过敏体质，对蛋白质过敏，舌红苔白厚腻。此乃夏季暑湿所致，需清暑利湿。

处方：滑石15g，生甘草、茯苓、茵陈、竹叶、藿香、厚朴、川木通、陈皮各6g，杏仁（后下）2g，葛根、车前子、生地各9g，生姜5片，大枣（擘开）3个。1剂，水煎服，3日1剂。每服10ml药液，每日3次。

服药3日后湿疹消除，皮肤光洁如新，腹泻止。

然亦有暑湿湿疹伴有脾虚者，则须补中益气、祛湿利湿。

临床验案 2：夏季暑湿湿疹

患者，男，6岁，2016年5月10日初诊。湿疹遍布全身，以额头、后背、前胸处较重，舌苔白厚腻，两脉濡弱。患者之前曾用清热利湿法（滑石、生薏苡仁、芦根各15g，葛根9g，金银花、连翘、藿香、桑叶、竹叶、茯苓、木香、陈皮、厚朴、生地、荆芥穗、麦冬各6g，生姜6片，大枣3个）不效。"湿胜则阳微"，夏季暑湿重，易伤脾胃，脾胃一伤，不能化湿，湿气泛滥肌肤则成湿疹。故须以补中益气，和胃化湿，清热生津之法治疗。

处方：生黄芪12g，升麻、炒神曲、葛根、炙甘草各10g，金银花、连翘、麦冬、桑叶、淡竹叶、炒白术、白豆蔻（后下）、柴胡、陈皮各9g，五味子、黄柏各5g，生姜5片，大枣（擘开）3个。

服药数日后，面部以及全身湿疹基本消失。

【按语】

《素问·异法方宜论》："黄帝问曰：医之治病也，一病而治各不同，皆愈，何也？岐伯对曰：地势使然也。"临床治疗湿疹要因人、因时、因地制宜，小儿"五脏六腑，成而未全，全而未壮"，易受外界气候变化的影响，如在夏季，很容易出现暑湿湿疹，故治疗时需参考清暑利湿之法。

夏季暑湿与遗尿

遗尿是指 3 岁以上儿童在睡眠中不知不觉地将小便尿在床上，又称"尿床"。中医认为，儿童遗尿多属于先天肾气不足、下元虚冷所致。肾与膀胱之气俱虚，不能制约水道，因而发生遗尿。也有各种疾病引起的脾肺虚损、气虚下陷，出现遗尿症。或湿热之邪下注膀胱，小便失约而致遗尿。遗尿症必须及早治疗，如果迁延日久，则会妨碍小儿的身心健康，影响发育。

然遗尿一症，亦可受季节、气候变化而发生。如某年夏季，有位患者说："范大夫，小女最近连续早上尿床三四天了，半夜睡觉时烦躁不安，白天又经常莫名其妙地生闷气，好久没有这样了。之前找您调理之后身体素质好了很多，大半年很少发烧感冒。这几天这样，就赶紧找您看看。"

我看了一下，现在是夏季，患者舌象亦为舌红、苔白厚腻，属于湿热表现。结合天气，判断患者遗尿为感受夏季暑湿热之邪，湿热下注膀胱，小便失约，而致遗尿。治宜清热利湿。

处方：金银花 9g、连翘 6g、黄芩 9g、茯苓 6g、厚朴 6g、芦根 9g、生甘草 6g、麦冬 9g、竹叶 6g、白扁豆 9g、苍术 6g、麻黄 2g、石菖蒲 6g、远志 9g、生姜 2 片。5 剂。水煎服，每日 1 剂。用法：大火烧开锅后换用小火煎煮 20 分钟即可。

服药 5 日之后，遗尿已愈。

【按语】

遗尿一症，大体有虚实之分。虚证多与禀赋不足、脾肾亏虚、下元虚损、封藏不固有关。治疗当温补下元、健脾补肾、收敛固涩。实证常见肝胆湿热，下焦寒湿。其治宜随证治之。然亦须考虑时令之气的影响，若应用得当，往往速取疗效。

治疗遗尿常用的有效药物包括石菖蒲、远志、桑螵蛸、益智仁、麻黄（夏季可用香薷）等。

石菖蒲、远志用量可以根据患儿年龄大小而定，3～5岁可用6～9g，5～7岁可用10g，7岁以上可以用10～15g。据笔者的临床体会，石菖蒲、远志治疗遗尿的效果很好，能醒神止遗，单方应用效果也很好。《名医别录》有石菖蒲"止小便利"的记载。

桑螵蛸、益智仁是治疗遗尿的常用药物，疗效很好。益智仁用量宜大，多30g以上。

麻黄也是治疗遗尿的有效药物。一般用量为：3～5岁可用4g，6～12岁可用6g，12岁以上可以用9g。肝胆湿热证用量宜少或不用。

遗尿亦有外治法，如推拿、脐疗等法，临床宜参考使用。

暑湿咳嗽与暑湿咳嗽方

夏季湿热蒸腾，弥漫于上。肺主气，司呼吸，在人体的部位较高，与天气相应，暑湿容易犯肺而导致暑湿咳嗽，其临床表现如下：

1. 咳嗽声音有力而浊。咳嗽有力主要与肺热有关。肺热越重，咳嗽越有力量。咳嗽的声音浊，不清亮，主要与肺有湿气有关。

2. 容易胸闷（犹如夏天的闷热）、头昏沉。胸闷产生的原因主要是肺中湿气为有形之邪，容易阻滞气机运动，使肺气宣发不畅。若湿气在头部，就会感到晕晕沉沉，头脑不清。

3. 容易伴有恶心、呕吐、腹泻。呕吐多与湿气有关。湿邪在脾胃，阻碍胃气下降，则致恶心、呕吐；湿气过重，与水谷精微混合而下，则致腹泻。

4. 咽喉红肿疼痛，扁桃体肿大。为暑热蕴结咽喉所致。

5. 舌质红，舌苔白厚或腻。因为有暑热，所以舌质红。湿气重，则致舌苔白厚腻。

笔者常用自拟暑湿咳嗽方治之，多获良效。

组成：桑叶 6g、浙贝母 6g、郁金 6g、藿香 6g、白蔻仁（打碎、后下）3g、茯苓 6g、连翘 6g、通草 3g、生薏苡仁 6g、杏仁（打碎、后下）6g、瓜蒌皮 6g、生姜 1 片、梨 1 个。

方解：本方以生姜、藿香温脾散寒，茯苓、白蔻仁等温脾化湿，桑叶、浙贝母、连翘等轻清肺热，梨养肺阴，再用通草导湿从小便而走。诸药合用，共奏清肺热、化脾湿、养肺阴、温脾阳之功。

例如一患儿，4 岁，2014 年 6 月 17 日就诊，咳嗽 1 月余。平时咳嗽，声音略高而浊，伴有晨起喷嚏、流涕（时清时黄），眠可，二便可。既往病史：过敏性鼻炎 1 年余，平素患有荨麻疹，皮肤时有瘙痒。舌红苔白腻，两脉濡弱。诊为暑湿咳嗽，予以暑湿咳嗽方。

处方：桑叶 4g、浙贝母 5g、郁金 5g、藿香 5g、白蔻仁（打碎、后下）3g、茯苓 5g、连翘 4g、通草 3g、生薏苡仁 12g、杏仁（打碎、后下）4g、白芷 4g、太子参 9g、生姜 4 片。5 剂，水煎服，每日 1 剂。用法：大火烧开锅后换用小火煎煮 15 分钟后放杏仁、白豆蔻，再煎煮 5 分钟即可。

患者服用 5 剂药后，咳嗽痊愈。本次复诊请求调理患儿身体，以改善体瘦、个子矮小的情况。

再如一患儿，咳嗽半月余，2014 年 6 月 16 日就诊。患者最初因受寒所致咳嗽，每于夜晚加重（凌晨 1 点钟后），咳嗽，白黏痰，有泡沫，声音浊。偶尔流鼻血，阴部湿疹，纳少，二便可，舌红苔白腻，两脉濡。诊为暑湿咳嗽。

处方：桑叶 4g、浙贝母 4g、白蔻仁（打碎、后下）4g、郁金 5g、藿香（后下）5g、茯苓 5g、通草 3g、生薏苡仁 9g、杏仁（打碎、后下）4g、茵陈 4g、柴胡 4g、蝉蜕 4g、防风 4g、车前子（包煎）4g、生地 5g、生姜 4 片。4 剂，水煎服，每日 1 剂。用法：大火烧开锅后换用小火煎煮 15 分钟后放藿香、杏仁、白豆蔻，再煎煮 5 分钟即可。

随后复诊，患者服用 4 剂药后，咳嗽痊愈，请求治疗阴部湿疹。

【按语】

《温病条辨》指出："暑兼湿热，偏于暑之热者为暑温，多手太阴证而宜清；偏于暑之湿者为湿温，多足太阴证而宜温。"

夏天往往风寒暑湿四气相兼，纠结在一起，复杂多变。即暑湿容易伤太阴，手太阴肺和足太阴脾。暑邪容易生热而灼伤肺阴，而出现咳嗽、咳痰，咳嗽声音浊，不清亮。湿邪容易生寒而伤脾阳，易出现恶心、呕吐等病症。《温病条辨》："伤脾胃之阳者十常八九，伤脾胃之阴者十居一二。"

故治疗暑湿咳嗽，须同时考虑清肺热、化脾湿、养肺阴、温脾阳四方面，清法、补法、温法等组合运用，正如《温病条辨》所言："彼此混淆，治不中款，遗患无穷，临证细推，不可泛论。"

夏季湿热与手足口病的治疗

每年的 4 ~ 9 月都是手足口病的高发期。手足口病多发于学龄前儿童，5 岁以内发病率最高，主要症状为发热、口腔溃疡、疼痛、口臭、流涎、拒食、厌食、烦躁不安、咽充血、扁桃体肿大，手足心可见皮疹，先为红色斑丘疹，很快即转为水疱疹，皮疹可在一周内消退，不遗留色素沉着、脱屑或瘢痕。

普通病例多急性起病，发热、口痛、厌食、口腔黏膜出现散在疱疹或溃疡，舌、颊黏膜及硬腭等处为多，也可波及软腭、牙龈、扁桃体和咽部。手、足、臀部、臂部、腿部出现斑丘疹，后转为疱疹，疱疹周围可有炎性红晕，疱内液体较少。手足部较多，手掌心、手背面均有。皮疹少则几个，多则几十个。消退后不留痕迹，无色素沉着。部分病例不典型，仅表现为单一部位皮疹，或仅表现为斑丘疹。手足口病多在一周内痊愈，预后良好。少数重症病例，尤其是小于 3 岁者，病情进展迅速，在发病 1～5 天可出现脑膜炎、脑炎（以脑干脑炎最为凶险）、脑脊髓炎、肺水肿、循环障碍等，极少数病例病情危重，可致死亡，存活病例可留有后遗症。

中医认为手足口病多是内有脾胃湿热，外感时邪疫毒所致。用清热利湿法治疗手足口病，具有很好的疗效。夏季前后，暑湿热邪疫毒比较严重，容易侵犯脾胃，从而产生手足口病。相关脏腑主要与脾胃有关。如《素问·至真要大论》曰："诸湿肿满，皆属于脾。"故笔者根据季节特点，基于临床病症表现，多方参详，查阅诸家，结合自身经验拟定手足口病验方，疗效甚佳。

一、手足口病验方

组方：滑石、薏苡仁、葛根各 12g，藿香（后下）、茵陈、茯苓各 9g，厚朴、炒栀子、连翘、生甘草各 6g。

用法：开锅后小火煎煮 25 分钟放藿香，再煎煮 5 分钟。

方解：本方大体可分为四部分：一是清热利湿之品。选用连翘、滑石、生薏苡仁清热利湿，且可以根据热势高低，灵活加减。热势重可以加金银花、生石膏等，并酌情增加药量。二是温化水湿之品。湿为阴邪，非温不化。所以治疗此证必须要温化水湿，即"病痰饮者，当以温药和之"之意，可以用茯苓、生姜、厚朴、苍术等。三是芳香健脾。水湿蕴结脾胃，故需要用芳香的药物健脾化湿，如藿香、佩兰等。四是养阴生津。盖温病多有热伤阴，手足口病发热多伤津耗气，故参以养阴生津之品，如葛根、甘草等，则病症痊愈得更快。诸药合用，共奏清热、利湿、退热之功。

功效：清热化湿、解肌退热。

主治：小儿手足口病，症见发热不退，手足口等出现小疱疹或小溃疡、红、痒。临证酌情增减。本方也可以预防手足口病，方法是将上述药物研成极细末，每次取 3～6g，用纱布或茶包包住，泡茶或煎水喝，每日 2～3 次即可。

二、临床验案

临床验案 1：手足口病

患者，男，5 岁，鼻塞、喷嚏、流涕 20 余日，伴有咳嗽 1 周，手足疱疹 1 日。就诊时，患儿并没有发烧，但是咽喉红肿，手上脚上有疱疹，且已经因此停课 1 周了。诊为鼻炎、咳嗽、手足口病。予手足口病验方加味治疗。

处方：葛根 9g、滑石块 9g、生薏苡仁 12g、茯苓 6g、炙甘草 6g、茵陈 6g、厚朴 6g、连翘 6g、黄芩 9g、射干 9g、炒杏仁（后下）6g、辛夷（包煎）6g、前胡 6g、生黄芪 9g、白芷 5g、生姜 1 片、大枣（擘开）1 个。4 剂。水煎服，每日 1 剂。早晚分两次服用。

5 日后，患者手足疱疹消失，病症痊愈。

笔者以本方治疗手足口病，屡用屡效。患者服用后多 1~2 日退热，2~3 日疱疹消退，3~4 日痊愈。除此之外，笔者将之用于治疗手足乃至全身的湿疹、汗疱疹，尤其是水湿重者，疗效甚佳。本方用于脚气、夏季暑湿发热、老年膝关节腔积液疼痛等病症的治疗，亦取得良效。

临床验案 2：下肢湿疹

患者男，5 岁，腘窝瘙痒，脚热，脚趾缝起水疱伴痒热，舌红，舌苔薄白，两脉浮滑。诊为湿疹，证型：湿热下注。予清热利湿法，以手足口病验方加减治疗。

处方：葛根 9g、滑石块 9g、生薏苡仁 9g、广藿香（后下）6g、茵陈 6g、茯苓 6g、黄柏 6g、连翘 6g、厚朴 5g、金银花 6g、麸炒苍术 6g、荆芥 6g、芦根 6g、甜菊叶 3g、生姜 3 片、大枣（擘开）1 枚。本方以脚热较重，故加金银花，病在下，故以黄柏代替栀子，加苍术、芦根清热利湿，生姜、大枣和胃，荆芥辛温反佐，甜菊叶调味，增加药液口感。诸药合奏清热利湿、止痒之功。患者服药 1 周，效果明显。

之后，患者以此方连续服用 3 周，病症基本消失。察其仍面色发黄，考虑到脾胃不足，故以上方酌加黄芪、党参、炒白术固其本，以善后。

临床验案 3：膝关节腔积液

患者，女，72 岁，2021 年 3 月初诊。七八年前出现两膝关节疼痛，未予治疗。近几个月来疼痛加重，难忍。医院检查发现膝关节骨质增生，半月板磨损严重，两膝关节肿胀，关节腔积液，医生建议手术治疗，行关节置换术，患者因为害怕手术，就想内服汤药，保守治疗。既往患有高血脂、脑梗、冠心病、跟骨骨刺、类风湿关节炎，白内障术后，手指肿胀变形。曾用麻杏苡甘汤加味治疗，疗效不甚明显。

察患者舌红，舌苔白厚腻，膝关节肿胀，关节腔积液，拟以清热利湿法为主治疗，方选手足口病验方加味。

处方：滑石（先煎）30g、生薏苡仁 30g、葛根 30g、藿香（后下）15g、茵陈 15g、茯苓 15g、厚朴 12g、栀子 15g、连翘 12g、炙甘草 6g、黑附片（先煎）9g、生黄芪 30g、川牛膝 15g、伸筋草 15g、川芎 15g、白豆蔻（后下）6g、生姜 3 片、大枣（擘开）3 个。7 剂，水煎服，每日 1 剂。

因患者病久身体亏虚，故加黑附片、生黄芪温阳益气；伸筋草、川牛膝强壮膝关节；川芎活血行气；白豆蔻加强化湿和中的效果；生姜、大枣健脾和胃，调和诸药。

1 周后复诊，患者膝关节疼痛好转大半，膝关节腔积液的量显著减少。现在稍微有些咽喉肿痛，干痒。故加射干 15g，续服 2 周。

半个月后复诊，患者已经可以下地，并连续行走一段路程，不需借助拐杖。患者膝关节肿胀消失，疼痛轻微，关节腔积液基本消失。后期因患者身体虚弱，故于二诊方稍加调整，增强补益肝肾、通经活络的药物。

处方：葛根 30g、滑石（先煎）30g、生薏苡仁 30g、炙甘草 9g、骨碎补 15g、生黄芪 30g、陈皮 30g、川牛膝 15g、黄柏 10g、伸筋草 30g、川芎 15g、桑寄生 20g、藿香（后下）15g、连翘 15g、补骨脂 15g、杜仲 15g、生姜 3 片、大枣（擘开）3 个。15 剂，水煎服，每日

1剂。

1个月后随访，病症痊愈。

【按语】

手足口病验方方歌：手足口病疱溃疡，柯萨奇病毒脾胃伤。滑葛藿茵薏苓朴，连翘栀子生草方。

夏季湿热与疱疹性咽峡炎的治疗

每年夏秋季，即4~9月为疱疹性咽峡炎的高发季节，主要侵袭1~7岁儿童。一般病程4~6日，重者可至2周。疱疹性咽峡炎是由肠道病毒引起的，特征为急起的发热和咽喉痛，在软腭的后部、咽、扁桃体等处可见红色的晕斑，周围有特征性的水疱疹或白色丘疹。该病主要表现为急骤发热，可持续高热或反复高热，咽痛，吞咽时尤甚，有时伴头痛、腹痛或肌痛；血常规检查大多是白细胞计数正常或略低。起病2日内口腔黏膜出现少数（很少多于12个）小的（直径1~2mm）灰白色疱疹，周围绕以红晕，多见于扁桃体前部，但也可见于软腭、扁桃体、悬雍垂、舌部等，在此后的24小时内水疱破溃变为浅溃疡，直径一般在5mm以下，1~5日内愈合。

中医认为，疱疹性咽峡炎多为肺脾湿热，外感时邪疫毒所致。①发病部位多是咽部，为肺所主。咽为肺系，脾经"连舌本，散舌下"，说明疱疹性咽峡炎与肺脾有关。②儿童脏腑功能较弱，容易感受外邪，引起肺脾湿热。③夏季前后暑湿较重，再加疫毒流行，易发本病。

一、疱疹性咽峡炎方

组方：桑叶、滑石、黄芩、连翘各12g，白豆蔻（后下）、茯苓、玄参、射干、厚朴各9g，炒杏仁、桔梗、竹叶、甘草各6g，生姜5片，梨（带皮去核）1个。

用法：加水约 900ml，提前泡 30 分钟，大火开锅后换用小火煎煮25 分钟，然后再放白豆蔻，继续煎煮 5 分钟即可出锅，煎煮一次即可，煎出来 300～500ml 药液，分成 2～3 次服用。以上为 6 岁儿童用量，连续服用 2～4 日。临证酌情增减用量。

方解：辛凉之连翘、桑叶清热透热；黄芩泻肺热；滑石、甘草、茯苓甘寒，清利湿热；玄参、射干、桔梗清热利咽；杏仁宣肺化湿；厚朴、白豆蔻、生姜温脾、醒脾、健脾化湿；竹叶利湿，使湿从小便而走；梨养阴生津止渴。

功效：清热化湿、解毒利咽。

主治：小儿疱疹性咽峡炎，症见突然发热和喉痛，咽后部、扁桃体等处可见红晕斑，周围有特征性的红色水疱疹或白色丘疹。

二、临床验案

患者，女，4 岁，2016 年 8 月 6 日，初诊。咽喉疱疹 2 日。疼痛，略发热。两脉滑数，舌红，舌苔薄黄。诊断：疱疹性咽峡炎。证型：湿热蕴肺。予疱疹性咽峡炎方加味治疗。

处方：连翘 6g、滑石 10g、茯苓 6g、黄芩 6g、生白芍 6g、玄参6g、生地黄 6g、射干 6g、炒杏仁（后下）5g、白豆蔻（后下）5g、姜厚朴 5g、烫枳实 5g、牛蒡子 6g、桔梗 5g、生甘草 6g、焦山楂 6g、生姜 3 片、大枣（擘开）3 枚。4 剂。水煎服，每日 1 剂，早晚分两次服用。

患者服药两三日后，病症基本痊愈。

【按语】

笔者以本方治疗疱疹性咽峡炎，多可速效。方歌：小儿疱疹咽峡炎，芩杏翘射桔草玄。蔻滑苓姜朴导中，竹桑雪梨清利咽。

夏季暑湿与发热、癫痫、手指疮疡

暑湿热为夏季之正气，与其他季节相比，夏季天气炎热，火热之邪更盛，最易耗气伤津。夏季潮湿多雨，热蒸湿动，湿热之气弥漫，故暑热最易夹杂湿邪侵犯人体。

一、小儿发热

暑湿热邪对小儿发热的影响大致分为两种：①暑湿发热。偏于热者为暑温，偏于湿者为湿温，其治疗也略有不同。正如《温病条辨》所说："暑兼湿热，偏于暑之热者为暑温，多手太阴证而宜清；偏于暑之湿者为湿温，多足太阴证而宜温。"②夏月感寒发热。此为阴暑证，可用藿香正气水治之。

对于暑湿发热，笔者常用自拟暑湿发热方治之。组成：金银花 6g、连翘 6g、竹叶 6g、滑石 12g、芦根 12g、茯苓 6g、厚朴 6g、通草 3g、藿香（后下）6g、淡豆豉 6g、西瓜翠衣 30g。主治：夏季暑湿发热，热势或高或低，咽喉或红肿疼痛或正常，舌红苔白腻。

或曰：为何用通草？此方用通草是将水湿从小便排走。若是不用通草，则易致水饮内伏之患，而产生咳嗽、咳痰等病症。

临床验案 1

一患儿，女，6 岁，2014 年 7 月 1 日，初诊。患儿发热 2 日，体温时高时低，最高 39℃。就诊时发热，体温 37.5℃，伴咽喉略红肿疼痛，呕吐，吐白黏痰，无鼻塞、喷嚏、流涕，舌红，苔白厚腻。诊为暑湿发热，予暑湿发热方。

处方：金银花 6g、连翘 6g、竹叶 6g、滑石 12g、芦根 12g、茯苓 6g、厚朴 6g、通草 3g、藿香（后下）6g、淡豆豉 6g、西瓜翠衣 30g、薏苡仁 12g、茵陈 6g、桑叶 6g、浙贝母 6g、郁金 6g。3 剂，水煎服，每日 1 剂。用法：大火烧开锅后换用小火煎煮 15 分钟，放藿香，再煎煮 5 分钟即可。

患者服药 1 剂发热即退，2 日后基本痊愈。

临床验案 2

患者，男，16 岁，2019 年 5 月 21 日，初诊。5 日前突然发热，体温 37.5～38℃。伴有食欲不振，平时挑食，喜肉食；头晕；学习压力大，平时常感胃不舒服；大便可，小便黄；无咽喉痛；舌红，苔白厚腻。此为风湿热外袭所致，当疏风清热、利湿退热。治以暑湿发热方加减。

处方：金银花 12g、连翘 12g、竹叶 9g、滑石 15g、芦根 15g、茯苓 9g、厚朴 9g、淡豆豉 9g、桑叶 12g、荆芥穗 9g、生薏苡仁 15g、党参 9g、苍术 9g、炙甘草 5g、白扁豆 12g、牛蒡子 9g、生姜 3 片。3 剂。水煎服，每日 1 剂。用法：大火烧开锅后换用小火煎煮 10 分钟即可。

3 日后，发热已止。

二、小儿癫痫（暑厥）

夏月卒中暑热之邪，而促发神昏肢厥者，名为暑厥。其病机为感受暑热之邪，直犯心包，闭阻心窍，心阳不能外达所致。常见昏倒不省人事，手足痉挛，高热无汗，体若燔炭，烦躁不安，胸闷气促，或小便失禁，舌红，苔燥无津，脉细促。

然显者易见，隐者难名。近代著名伤寒学家、山东中医药大学教授李克绍以暑厥论治一小儿癫痫，取得良效，更是难得。

一个十余岁的患儿，西医诊断为癫痫，经过不少医院的中西医久治不愈。问病知是在夏月烈日当空的野外割草时晕倒后发病，此病当属于中医之"暑厥"，便撇开一切治癫痫的成方不用，予以生脉散加蜈蚣、僵蚕、全蝎等入络行痰镇静药，十余剂治愈，从未再发。

三、手指疮疡

曾治疗一患者，女，44 岁，右侧手指皮肤溃烂，渗出，疮口不敛 5 月余，2018 年 12 月 3 日就诊。自述因夏天 6 月份被蝉扎伤，至今反复不愈，并逐渐加重，而后手臂也出现红色皮疹。平素体质略弱，舌质红，舌苔薄白水滑，两脉弱。诊为手指疮疡。

当患者自述因蝉扎伤后所致，我便想到病因乃为湿热。因蝉主要生活于夏季，自然禀受夏季湿热。那么为何迁延半年，直至冬季仍然不愈呢？原因是气血亏虚。《温病条辨》曰："长夏盛暑，气壮者不受也；稍弱者但头晕片刻，或半日而已；次则即病；其不即病而内舍于骨髓，外舍于分肉之间者，气虚者也。盖气虚不能传送暑邪外出，必待秋凉金气相搏而后出也，金气本所以退烦暑，金欲退之，而暑无所藏，故伏暑病发也。其有气虚甚者，虽金风亦不能击之使出，必待深秋大凉、初冬微寒相逼而出，故尤为重也。"

故诊为湿热蕴结、气血亏虚，治当祛除湿热、补益气血，予四妙散加味治疗。

处方：黄芩 15g、黄连 6g、黄柏 6g、苦参 9g、麸炒苍术 20g、生薏苡仁 25g、全当归 10g、川牛膝 15g、荆芥穗 9g、柴胡 6g、玄参 15g、炙黄芪 30g、陈皮 12g、焦山楂 15g、川芎 12g、生姜 2 片、大枣（擘开）2 枚。7 剂。水煎服，每日 1 剂，早晚分两次服用。

患者服药 1 周后，病症迅速缓解，续服 1 周后，基本痊愈。

【按语】

经曰："人之所以生，病之所以成，人之所以治，病之所以起，学之所始，工之所止也，粗之所易，上之所难也。"与天地相参，辨病之所起、证之所成，进而论治，并处以方药，可获良效。

秋燥与燥热咳嗽

燥为秋天的主气。秋季气候干燥，空气中水分缺乏。凡自然界具有干燥、收敛、清肃特性的外邪称为燥邪。人感受燥邪而出现一系列干燥症状者，即为燥病。外燥来源于自然界干燥的气候或环境状态，多从肌表、口鼻侵入人体。

燥邪又可以分为温燥和凉燥。初秋有夏热之余气，久晴无雨，秋阳以曝，燥与热相合侵犯人体，病多温燥。凉燥则多发生在深秋气候寒冷之时，深秋近冬，西风肃杀，燥与寒相合侵犯人体，病多凉燥。故清·费伯雄在《医醇滕义》中说："初秋尚热则燥而热，深秋既凉则燥而凉。"

燥易伤肺。燥邪犯肺，使肺阴受损，宣降失司，甚则损伤肺络，导致燥热咳嗽，症见干咳少痰，或痰黏难咳，或喘息胸痛，痰中带血，或伴有低热，或咽喉干、红肿疼痛，口干，眼睛干涩，鼻腔干燥，小便少而黄。由于肺与大肠相表里，燥邪自肺影响到大肠，"燥胜则干"，则可出现大便干燥不畅等症。

对秋燥导致的咳嗽、咳痰需要养阴、化痰、止咳。因为秋季燥热入里，煎灼津液，津液亏少，炼津为痰，停于咽喉则成黏痰。正如煮粥时太过，粥变得黏稠甚至粘在锅壁上。此时需要添加清水，将粘在锅壁上的锅巴湿润后方能清洁下来。故治以甘寒，甘以养阴生津润燥，寒以去热。燥热咳嗽常用方药如桑杏汤、桑菊饮、沙参麦冬汤、清燥救肺汤、贝母瓜蒌散等，多有良效。如《温病条辨》："感燥而咳者，桑菊饮主之，亦救肺卫之轻剂也……燥伤肺胃阴分，或热或咳者，沙参麦冬汤主之……故以甘寒救其津液。"

临床验案：夜咳 5 天

张某，男，3 岁，2012 年 12 月 2 日就诊。夜咳 5 天，咳黄痰，量多而黏稠，伴有口渴，小便发黄，舌红苔薄白。诊为燥邪犯肺，处以桑杏汤加味。

处方：桑叶 3g、杏仁（后下）5g、浙贝母 3g、南沙参 6g、黄芩 3g、炒栀子 3g、淡豆豉 3g、陈皮 6g、清半夏 6g、茯苓 6g、炙甘草 4g、生姜 2 片、红枣（擘开）3 个、冰糖适量。3 剂，水煎服，每日 1 剂。用法：大火烧开锅后换用小火煎煮 10 分钟后放杏仁，再煎煮 5 分钟即可出锅。只煎一次。频频饮服。

3 日后复诊，咳嗽痊愈。

【按语】

燥热咳嗽也有多种症状表现，如咳嗽多伴有空空的声音，夜间咳嗽或每于夜间加重。夜咳的机制主要是燥邪伤及肺阴，入夜后，阳气入藏，则肺中阳气相对偏盛，肺气不能敛降，肺气上逆，因而咳嗽加重。此时需养阴润燥，止咳化痰，主以桑杏汤，则多有良效。

燥热咳嗽也可见到吐白沫黏滞痰，或伴有夜间阵发性烘热。如《温病条辨》曰："太阴温病，口渴甚者，雪梨浆沃之；吐白沫黏滞不快者，五汁饮沃之。"这里的白沫状痰即为肺燥热阴亏所致，须用雪梨浆、五汁饮甘寒救液法治疗。

燥热咳嗽也可以在其他季节见到，如春末夏初，天气炎热，空气干燥之时，或者北方地区在冬季，因室内开暖气，室内干燥，室温过高，也常常可以见到。某年冬季，曾治疗一患儿，男，3岁，夜咳5天，咳黄痰，量少而黏稠，伴有口渴，小便发黄，舌红苔薄白，未诊脉象。诊为燥邪犯肺。处以桑杏汤加味治疗，3剂而愈。

故中医之法，贵在因时、因地、因人制宜，既明此理，则桑杏汤、沙参麦冬汤等方剂，不仅秋令可以用之，四季皆可以用也。

从"白虎"看围绝经期综合征的治疗思路

一、"白虎"释义

"白虎"一词在中国传统文化里常用于描述星象。《淮南子·天文训》云："何谓五星……西方金也，其帝少昊，其佐蓐收，执矩而治秋；其神为太白，其兽白虎，其音商，其日庚辛。"中国古代天文以北斗为中心，按照北斗的位置，将天空划分为五个区域，中区是北斗的区域，其他四区的每个区域由七个星宿组成，分别根据星宿形状特征划分为青龙、白虎、朱雀、玄武。将西方七宿命名为白虎是因为这七宿形状像虎，且西方属五行中的白色。

"白虎"一词同"青龙""朱雀""玄武"等一起纳入五行理论中，成为五行中金行的形象代表。"白虎"可代表金行的性质，如：西方、人体右侧、四季的秋季、申酉时、燥、凉、肃杀等。"白虎"代表了金行的性质后被广泛地应用于中国传统文化的各个领域，应用于中医领域的"白虎"尤为鲜明。东汉张仲景的《伤寒论》中有一方"白虎汤"模仿了秋季白虎清凉之气，治疗阳明气分热证，千百年来应用于临床，功效显著，古今医案叙其神效者俯拾皆是。

二、围绝经期综合征释义

绝经期综合征是妇女由生育期向老年期过渡时期的常见病、多发病，是指妇女在绝经前后由于卵巢功能衰退、雌激素水平波动或下降引起的一系列以自主神经系统功能紊乱为主，伴有神经心理症状的一组综合征。主要症状有额面潮红、头面颈部阵阵发热、出汗，伴有心慌、头晕、头痛、情绪不稳、性情急躁、易于激动、失眠多梦、耳鸣、记忆力减退及注意力不集中等。《素问·上古天真论》记载："女子……七七任脉虚，太冲脉衰少，天癸竭，地道不通，故形坏而无子也。"指出妇女在 49 岁前后的生理变化。

从人的生命历程角度看，人的一生可分为生长壮老已五个阶段。人的一生好比一年的春夏秋冬：长对应春，是生发之机；壮对应夏，是阳气最盛时；老对应秋，是阳气收藏的过程；已对应冬，阳气闭藏。围绝经期正值人生的"夏秋之交"，在这个阶段收藏稳敛是正常生理。当人体"夏季"没有顺利地过渡到"秋季"时，"夏季余热"就留滞不去，加上"秋气"失职，不能稳敛，便会出现围绝经期综合征潮热汗出、情绪不稳、性情急躁、易于激动、失眠多梦、心慌、头晕、头痛等阴阳失衡、阴不敛阳的一系列症候。基于上述机制，应用西方白虎之气能助人体夏季余热收藏，顺利进入人生秋季，实现这一生理时期的顺利转换，帮助人体调动自身的稳态系统，从而使人体达到阴平阳秘。

三、从"白虎"看围绝经期综合征的治疗

关于围绝经期综合征的临证治疗，笔者认为要注意三点：①总体调节。围绝经期综合征为一生的"夏秋之交"，在"夏秋转换"出现问题时，可从时空的角度予以调控，用"白虎"之气使"夏季"余热消退，秋气当权。②注意化机。夏秋转化重要之处在于化机，《素问·太阴阳明论》曰："帝曰：脾不主时何也？岐伯曰：脾者土也，治中央，常以四时长四脏，各十八日寄治，不得独主于时也。"脾土的化机在"季节交换"时有"季节过渡"的作用，因此临证治疗时要注意调节脾土的功能。③注意补肾阴。补养肾阴的方法在临床治疗该疾患的文献中随处可见，疗效肯定，众多医家皆认为滋补肾阴为治疗该病的第一大法。

支持用"白虎"概念及白虎汤加减治疗本病的典型理论文献可见《刘渡舟教授临床验案四则》。该文中载有一则医案：

赵某，女，50 岁。1986 年 9 月 19 日，初诊。

岁值更年之期，天癸将竭，月经紊乱，经量或多或少已半月余。伴周身烘热而汗出，肢体颤抖阵阵然而疼，失眠，口苦而干，渴喜凉饮。面色潮红，舌质偏红，苔薄黄。脉弦略数。西医诊断为更年期综合征。今辨属阴分不足，阳明内热外盛肌表，治宜白虎汤加桂枝清热滋阴，解肌通络。

处方：生石膏（打碎）30g、粳米 10g、知母 10g、桂枝 10g、炙甘草 10g。3 剂，水煎服。

二诊：服药 3 剂后，肢体仍抖但不疼，睡眠转佳，仍喜凉饮，脉弦，舌红苔薄黄。此热未退尽，阴未平复。上方去桂枝加龙骨（先煎）20g、牡蛎（先煎）20g、生地 12g、玄参 15g。6 剂，水煎服。

服药尽后，口不渴饮，身体如平。

此外，《金匮要略》记载的"竹皮大丸方"（生竹茹二分、石膏二分、桂枝一分、甘草七分、白薇一分），很多医家报道用此方治疗围绝经期综合征疗效显著。从方药分析来看，方中石膏、白薇、竹茹均有"白虎"之气，也符合从人生四季的思路进行论治。

围绝经期综合征的发病与人体年龄关系密切，可以从整个人生的时空角度出发论治，故可知人类疾病中与年龄相关的疾病，如青春期痤疮、肩周炎、卵巢早衰等都可以从时空的角度进行思考治疗。《辅行诀脏腑用药法要》一书中记载了很多与时空相关的方剂，如大小青龙汤、大小朱鸟汤、大小白虎汤、大小玄武汤等，值得我们加以研究挖掘。

【按语】

笔者认为，如果把人的一生看作四季，为春夏秋冬四阶段。如果按照五行分阶段，那么从受精卵到婴幼儿阶段，属于水行。因为胎儿时期的生活环境为羊水，刚出生的婴儿水分含量最高。儿童阶段为木行，此时身高窜长最明显。到了青年，为火行，火气旺。到了中年，为土行，敦厚。到了老年为金行：身高开始缩短，诸多功能开始减弱。因此，女性更年期属于金行，其证多为阳明证，故以白虎论治。

白虎汤与荨麻疹

秋在五行中对应金，主肃降，在色为白。东汉张仲景《伤寒论》中的"白虎汤"模仿了秋季白虎清凉之气，治疗阳明气分热证，其意为以秋季寒凉肃降之气退却夏季炎热暑湿之气。笔者曾用白虎汤治疗一例顽固性荨麻疹，疗效卓著。患者，男，43岁，2014年5月2日，初诊。荨麻疹20余日，该患者腹部起成片丘疹，色红，瘙痒难受，旋即自消。晚上7～8点发作，早上偶发，白天不发，曾服桂枝汤效差。患有过敏性鼻炎，近几日干咳、无痰（往年没有此症），舌红，苔白厚腻。

应该如何治疗呢？我首先想到了患者发病的时间：晚上7～8点发作。这里的七八点钟，正好是一天日落之时。从一天的历程来看，白虎汤对应于下午接近傍晚之时。《灵枢·顺气一日分为四时》曰："春生、夏长、秋收、冬藏，是气之常也，人亦应之。以一日分为四时，朝则为春，日中为夏，日入为秋，夜半为冬。"那么，这里的"日入为秋"即太阳落山之时对应秋季。故晚上阳气主降主收，现阳气不降，浮越在外，郁热致痒，而发作成为荨麻疹。其治疗则需用白虎汤肃降郁热。

那么为何荨麻疹在腹部发作呢？《素问·金匮真言论》曰："故背为阳，阳中之阳，心也；背为阳，阳中之阴，肺也；腹为阴，阴中之阴，肾也；腹为阴，阴中之阳，肝也；腹为阴，阴中之至阴，脾也。此皆阴阳表里内外雌雄相输应也，故以应天之阴阳也。"加之舌红苔白厚腻，痰湿较重。荨麻疹为湿热郁滞所致，《素问·太阴阳明论》"伤于湿者，下先受之"，脾为至阴，腹为阴，故湿热容易伤脾而侵袭腹部。故知患者荨麻疹为湿热在脾胃，由阳气当降不降所致。治宜肃降阳明，祛湿退热，方选白虎加苍术汤。用白虎汤对应秋季的肃降之气，以祛除夏季湿热之气。

处方：生石膏（打碎）30g、苍术 15g、太子参 15g、生甘草 12g、茯苓 12g、知母 10g、麦冬 10g、南沙参 10g、滑石 10g、防风 6g、大米1 把。3 剂，水煎服，每日 1 剂。早晚分两次服用。

患者服用一剂药后，荨麻疹几乎全消，三剂药后病症痊愈。

【按语】

中医不是慢郎中，笔者深以为然。患者荨麻疹 20 余日缠绵不愈，邪欲出而未遂也，辛凉平剂焉能胜任？非虎啸风生、金飚退热之白虎汤不可。故用对方剂，疗效迅速，一二日病症痊愈，正如山东中医药大学祝世纳教授所言："一推其本，诸症皆退。"

白虎汤与皮肤型变应性血管炎

变应性血管炎是比较常见的一种疾病，其组织病理有白细胞核破碎的血管炎表现，有皮肤损伤，也有多个内脏损伤。本病轻重不一，轻者仅有皮损，数周可愈，严重者可有多脏器受损，甚至危及生命。

皮肤型变应性血管炎好发于青年女性，通常急性起病，常累及足踝或小腿，表现为可触及的紫癜、红斑、丘疹、水疱、脓疱等，皮疹大小不等，部分患者自觉疼痛、灼热或瘙痒，皮疹可于数周或数月内缓解，部分患者可反复发作，病情慢性化，愈后遗留色素沉着斑。患者可伴有发热、体重下降、关节痛、肌肉疼痛等全身症状；部分患者可有胃肠道受累，发生食欲减退、恶心、呕吐；也有部分患者泌尿系统可受累，发生肾小球肾炎。

中医古籍并无变应性血管炎病名，但根据其表现，如紫癜、红斑、丘疹、水疱、脓疱、烧灼样疼痛、发热、关节痛等，可以将之归为温病学范畴。本病病邪性质为温热、湿热之邪。如《素问·生气通天论》曰："高粱之变，足生大丁。"《素问·至真要大论》亦曰："诸痛痒疮，皆属于火。"本病病机为外感温热、湿热之邪，蕴结于皮肤，久则病邪入于营分血分，血络损伤。治法以清热凉血、化湿行气为主。方药可以选择白虎汤、四妙勇安汤、茵陈蒿汤等。

曾以白虎汤加味治疗一例皮肤型变应性血管炎患者，取得良好效果。

患者，男，8岁，2015年10月初就诊，患有变应性血管炎1个月。9月1日起从脚踝逐渐蔓延至全身，红色丘疹，压之不退色，高起皮肤，诊为皮肤型变应性血管炎。曾服泼尼松等药，效差。

处方：生石膏（打碎）30g，知母、甘草、丹皮、藿香、木香、通草、蝉蜕、荆芥各6g，生地、玄参、茯苓各12g，苍术、生姜各15g，黄连3g，大米1把，大枣（擘开）4个。5剂，水煎服，每日1剂。早晚分两次服用。用法：大火烧开锅后再用小火煎煮30分钟。

患者连续服用5剂药后，皮疹消失。续服本方5剂，病症痊愈。

天人相应不是一句空话，而是有实际意义和具体应用价值的。当我看到此患者时，第一印象就是病情与季节变化相应。患者发病在9月1日，然后病症逐渐加重，此时正是金秋退烦暑之际，然体内湿热深重，金秋肃降之气退之却无法尽退，故热邪浮越动血而成斑疹，湿邪郁结于内而致疾病缠绵难愈。正如《温病条辨》曰："盖以秋日暑湿踞于内，新凉燥气加于外，燥湿兼至，最难界限清楚，稍不确当，其败坏不可胜言。经谓粗工治病，湿证未已，燥证复起，盖谓此也。"故对此证此病，当予白虎汤加味助金秋肃降，以达速效。

治病的难与易是相对而言。"解结"即是将绳索系成的结解开。治疗疾病犹如"解结"，找到了解结的方法，则疾病应手而愈。治病也像开一把锁。如果找到了治病的钥匙，则疾病应手而愈。每一种疾病都有属于自己的特征，治疗疾病就是找到这种疾病的钥匙。因此，治病的难和易是相对而言的，找到了治病的法门，则这种疾病很好治疗；反之，找不到钥匙，这个疾病就很难治。久而久之，就成了所谓的疑难杂症。正如《灵枢·九针十二原》所说："夫善用针者，取其疾也，犹拔刺也，犹雪污也，犹解结也，犹决闭也，疾虽久，犹可毕也。言不可治者，未得其术也。"

"效如桴鼓"就是形容治疗疾病疗效好而快的。正如《灵枢·外揣》曰："日与月焉，水与镜焉，鼓与响焉。夫日月之明，不失其影；水镜之察，不失其形；鼓响之应，不后其声。动摇则应和，尽得其情。"治疗疾病如桴鼓之相应也。正如此案中的皮肤型变应性血管炎，用泼尼松等药久治不愈，但采用中药治疗，药方正确，服药几天即告痊愈。

【按语】

中医辨证治疗变应性血管炎具有疗效显著，不良反应较少，恢复速度快，复发率较低等特点。在本病初期，宜祛邪为主，多用疏风清热、化湿行气、凉血和营法。若病程日久，迁延不愈，反复发作，也可引起气血亏虚，此时宜补泻兼施，根据气血阴阳亏虚情况，分别参以益气、温阳、养血、养阴等法。因"久病入络"，亦可以酌加活血通络药，如鸡血藤、红藤、红花、旋覆花、丝瓜络、忍冬藤等。

从秋老虎看睡眠障碍的治疗

《素问·阴阳应象大论》曰："天有四时五行，以生长收藏，以生寒暑燥湿风。人有五脏化五气，以生喜怒悲忧恐。"四时即春夏秋冬四季，五行指木火土金水。人体的气机亦随着昼夜晨昏，四季轮替而变化。所谓"春生、夏长、秋收、冬藏，是气之常也"。《灵枢·本神》："故智者之养生也，必顺四时而适寒暑，和喜怒而安居处，节阴阳而调刚柔，如是则僻邪不至，长生久视。"若四时乖戾，气候失常，人往往不能顺四时而安居处，则诸病生焉。

2019年9月28日，我遇到一位睡眠障碍1周多的患者。该患者，女，46岁。最近1周夜间特别容易醒，醒后难以再次入眠，精神状态不佳。且伴有两手湿疹1年余。舌红、苔薄白，左脉弱（素体体质如此），右脉浮滑。

笔者平时诊病，常会观察自然季节、节气、天气情况等，气候变化异常会对人体产生很大影响。本例患者发病日期是9月28日，正好处于秋季，秋之气主收，主肃降。然而北京2019年的秋季，气温较往常热得多，白天最高气温可达29～30℃。"秋时应凉而反热……非其时而有其气"，则易变生疾病。

秋季气温偏高，人体也会受影响，"阳入于阴则寐，阳出于阴则寤。"现今秋季燥热之气浮越于上，阳气不能入于阴，则出现易醒、醒后难以入眠等睡眠障碍。又见患者脉象浮滑，也为虚热上浮之象。故本病诊为心肝火旺、阳气不降。

如何用方？秋季阳气不降，治疗就需肃降阳气，可选《伤寒论》名方——白虎汤（知母六两、石膏一斤、炙甘草二两、粳米六合。上四味，以水一斗，煮米熟，汤成去滓，温服一升，日三服）。

处方：生石膏（打碎）30g、知母10g、川芎10g、陈皮12g、党参15g、连翘10g、丹参15g、炙甘草10g、山药15g、茯神15g、厚朴12g、酸枣仁30g、玄参15g、竹叶6g、生姜1片、大枣（擘开）1个。

5剂，水煎服，每日1剂。早晚分两次服用。

患者服用本方后，当晚即睡眠变好。数日后，睡眠恢复正常。

本例患者的睡眠障碍，为什么选择白虎汤而取得良效呢？首先，《伤寒论·辨太阳病脉证并治》曰："伤寒，脉浮滑，以表有热，里有寒，白虎汤主之。"本病患者脉浮滑，正为白虎汤应用指征之一。其次，秋季出现的燥热，实为夏季炎热之余气也，故需用秋季寒凉肃降之气退之，以使天气变得凉爽。故白虎汤意为：用西方白虎寒凉肃降之气以退南方火热之气。阳气降，热气去，而神自安，睡眠如常。由此可知，"秋老虎"实为秋季寒凉肃降之气，然今时之人常将秋天燥热称为"秋老虎"，实乃大谬。

再如2020年1月18日遇到一位失眠3月余的女性患者。自述纯粹睡不着，有时一晚上仅能睡一两个小时，忧愁不已，白天也是无法入睡。查咽喉略红肿，面色发黄发白，二便可，舌红苔白厚，两脉浮滑略弱。

患者失眠3月余，往前推算日期，应是在2019年国庆期间出现的失眠。亦属阳气不降，阳不入于阴，虚热上浮，上扰心神所致。又该患者连续失眠3个多月，心阳阴血均不足。故诊为阳明不降，气血不足。当降阳明之气，养心安神。

处方：生石膏（打碎）30g、知母10g、炙甘草9g、川芎9g、茯神15g、太子参15g、合欢花15g、燀桃仁9g、炒酸枣仁15g、丹参15g、玄参15g、陈皮9g、柴胡6g、五味子6g、生姜1片、大枣（擘开）1个。6剂。水煎服，每日1剂，早晚分两次服用。

患者服药次日即睡眠安好，连续服用1周，再未失眠。半年后随访，未有失眠。

【按语】

笔者查文献后发现：白虎汤大多用于治疗发热、糖尿病、风湿病、疮疡等疾病，很少用于睡眠障碍。《伤寒杂病论》是个宝匣，装满了治疗疾病的规律、准则、方法。若能明晓疾病规律，则可老方新用，治疗多种疾病。比如笔者曾遇到一腹泻患者，嘱其用大枣十枚，擘开，水煎内服，不日而愈。后凡遇到腹泻患者，就会嘱其在药方里面加上大枣十枚，剥开放在药里面，和药一起煎煮。或单独用大枣十枚，擘开，熬水喝汤。患者服用后，往往腹泻很快即愈。本法实际上是出自《伤寒论》。《伤寒论》中有十枣汤，由甘遂、大戟、芫花、大枣十枚组成，功能泻下，攻逐水饮，大枣用来缓和三药的泻下作用。我们今天灵活变通，借用大枣的缓和泻下作用来缓解腹泻，不就是对中医经典的传承与创新吗？

秋季气机变化与秋季食疗方

《素问·四气调神大论》曰："秋三月，此谓容平，天气以急，地气以明，早卧早起，与鸡俱兴，使志安宁，以缓秋刑，收敛神气，使秋气平，无外其志，使肺气清，此秋气之应养收之道也。逆之则伤肺，冬为飧泄，奉藏者少。"

一位网友问："范医生您好，我想问下，3岁3个月的宝宝，最近经常夜里睡着后两小时左右开始咳嗽，白天基本不咳，之前夜里偶尔咳下，最近咳的时间有点长，感觉热烘烘的，持续时间有半个月了，不感冒、不发烧、不流鼻涕，舌苔有点白，怎么治疗呢？谢谢您。"

患者发生咳嗽正好是秋季，燥热当令之时，我就将秋季食疗方给了她。

秋季食疗方

组成：菊花 6g、百合 6g、梨（去核带皮，切成小块，品种不限）1个、陈皮 6g、生姜 3 片。

主治：秋季出现的感冒、发热、咳嗽等病症。

加减法：寒重：天气渐冷，寒气加重，出现流清涕等，生姜量宜加大或再加苏叶 6g；热重：表现发热，流黄涕等，宜增金银花 6g、桑叶 6g 以加大清热力度；内热喘咳宜加黄芩 6g；湿重：出现腹泻等，宜加茯苓 6g、藿香 6g；燥重：口干渴严重，宜加麦冬 6g、南沙参 6g。

用法：最好选用陶瓷锅（也可用不锈钢锅代替），将梨切成小块，同药一起放入锅中，加水 800ml，先泡半小时以上，用大火烧开后再换用小火煎煮 10 ~ 15 分钟就出锅（不要久煎）。只煎一次，煎煮出来大约 500ml，放入冰糖，代茶饮。

【按语】

几年前，我将秋季食疗方公布在微博上，网友反馈非常好。事实上，秋季食疗方可散寒退热、养阴润肺、止咳化湿，每到秋季，我就以本方为主方，广泛用于秋季感冒、发热、咳嗽等病症，尤其是轻症患者，往往数日即可退热、止咳。

为什么这么好用呢？原因是能对应秋季的气机变化。《素问·厥论》曰："秋冬则阴气盛而阳气衰。"夏至一阴生，这里的一阴生就是说到了夏至阴气渐盛，阳气渐衰。夏季的暑湿和炎热，到秋季气机肃降，逐渐变得干燥和凉爽。故秋季的主要致病因素是寒、热、湿、燥。我们主要从两对看似矛盾的状况——寒与热，燥与湿去考虑。因为寒，天气渐凉，故用生姜温脾，防过寒；因为夏季暑热延至秋季，故用菊花甘寒清肺热；因为燥，故用百合与梨养肺阴；因为气机肃降，湿气下流，容易导致脾胃湿气重，故用陈皮化湿，生姜温脾胃。如果到了深秋，还可以适当增加生姜的量来驱寒。这也是"秋季食疗方"的立方宗旨。

小儿秋季腹泻与葛根黄芩黄连汤

夏末秋初的 9 ~ 11 月份是小儿秋季腹泻的高发季节。本病好发于婴幼儿，是一种由轮状病毒引起的急性肠炎，发病急、病情重。典型特征为：发热、呕吐多、腹泻频，排洗米水样或蛋花汤样水便。若不及时治疗，易出现严重脱水，甚至休克。

小儿秋季腹泻临床特点有三：①大便颜色及气味：黄褐色、臭秽、气味儿大、喷射状腹泻；②肛门颜色及感觉：发红、灼热而痛；③其他伴随症状：身热烦躁、口渴、小便黄、舌苔黄腻。其表现与湿热之邪有关，证型为湿热泄泻，临床上常用清热利湿法治疗。方药多选用葛根黄芩黄连汤，疗效显著。

曾治疗一患儿，女，1岁，2016年8月28日初诊。急性腹泻1日，每日3次，大便色黄臭秽，无喷嚏、鼻塞、流涕，发热至39～41℃。诊为小儿秋季腹泻，证属湿热证。须清热利湿、退热止泻。以葛根黄芩黄连汤加味治疗。

处方：葛根25g，炙甘草、炒杏仁（后下）、荆芥穗、炒山楂、白芍、炒神曲各6g，黄连、黄芩、桔梗、茯苓、车前草各5g，生姜4片，大枣（擘开）4个。1剂。水煎服，3～4日服用一剂药。每次服用20～30ml药液，每日3～5次。

服药2日后泻已止，热已退。

为何选用葛根黄芩黄连汤？这与小儿秋季腹泻的病机分不开。腹泻发生于夏末秋初的处暑节气，此时三伏刚刚结束，但天气仍旧潮湿、闷热，正为夏季向秋季转换的时节。《灵枢·根结》曰："天地相感，寒暖相移……发于秋冬，阳气少，阴气多，阴气盛而阳气衰……湿雨下归，阴阳相移。"

到了秋季，气机肃降，夏季而来的湿热之气亦随之下降，即"湿雨下归"。正常下降则不生病。若下降太过，则湿热下注于脾胃大小肠，加之儿童脾胃柔弱，不能运化水湿，则水谷不分，与水湿热邪，合流于下，而成湿热泄泻。故小儿秋季腹泻发病机制为湿热俱下，上焦燥热偏盛，而导致发热，腹泻。

回头看《伤寒论》34条葛根黄芩黄连汤证："太阳病，桂枝证，医反下之，利遂不止，脉促者，表未解也；喘而汗出者，葛根黄芩黄连汤主之。葛根（半斤）、甘草（炙，二两）、黄芩（三两）、黄连（三两）。上四味，以水八升，先煮葛根，减二升，内诸药，煮取二升，去滓，分温再服。"

本证因太阳病桂枝证，医者用通下法治疗，病症没有缓解，反而出现泄泻不止，而脉促则表明仍然是表证。同时上焦热盛，可知此病为上焦肺热壅盛，兼湿热泄泻之证。《胡希恕伤寒论讲座》认为这里的"利遂不止"就是"协热利"，即"热协同下药而作下利不止，这叫协热利"。故葛根黄连黄芩汤证发病机制亦为上焦燥热偏盛，湿热下注。

小儿秋季腹泻病机与葛根黄连黄芩汤证相同，故用葛根黄芩黄连汤治之，甚是合拍。

葛根既可以补津液，又可以升提，还可以解肌退热，尤其适于治疗湿热泄泻之证，是为君药。葛根补益津液，可有效针对泄泻之后出现的津液缺失现象。《素问·阴阳应象大论》曰："清气在下，则生飧泄。"《素问·至真要大论》曰："高者抑之，下者举之。"故以葛根之升提，使脾胃清气上升，清气在上，则湿热不能趋于下，自无飧泄之患。且葛根本身可以解肌表之热邪。以黄连为臣，可以治疗胃肠之湿热。黄芩为佐，以解在上肺气之热，降火清金而下逆气。甘草为使，以缓其中而调和诸药者也。

【按语】

小儿秋季腹泻是由轮状病毒引起的，属于中医湿热泻的范畴。虽然本病为自限性疾病，但因为儿童体质较弱，抵抗力较差，易发生脱水等严重病症，故需要及时有效的治疗，迅速改善症状，缩短病程，避免发生危重病变或迁延不愈。中医中药治疗本病具有较好的疗效，治疗的关键是升提清气、解肌退热、清热利湿、和中止泻。葛根黄芩黄连汤中，葛根可以升清气、补津液、解肌热，黄芩、黄连清热燥湿止泻，甘草和中。故葛根黄芩黄连汤为治疗小儿秋季腹泻的效方，值得推广应用。然而，小儿秋季腹泻亦需与小儿伤食腹泻、脾虚泻等相鉴别，其治法也不尽相同。小儿伤食腹泻多与饮食过于肥甘厚味有关，腹泻气味臭秽，如败卵，肛门无红肿，身无发热，其治疗宜消食止泻，药方如保和丸之类。脾虚泻多与素体脾胃虚弱有关，腹泻气味浅淡，肛门无红肿，身无发热，其治疗宜健脾止泻，药方如参苓白术散、香砂六君子汤之类。

冬季风寒与腺样体肥大

《素问·四气调神大论》曰："冬三月，此谓闭藏，水冰地坼，无扰乎阳，早卧晚起，必待日光，使志若伏若匿，若有私意，若已有得，去寒就温，无泄皮肤，使气亟夺，此冬气之应，养藏之道也。逆之则伤肾，春为痿厥，奉生者少。"

腺样体位于鼻咽部顶部与咽后壁处，属于淋巴组织，与扁桃体一样，随着年龄的增长而逐渐长大，2～6岁为增殖旺盛时期，12岁以后逐渐萎缩。腺样体肥大系因炎症的反复刺激发生病理性增生，从而引起鼻塞不通、打鼾、睡眠不安，患儿常不时翻身，仰卧时更加明显，严重时可以出现呼吸暂停。本病多见于儿童，常与慢性扁桃体炎合并存在。

腺样体肥大的临床症状：①鼻部：鼻塞不通、流涕、打喷嚏、说话时有鼻音、睡觉时容易打鼾。②耳部：咽鼓管咽口受阻，容易导致中耳炎。③咽喉和下呼吸道症状：容易导致分泌物向下流并刺激呼吸道黏膜，常引起阵咳，并发气管炎。④腺样体面容：上唇上翘、上齿外龇、上腭较高，表情呆滞。⑤其他全身症状：注意力不集中，容易惊醒，急躁易怒等。

本病在秋末冬初、冬季、初春等寒冷之时多发，夏天缓解，病因主要是外受风寒。腺样体肥大患者皆有受寒之因，如平素穿衣服较少，夜间容易蹬被子等。寒邪侵犯人体，表现为气机收敛，腠理闭塞，经络筋脉等收缩而挛急。正如《素问·举痛论》曰："寒则气收……寒气客于脉外则脉寒，脉寒则缩踡，缩踡则脉绌急，则外引小络。"这里的缩踡、绌急，即为人体筋脉、血脉等收引之意。腺样体肥大的临床表现如鼻塞不通、流涕、打喷嚏、说话时有鼻音、睡觉时容易打鼾等，皆为感受风寒之象。

受寒以后，入里化热，兼有痰湿阻滞，从而形成了本病的根本病机。故本病的中医调理也要遵循外散风寒，内清郁热，兼化痰湿的治疗原则。笔者根据其病因病机，自拟腺样体肥大方加减治疗，疗效甚佳。

一、腺样体肥大方

组成：炙麻黄 5g、辛夷（包煎）6g、白芷 6g、苍耳子 5g、炒栀子 9g、浙贝母 6g、南沙参 9g、生甘草 6g、太子参 12g、冬瓜仁 9g、茯苓 9g、薏苡仁 12g。

加减：咽喉红肿疼痛严重者，加金银花 9g、连翘 9g、射干 6g；便干、便秘不通者，加生大黄 3g；平素容易胃痛、腹痛者加高良姜 3g、木香 6g、香附 6g；容易积食者加焦三仙各 6g；痰热者加竹茹、半夏、生姜等；阳虚重者，须去浙贝母，加干姜、附子、肉桂等（浙贝母与附子为十八反）。

方解：鼻塞不通，需要用温通的方法，故选择既可以散寒，又可以通窍的辛夷、白芷、苍耳子，朱良春先生认为苍耳子可以入督脉。然病症重者，寒邪郁闭严重，则需加麻黄以治之。外寒日久，容易入里化热，进而伤肺阴，故选择养阴清肺的炒栀子、浙贝母、南沙参、甘草等。腺样体肥大易致儿童打鼾，鼾声重浊，可予化痰浊法，用半夏、茯苓、生姜等治之，多获良效。

用法：水煎，内服。

功效：散寒通窍、清热养阴、健脾化痰。

主治：腺样体肥大，证属外寒里热、痰湿阴亏者。

注意：①服用本方一般 1 周即可见效。若是超过 1 周仍未见效，或见效很小者，停止服用。②辛夷包煎，是因为辛夷这味中药有许多毛，对咽喉有刺激性，容易导致咳嗽，因此在煎煮的时候需要用纱布包住。

二、临床验案

临床验案 1：腺样体肥大术后

2014 年 3 月，一朋友请治孩子腺样体肥大。孩子曾经在某医院做了手术也没效果，妈妈很着急。笔者以腺样体肥大方为主，经过 1 个多月的治疗，基本痊愈。随后又调理身体2个月。1年后随访，未再复发。

临床验案2：腺样体肥大2年余

患者，女，7岁。2018年11月3日，初诊。鼻塞不通，张口呼吸2年，鼻涕多，黏稠，面色发黑发暗，扁桃体Ⅱ度肿大，腺样体肥大，咽喉略红肿，舌质红，舌苔白厚，两脉浮滑。

诊断：腺样体肥大、扁桃体Ⅱ度肿大。

处方：蜜麻黄6g、辛夷（包煎）9g、白芷9g、炒苍耳子6g、太子参9g、生薏苡仁20g、瓜蒌15g、桑叶9g、茯苓9g、炒杏仁（后下）6g、生甘草6g、陈皮6g、酒黄芩9g、酒白芍9g、桔梗6g、生枳壳6g、生姜1片、大枣（擘开）1枚。14剂，水煎服，每日1剂，早晚分两次服用。

复诊，2018年11月17日，病症较前好转，鼻塞缓解。上方去杏仁、甘草、白芍、枳壳、桔梗，加赤芍6g、麦冬6g、葶苈子10g、白茅根10g、连翘6g。续服7剂。

三诊，2018年11月24日，病症明显好转。略鼻塞，微微有张口呼吸，无打鼾，无流鼻血，面色较前好转，仍暗黄，扁桃体Ⅰ度肿大，咽喉略红肿，舌质红，舌苔白厚，两脉浮滑弱。

处方：蜜麻黄6g、辛夷（包煎）9g、白芷9g、瓜蒌15g、陈皮6g、酒黄芩9g、茯苓6g、生薏苡仁20g、太子参9g、桑叶6g、葶苈子10g、麦冬6g、白茅根9g、连翘6g、蝉蜕5g、生白芍9g、生姜1片、大枣（擘开）1枚。14剂，水煎服，每日1剂，早晚分两次服用。

经近2个月治疗后，疾病基本痊愈。叮嘱其一定要防寒保暖。1年后随访，未再复发。

【按语】

腺样体肥大是临床常见病、多发病，如久治不愈，对家庭生活影响颇大。曾遇到一腺样体肥大患者，晚上不能平躺，否则鼻塞严重，孩子痛哭，父母只能轮流半卧位抱着孩子睡觉。长此以往，全家人在精神和体力等方面，均难以承受。

腺样体肥大的危害较大。本病多见鼻塞不通严重，呼吸困难，甚至呼吸暂停而引起惊醒，睡眠质量下降，进而导致白天昏昏沉沉，精神欠佳，记忆力减退，学习成绩下降。若是长期鼻塞，张口呼吸，可引起下颌骨的发育异常，形成"腺样体面容"。

本病西医治疗的方法往往是手术，但术后较易复发。曾遇到一位患者，手术后仅1周，又出现腺样体肥大，鼻塞严重，夜不能寐。

腺样体肥大一般经过2~3个月的中医治疗，即可获得较好疗效。然而亦需注意防寒保暖，平时多锻炼身体，多晒太阳以增强体质，如此则不易复发。

第七章

医家篇

大济蒸人
华叶递荣

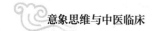

史载之一味紫菀治便秘

用紫菀通大便始于宋人史载之。史堪，字载之，北宋四川眉山人，政和年间中过进士并任过太守。同时他又是一位经验丰富的医生。

据云，北宋徽宗时的宰相蔡京大便秘结，十分难受。然太医治之不得通，病情毫无好转。原因之一，是蔡京不准使用泻下要药大黄，怕损伤正气。

正当众医皆感束手时，有人推荐史载之为其诊治。史载之当时初至京城，无医名，闻之，则上门施技，却为守门者所阻。待其后诊过蔡京之脉，即云："请求二十钱。"蔡惊问："何为？"史云用来买药。史载之嘱人买回紫菀一味，当面将紫菀碾成粉末，用温水送服。须臾之间，蔡京大便即通。史载之于是名满京城。

蔡京惊喜万分，定要史载之讲明道理。史微微笑道："肺与大肠相表里，大便通畅，要靠肺气传送。今便秘乃因肺气不能输导，用紫菀清肃肺气，大便自然通利。"

【按语】

本法即为提壶揭盖法之运用。紫菀苦辛温，能温肺止咳，下气消痰，本非通便之药也。蔡京便秘乃上焦肺气浊，致使肺气不降，大便不通。然紫菀辛能入肺，苦能降气，故以之宣通上焦肺气，来降胃肠之气，上窍得开，下窍得通，于是大便出，便秘解。单用紫菀煎服，宜重用 30～50g。或如本案，用散剂，5g 左右即可。

利小便治欧阳修腹泻

《苏沈良方》记载，有一次大文豪欧阳修得了急性腹泻，请太医院的医生治疗也不见效。他夫人说，集市上有人卖治疗腹泻的药，三文铜钱一帖，服过此药的人都说效果很好，何不去买一帖吃吃看。欧阳修说："咱们这些人的体质，和一般的劳动之人不一样，他们敢吃的药，我们却不可轻试，以免产生意外。"可是他的夫人却瞒着他买了一帖，搅在太医院医生处方的药剂中，给欧阳修服下。结果，一剂药下，欧阳修的腹泻就全好了。病好以后，欧阳修的夫人才把实情告诉他，欧阳修听后忙命人把售药人叫来，许以重金求其秘方。售药人经百般请求，才说："这方是用车前子一味，碾成细末，每服二钱，搅在稀米粥里服下，治疗水泻（水样便）很灵验。"欧阳修叹曰："国医不如草泽医。"

【按语】

本法即是通过利小便以实大便之法。津液代谢不寻常路，从大便而走则成腹泻。若利小便，使津液代谢复归于常，则腹泻病不治而自愈。

滑伯仁梧桐叶治难产

滑寿，字伯仁，元代医学家。滑伯仁精通《素问》《难经》，而且融通张仲景、刘守真、李东垣三家学说，著有《读素问钞》《难经本义》《十四经发挥》等。滑氏治病多有"奇验"，"治人疾，不拘于方书，而以意处剂，投无不立效。"

据明代许浩《复斋日记》载：某年秋日，滑氏游虎丘山。适有一富家孕妇难产，想请他出诊，同游者游兴正浓，不让他去。其时适有一片梧桐叶落地，滑遂拾起交给病家说："拿回去赶快用水煎服作汤喝下。"过一会儿，游山的人还未等吃饭，病家来人报说，小儿已产。众人皆奇，问此方出自何书？滑答曰："医者意也，何方之有？妊妇十月怀胎而未产者，皆因气虚。梧桐叶乘金秋肃降之气而落，煎汤借其肃降之气以助孕妇，自然生产矣。"后人有效仿而用之无功者，非其时也。

【按语】

医者意也，乃根据天人合一，从大自然的现象中受到启发，取象比类，并用来治疗疾病。确如心有灵犀，神来之笔。后世亦有叶天士等医家用梧桐叶催产者。

朱丹溪提壶揭盖治癃闭

提壶揭盖是中医的一种治疗法则，是用宣肺或升提的方法通利小便或大便的一种借喻。

"提壶揭盖"之法最早出自于金元名医朱丹溪的医案："一人小便不通，医用利药益甚，脉右寸颇弦滑，此积痰在肺。肺为上焦，膀胱为下焦，上焦闭则下焦塞。如滴水之器必上窍通而后下焦之水出焉。以药大吐之，病如失。"

肺与脾、肾、三焦、膀胱等脏器分司水液代谢，维持水道的通调。肺主气，为水道的上源，在肺气闭阻，肃降失职，气化失司的情况下，可出现喘促胸满、小便不利、浮肿等症，治疗应先宣发肺气，肺气得宣，小便得利，故喻为提壶揭盖。

朱丹溪又在其著作《丹溪心法》论治小便不通时，具体阐述了该法："气虚，用参、芪、升麻等，先服后吐，或参芪药中探吐之；血虚，四物汤，先服后吐，或芎归汤中探吐亦可；痰多，二陈汤，先服后吐，以上皆用探吐。若痰气闭塞，二陈汤加木通、香附探吐之。"药用人参、白术补益中气，升麻升提气机；服后再取吐，使气机通畅，以下小便。

【按语】

"提壶揭盖"一法，朱氏其初意是专为探吐而设，将之比作滴水之器，闭其上窍则下窍不通，开其上窍则下窍必利。后世将该法应用范围扩大，常用于上焦气机不利、下焦不通之证，如便秘、癃闭等。

周慎斋观测风云悟医方

周慎斋，明代安徽名医，宛陵（今安徽宣城）人，著有《慎斋遗书》《医家秘奥》等书。《存存斋医话》曾记载一案：慎斋早年患腹部胀满之症，痛楚不堪，遍访名医乏效，广搜药方，自己又不敢贸然试用。某晚，慎斋强打精神坐在院中赏月。突然乌云遮蔽了月亮，周慎斋顿感胸中非常憋闷。少顷，清风徐来，云散月朗，胸部随之亦舒。慎斋恍然有悟：云属阴，风属阳，阳气通畅，则阴云消散，吾病亦如是乎？于是自制和中丸，以温中理气为法，方取肉桂、炮姜、川椒、白术、苡米、砂仁、车前子、陈皮等组成，服之一月而愈。

【按语】

天地合气，命之曰人。天地之变，人必应之。故经曰："余闻善言天者，必有验于人；善言古者，必有合于今；善言人者，必有厌于己。如此，则道不惑而要数极，所谓明也。"故往圣能观天察地，上穷天纪，下极地理，远取诸物，近取诸身。

周慎斋观风云而悟胸闷为寒湿阻滞、胸阳不振，治以温通理气，胸闷一月而愈。

中医需要有悟性，以体悟天地人之至理。然中医并非一悟了事，还须深入临床，有验于临床。领悟中医妙处为理通，验于中医临床为事通。中医须理事皆通，理事圆融，理事无碍。若是理通而事不通则是狂言痴语，抑或事通而理不通，则如盲人夜行。不可不慎之。

杨贲亨倒凳悟湿治消渴

明代名医杨贲亨治一病消谷善饥者，前医多从火治，用清滋套方不效。贲亨接手也久思不得，未便出方。忽见厅堂上木凳自行扑倒。视之，乃因湿气腐蚀使然。贲亨忽然悟道，火能消物，水亦能消物，断为"此系湿消尔"，投热剂而愈。

【按语】

经曰："夫候之所始，道之所生，不可不通也。"候即气候、物候、病候。天地之气有气候，所谓风、寒、暑、湿、燥、火也。聚气成形，而有人与万物，所谓天地合气，命之曰人。人受六淫之气侵袭，则有病候，所谓消谷善饥等病症也。病候与物候，其本一也。若能详加利用，反益人身，孰可认为不智也。

史宝以豆喻理辨鼻衄

史宝，明代萧山县名医。有一人冬月鼻出血不已。史宝教他服用胡椒汤。然胡椒性热，其人以为戏言也，因问其故。其时正值收豆于院中，史宝置数粒于斗中急荡之，宛转上下自如，稍缓手豆即跃出斗外。乃谓曰：此即君之病矣，人之营卫调和，则气血流通。君脑中受寒，故血行涩滞，涩则不得归经，故溢出耳，非热疾也。服胡椒果愈。

【按语】

鼻衄者，多为肺热，血热，气逆。鼻衄因于寒虚者，少矣。然临床亦须明辨病证。史宝认为亦可因于寒导致血不归经而致鼻衄。诚如傅青主所言："血归于经，虽旺而经亦不多。血不归经，虽衰而经亦不少。"其理一也。

刘顺肉桂治口疮

明时，有一人患口疮久治不愈，召泗洲名医刘顺前往疗之。刘顺削肉桂一片令含之。其人面露难色，因为口疮多属热证，肉桂乃热药也，岂能以热治热？刘顺说：口疮久不愈，乃因服清凉之药过多也，非此不痊。遵言行之，果然获愈。(《泗洲志》)

【按语】

口疮一般实热证居多，但也有属于虚寒者，此时须用温补法。如《寿世保元》也讲："口疮白，脾脏冷。"此类型的口疮多见于平素体质阳虚怕冷，或久服一些寒凉药物，导致中焦脾胃寒冷，火气不降所致。症状表现往往是口疮颜色黯淡、不红肿、疼痛不严重、平时容易怕冷、怕吃凉的食物、面色白、舌苔白、水滑、脉沉迟。《幼幼集成·口疮证治》亦云："口疮服凉药不效，乃肝脾之气不足，虚火上泛而无制，宜理中汤，收其浮游之火，外以上桂末吹之。若吐泻后，口中生疮，亦是虚火，理中汤。昧者以为口疮悉为实热，概用寒凉，必不救。"

喻嘉言逆流挽舟法

治疗外感夹湿型痢疾，即痢疾兼有恶寒、发热、头痛、身痛、无汗等表证，方用人参败毒散。该方疏表除湿、寓散于通，使表解而里滞亦除。即前人所谓从表陷里者，仍当由里出表，如逆水行舟，挽船上行，故称"逆流挽舟"。

喻嘉言在《寓意草·辨痢疾种种受证不同随证治验》中言：周信用年七十三岁，平素体坚，不觉其老。某年秋，突发痢疾，腹泻不止，久而不愈。至冬月成为休息痢，一昼夜腹泻十余次，伴有面目浮肿，肌肤晦黑，求治于喻嘉言。喻嘉言诊其脉沉数有力。谓曰：此阳邪陷入于阴之症也。吾以法治之，尚可痊愈，明日吾自补药来面治。于是喻嘉言先将人参败毒散煎好，再用厚被围周信用并在椅上坐定，同时配合置火其下，更以布条卷成鹅蛋状，置椅褥上，垫定肛门，使内气不得下走。然后将人参败毒散药液趁热服下，良久又进前药，遂觉皮间有津津微润。

再继续服用，并令周信用努力忍住大便，不得擅自移动身体。

如此治疗大约二时之久，皮间津润总未干。但周信用心躁畏热，刻不可忍，于是令人将周信用连被褥卧于床上。当晚仅仅下痢二次。以后改用补中益气汤，一昼夜止下三次，不旬日而全愈。

盖内陷之邪，欲提之转从表出，不以逆流挽舟之法施之，其趋下之势，何所底哉……故凡遇阳邪陷入阴分，如久疟、久痢、久热等症，当识此意，使其缓缓从内透出表外，方为合法。若急而速，则恐才出又入，徒伤其正耳！

【按语】

经曰："其下者引而竭之""虚者补之"。喻氏据经立意，独创"逆流挽舟"之法，以治表邪内陷之痢疾，或久痢下陷。其立法新颖，用方精巧，实为后人所叹服。

喻嘉言畜鱼置介法

喻嘉言《寓意草·金道宾后案》记载：喻嘉言曾诊治金道宾真阳上脱之症。金道宾左尺脉和平，右尺脉如控弦，如贯索，上中甚锐。喻氏诊脉之后为之惊骇：本病肢体筋肉未有病变，实为脏腑内里亏虚，必得之于醉以入房。

金道宾答曰：确为醉以入房得之。但已经绝欲三年，并服人参一斤左右，迄今无其他病痛，唯有闭目转眄之时，自觉身非己有，神志恍惚，若魂魄离体。不知本病能治与否？

喻氏曰：此病为纵欲过度，加之饮酒无度所致。夫人身之阴阳相互交融，百年寿命健康无恙，皆因为阳气依赖阴气的收敛，阴气依赖阳气的升发，并保持平衡。现大醉大劳，扰乱阴阳二气常度，则导致真阳上脱。真阳上脱，则妄见妄闻，心神恍惚，有如神灵。阴气耗竭，则身体沉重，而肉多青紫色。其治本之法，须以介类药物如鼋鳖之属沉重下伏之物，以治真阳之飞腾屑越，不以鼋鳖之类引之下伏，不能也。即"畜鱼千头者，必置介类于池中，不则其鱼乘雷雨而冉冉腾散。盖鱼虽潜物，而性乐于动，以介类沉重下伏之物，而引鱼之潜伏不动，同气相求，理通玄奥也。"

【按语】

"天之大宝，只此一丸红日；人之大宝，只此一息真阳。"若纵欲过度，则使肾中真阳妄动。阳气过用而外张，此时需收纳肾中真阳，而收纳之法，需要用介类，如龟板、鳖甲、牡蛎、石决明等药物，方药如三才封髓丹等。为何呢？"盖鱼虽潜物，而性乐于动，以介类沉重下伏之物，而引鱼之潜伏不动。"即水中的介类动物，可以让浮游在水中的鱼类不至于升腾跳跃。同理，用介类药物可以使人体阳气得以收纳、潜藏，不使之外越、浮越。

程杏轩望梅偶得治久胀

清代名医程杏轩次子患病腹胀，自夏至冬，缠绵不愈，逐渐发展到食入则呕，腹大如鼓，已成腹胀重症，百治不效。时值腊月，杏轩行至后园，忽见梅花初绽，触景生情，随即采摘数十枝，令以汤泡代茶，日饮数次。后又合以木瓜、橘饼及酒，啜饮 3 日，腹中微鸣，不时矢气，已见转机。十余日间，胀势减半，进食已经不呕，一月后腹胀全消。

时人甚奇，问梅花治胀，出于何书？程氏答曰："运用之妙，存乎一心，此吾之会心偶得，无古可师。大概梅占先春，花发最早，其气芳香，故能舒肝醒脾。橘皮调和诸气；肝以敛为泻，木瓜酸柔，能于土中泻木，更借酒力，是以得效。"

【按语】

梅花并非治胀之药，然程杏轩望梅花初绽而心有所悟，以之治胀，疗效卓著。经曰："请言神，神乎神，耳不闻，目明，心开而志先，慧

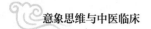

然独悟。"中医需要悟性。"慧然独悟"岂非吾辈所求？

郑奠一弃木瓜治溺不得出

木瓜酸涩的作用，古代有一段传奇的记载。

汪昂《本草备要》引郑奠一曰："木瓜乃酸涩之品，世用治水肿腹胀，误矣。有大僚舟过金陵，爱其芳馥，购数百颗置之舟中。举舟人皆病溺不得出。医以通利药罔效，迎予视之，闻四面皆木瓜香，笑谓诸人曰：彻去此物，溺即出矣，不必用药也。于是尽投江中，顷之，溺皆如旧。"其收涩之性，竟有如此者，殆难置信。

【按语】

五味亦入五行，所谓酸苦甘辛咸，木火土金水是也。不知五味，怎可为医。既为医者，当明五味。然五味各有所用，不能相过也。相过者，则病也。故木瓜之味酸涩太过亦可为患，致人水肿腹胀。去之，病皆愈也。

张志聪提壶揭盖法治癃闭

清代名医张志聪曾治一位患水肿而癃闭（小便不通）的患者。这个患者在此之前，已看过不少其他医生，那些医生大多使用八正散等利小便的方药，反而越治小便越不通，水肿也越来越严重。张志聪以防风、苏叶、杏仁各药等分为剂，水煎后温服，使患者出汗，小便即通，水肿全消。防风、苏叶、杏仁是宣通肺气的药，肺气一宣畅，水道通调，小便自然就通了，水肿也就消了。

【按语】

上焦得通，下焦得下。故用提壶揭盖法，宣畅肺气，通调水道。肺为水之上源，肺气宣畅，三焦水液得通，则小便自下。

姜福泰因时治宜察病情

姜福泰，清德阳县名医，善治奇证。有王某之女，年十二岁，与母亲一同回宁山。行走不到数里，头面忽然肿胀，自发际至耳项，闭目合口，莫可名状，泪如槐汁，面如涂炭，光滑可鉴。众医骇然，或投以祛风解毒之品，其肿益甚，束手无策。福泰诊之，说："此因夏秋湿气大行，湿热相搏，人感染之而为肿。甚则蕴久化火，火灼而为面黑。不然，何以泪出黄汗与胆汁无异耶？"其说令人钦服，乃进茵陈蒿汤、五苓散，服之即获良效。（《德阳县志》）

【按语】

夫人与天地相应也。姜福泰感夏秋湿气大行，湿热相搏，处以茵陈蒿汤、五苓散而愈。故天人相应，并非说说而已，而是有实际意义。然识之浅者，则默然对之。若能巧决临床实际病症，非学中医之深者不能。

邹大麟粥皮巧治皮肤病

邹大麟，清代宜黄县名医，生平治病，不执古方，时出新意。有金姓病人得一怪病，遍体发痒，搔之乃止，皮肤粗糙如似蛇蜕，历诊不愈。问治于邹大麟，公曰：毋须服药，令其妇取红米粥皮饮之，渐然而愈。询其故。公曰："凡物皆有精华，皆浮于上。粥皮者，米壳之精华也，养阴润燥。红者入血分也，以皮理皮，物以类从，有何怪哉。"
（《宜黄县志》）

【按语】

"以皮治皮"是"取象比类"思维方法在疾病治疗上的运用，是一种取于形象，归于抽象，再用于临床的方法，在临床治疗皮肤病中所用甚广。邹大麟以粥皮治疗皮肤发痒，正是此法之具体应用也。

易庆棠堪破阴阳治腹痛

友人黄贡南，番禺积学士也。乙酉九月患腹痛，每食甜物少愈。医者以为燥也，用甘润之药不效。旋用下药，痛益甚。延予诊视，六脉细小，喜按，口淡，倦怠，断为寒症。投以理中汤加木香，旋止旋发，夜间更甚。予曰："夜为阴，阴寒盛，夜间痛更甚也。"用通脉四逆汤加白芍十余服痊愈。（《集思医案》）

【按语】

"察色按脉，先别阴阳。"日为阳，夜为阴。又曰："以一日分为四时，朝则为春，日中为夏，日入为秋，夜半为冬。朝则人气始生，病气衰，故旦慧；日中人气长，长则胜邪，故安；夕则人气始衰，邪气始生，故加；夜半人气入脏，邪气独居于身，故甚也。"易庆堂通过夜间加重判断腹痛为阴寒内盛，明察阴阳，而知病证之所在。故处以方药，十余服痊愈。

张锡纯观云行雨施疗阴虚劳热

张锡纯《医学衷中参西录》曰："后治一妇人，年近五旬。身热劳嗽，脉数几至八至。先用六味地黄丸加减作汤服不效，继用左归饮加减亦不效。愚忽有会悟，改用生黄芪六钱、知母八钱为方，数剂见轻，又加丹参、当归各三钱，连服十剂痊愈。以后凡遇阴虚有热之证，其稍有根柢可挽回者，于方中重用黄芪、知母，莫不随手奏效。始知叔和脉法谓数至七八至为不治之脉者，非确论也。盖人禀天地之气生，人身之气化即天地之气化，天地将雨之时，必阳气温暖上升，而后阴云会合大雨随之。黄芪温升补气，乃将雨时上升之阳气也；知母寒润滋阴，乃将雨时四合之阴云也。二药并用，大具阳生阴应云行雨施之妙。膏泽优渥，烦热自退，此不治之治也。况痨瘵者多损肾，黄芪能大补肺气，以益肾水之源，使气旺自能生水，而知母又大能滋肺中津液，俾阴阳不至偏胜，即肺脏调和，而生水之功易普也。"

【按语】

人体自身成一小天地，故人与天地相应也，气机运化之妙相同也。以天地之云雨，喻肺肾阴虚有热之痨瘵咳嗽，处以温升之黄芪，寒降之知母，则金生丽水，阴阳调和，病症速安。

范文甫葵花籽奇治顽症

浙江慈溪袁汉卿生一怪病，寒热如疟，缠绵 12 年之久，形体憔悴，遍请名医诊治无效，慕名延请范文甫治疗。范氏至袁家后，见其卧室窗扉紧闭，身裹绵衣。范氏诊后竟一时亦难认症。正思忖间，家人送上茶茗。范呷一口，觉得荷香扑鼻，遂问："此系何茶？"袁答："此系自制荷露茶，取上等茶叶，傍晚纳于荷瓣中，次晨取出，如是十余日始成，然后阴干密藏，余非此茶不饮。"听后，范心中有悟，即对袁说："我有仙丹可治此病，但需送我一斤荷露茶。"范归，买来 2 斤葵花籽，炒熟后回赠于袁，并告之仙丹日后送上。袁闻葵花籽味香，每日食之。不多久，寒热已除，宿疾已愈，遂亲至范家感谢；"病已痊愈，不需再服仙丹了！"范哈哈大笑说："你已服仙丹而不觉也。"袁不解，范说："你的病系由久饮荷露茶所致，此茶清凉阴寒，久服阴寒入内，阴盛阳衰，寒热交织，故而发病。葵花向阳，受太阳精气最重，以日晒露，露见日即开，其凉气亦即消失。对症下药，岂非仙丹妙药！"

【按语】

所谓善用者用其长。善用者，则变化可应于不穷；不善用之，则变患每生于不测。病家久服凉茶，阴寒入内，阴阳格拒，寒热交织，故而寒热如疟。故以受阳精气葵花籽治之，不觉间其病已愈。岂非仙丹妙药也？

范文甫百合、苏叶治失眠

名医范文甫熟谙医意之道，尝云"医之方药，无所不可，故不必拘一格以求备，亦不必得一验而自矜。"

曾治黄某失眠，"苦不寐，百药不能治"。范氏处以百合30g、紫苏叶9g二味为方，3剂而安。有问曰："以此药治失眠，本于何书？"范答曰："我尝种百合花，见其朝开暮合。又种紫苏，见其叶朝仰暮垂，取其意而用之。"

【按语】

百合、苏叶二药，本草书未见记载安眠之功，范氏从其朝夕变化而悟出助眠之效，临床疗效亦验证了这一点。此由观察花木现象而悟出医道。

范文甫冰水煎药治咳嗽

宁波郑松家有一男佣，患咳嗽之症久而不愈，声闷不扬，多医治之未效。邀请范文甫诊治，范诊后，说：这病应该用小青龙汤。郑松说：已经服用 3 剂了，无效。范文甫说：请以冰水煎之。郑松如法煎之，果然收效。原来，范氏曾经见过病人在烈日下饮用冰水，询问其咳嗽发起之日为热天。故用冰水为引治之。

【按语】

宋代亦有此临床验案：宋徽宗因食冰过甚而引起泻痢之症，太医们以理中汤治之不效。杨吉老仍以理中汤治之，不同的是以冰水煎药，徽宗之病竟获痊愈。名家治病，并未多用奇方，常能在众医不着眼处，以意用之，而获佳效。"兵无向导则不达贼境，药无引使则不达病所。"病症因食冰而引起，还需以冰解之，此同气相求，反佐用药之意。

范文甫露水煎药退大热

一位绍兴人，患秋温病大热缠绵，百药不能退之，延请范文甫诊治。范至后，查阅前医所处方药皆为白虎、苇茎汤之类清热方药，方子很是切当，自己亦无别法可用。适逢当地多栽荷花，叶上露珠十分可爱。范见后即令取干净毛巾四条蒸透，拧为极干，晚上于稻田中收取露水，用以煎药，结果两天后热退病安。范称：此从气候悟出，医方中并无记载。其用露水煎药，乃变通之法。

【按语】

露水味甘，性凉，具润燥、涤暑、除烦作用。王孟英《随息居饮食谱》："稻头上露，养胃生津；菖蒲上露，清心明目；韭菜上露，凉血止噎；荷叶上露，清暑怡神；菊花上露，养血息风。"本例用以清润肺胃，辅佐白虎、苇茎汤等方药获效。

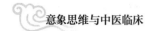

赵绍琴苏叶治愈尿潴留

著名老中医赵绍琴曾讲过两个病例，一个是在 20 世纪 60 年代末，赵绍琴被关进了牛棚，剥夺了诊病处方的权利。一日，有患者偷偷找到他，说患尿闭多日，经多方治疗未效，依赖导尿管导尿，十分痛苦。请赵医生救他一命。赵绍琴私下为他口授一方：苏叶、杏仁、枇杷叶各10g，水煎服，嘱其院外购药，以免节外生枝。事后患者专程前来告知，药后小便即通，花费不过两角钱。

另一个病例是在 1990 年初秋，一个在美国的朋友打来长途电话，说他夫人产后尿潴留，住院治疗 10 余日，花费美金已逾万元，仍不见效，不得已而求助于祖国的中医药。赵绍琴在电话中告诉他，可花一角钱购一味苏叶，每日煎汤代茶频饮。两日后朋友来电话说，患者服药后小便即利，已痊愈出院。

【按语】

尿潴留也称为尿闭、癃闭，治法颇多。赵绍琴先生用提壶揭盖法，不利水而获利水之效。

岳美中调和阴阳治奇疾

岳美中曾治一季姓 10 岁女孩，其父亲抱持而来。合眼哆口伏在肩上，四肢不自主地下垂软瘫，如无知觉之状。其父诉称孩子之病已经三天，每到中午时分和夜半子时即出现这种症状，呼之不应。过一小时，即醒起如常人，延医诊视，不辨何病，未予针药。岳见病状，亦感茫然，讶为奇症。乃深加思考，悟出子时是一阳生之际，午时是一阴生之际，子午两时正阴阳交替之时。女孩于这两个时辰出现痴迷及四肢不收病象，当属阴阳失调之证，想到小柴胡汤是调和阴阳之剂，姑投二帖试治。不意其父亲隔日来告，服药二剂，病已霍然而愈，明日即拟上学读书。

【按语】

运用之妙，存乎一心。由于病症子午之时发作，而予以调和阴阳之小柴胡汤，病症速愈。如郭玉言："医之为言意也。腠理至微，随气用巧，针石之间，毫芒即乖。神存于心手之际，可得解而不可得言也。"

王汝顺陷者升之治角膜溃疡

已故名医何绍奇曾治一女孩，其母偶然发现她左眼珠上有一芝麻大小的凹陷，遂来求治。何绍奇视之，乃是角膜溃疡，然而素无经验，勉力开出一清热解毒方，参以菊花、密蒙花类眼科套药。服几剂，毫无寸效。其人另请眼科王汝顺医生诊治，王处以补中益气汤 10 剂。何想，溃疡乃炎症所致，安可用补？颇不以为然。不料服用 10 剂后，溃疡已经愈合。何乃俯首心折求教于王汝顺，王说："溃疡云云，我所不知，我但知'陷者升之'四字而已。"

【按语】

角膜溃疡从西医角度来看，确实属于炎症。按照西医治疗方法，应该消炎。但从中医来看，此症属于"凹陷"，当以"陷者升之"法治之，用补中益气汤取得预期疗效。

未有良医不读书，未有明医不读经，读经使人开智，读经使人明理。《素问·至真要大论》曰："寒者热之，热者寒之，微者逆之，甚者从之，坚者削之，客者除之，劳者温之，结者散之，留者攻之，燥者濡之，急者缓之，散者收之，损者温之，逸者行之，惊者平之，上之下之，摩之浴之，薄之劫之，开之发之，适事为故。"

主要参考文献

1. 范圣华 . 小儿小病小妙招 [M]. 北京：人民卫生出版社，2019.

2. 张存悌 . 欣赏中医 [M]. 天津：百花文艺出版社，2008.

3. 吴鞠通 . 温病条辨 [M]. 北京：中医古籍出版社，2010.

4. 朱步先，朱胜华，蒋熙，等 . 朱良春用药经验集 [M].2 版 . 长沙：湖南科学技术出版社，2010.

5. 范圣华 . 咳不容缓 [M]. 天津：天津科学技术出版社，2015.

6. 曹兴午 . 维护男性生殖健康与性健康 [J]. 中国性科学，2010，19(1):44-48.

7. 单友良，李华 . 口述中医：名老中医访谈录 [M]. 杭州：浙江科学技术出版社，2009.

8. 曾培杰，陈创涛 . 任之堂中药讲记 [M]. 北京：人民军医出版社，2014.

9. 邢玉瑞 . 中医象思维的概念 [J]. 中医杂志 ,2014,55(10):811-814.

10. 张存悌，卓同年 . 拍案称奇：奇方妙法治案赏析 [M]. 北京：中国中医药出版社，2018.

11. 朱锦善 . 朱锦善儿科临证 50 讲 [M]. 北京：中国中医药出版社，2012.

12. 王幸福 . 杏林薪传 [M]. 北京：中国科学技术出版社，2017.

13. 张锡纯 . 医学衷中参西录 [M]. 太原：山西科学技术出版社，2009.

14. 南京中医学院 . 诸病源候论校释 [M]. 2 版 . 北京：人民卫生出版社，2013.

15. 鲁瑛，常雪健，肖红霞，等 . 中医四部经典 [M]. 太原：山西科学技术出版社，2008.

16. 喻嘉言 . 寓意草 [M]. 北京：中国医药科技出版社，2011.

17. 喻嘉言 . 医门法律 [M]. 北京：人民卫生出版社，2006.

18. 叶天士 . 临证指南医案 [M]. 北京：中国中医药出版社，2008.

19. 周凤梧，张奇文，丛林 . 名老中医之路：第一辑 [M]. 济南：山东科学技术出版社，2015.

20. 张思超，温病经典临床心悟 [M]. 北京：中国中医药出版社，2014.

21. 曾培杰，陈创涛 . 任之堂医经心悟记：医门话头参究 [M]. 北京：中国中医药出版社，2019.

22. 高秀敏，谌海燕，王云涛 ."白虎"治疗围绝经期综合征的观察探讨 [J]. 河北中医 ,2009,31(4):618-620.

后记

本书虽历经数十次修改，可谓精雕细琢，呕心沥血，但仍旧书不尽言，言不尽意。限于时间和精力，最终仅选定百十余篇。尚有太多的话想说，太多好的案例想要和大家分享，却未能如愿。例如四季篇、方剂篇等内容丰富，精彩绝伦，甚至可以单独编写成册，但因篇幅所限，仅选择部分章节，待以后机缘成熟，将独撰一书，以飨读者。

在此感谢北京中医药大学东直门医院陈信义主任医师，中国中医科学院王宏才教授和山东中医药大学王道全教授，感谢诸位老师多年的辛勤栽培。感谢当归中医学堂、行知堂中医诊所李永明先生和姚遥女士对临床工作的大力支持。感谢焦迪、李宏彦、杨晓娜、白晓东、徐加奎、范志国、倪旭七位医师提出的宝贵意见并对文章校对付出的大量工作。感谢广大患者及新浪微博 @ 中医师王云涛 @ 中医范圣华 的粉丝们，是你们的信任给了我们灵感和写作的动力。感谢从古至今历代的中医前辈和同道，在中医学术传承和经验方面给出的启发。最后，感谢家人和身边的每一位亲朋好友，您的支持是我们写作最为坚强的后盾。

限于时间、精力和水平，本书尚有诸多不足及谬误之处，恳请广大读者和同道不吝赐教，不胜感激。

范圣华　王云涛　谌海燕

2021 年 8 月 31 日